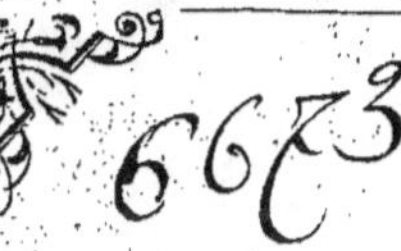

ÉTUDE

SUR

LE CROUP

APRÈS LA TRACHÉOTOMIE

ÉVOLUTION NORMALE. — SOINS CONSÉCUTIFS.
COMPLICATIONS.

PAR

Le DR SANNÉ

ANCIEN INTERNE DES HÔPITAUX DE PARIS,
MEMBRE DE LA SOCIÉTÉ ANATOMIQUE ET DE LA SOCIÉTÉ MÉDICALE
D'OBSERVATION.

PARIS

GERMER BAILLIÈRE, LIBRAIRE-ÉDITEUR
17, RUE DE L'ÉCOLE-DE-MÉDECINE, 17.

Londres | **New-York**
Hipp. Baillière, Regent street, 219. | Baillière brothers, 440, Broadway

MADRID C. BAILLY-BAILLYÈRE, PLAZA TOPETE, 6.

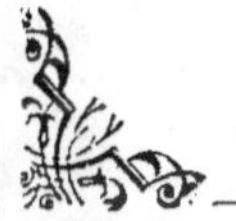

1869

ÉTUDE

SUR

LE CROUP

APRÈS LA TRACHÉOTOMIE

A. PARENT, IMPRIMEUR DE LA FACULTÉ DE MÉDECINE
31, rue Monsieur-le-Prince, 31.

ÉTUDE

SUR

LE CROUP

APRÈS LA TRACHÉOTOMIE

ÉVOLUTION NORMALE. — SOINS CONSÉCUTIFS.
COMPLICATIONS.

PAR

LE DR SANNÉ

ANCIEN INTERNE DES HÔPITAUX DE PARIS,
MEMBRE DE LA SOCIÉTÉ ANATOMIQUE ET DE LA SOCIÉTÉ MÉDICALE
D'OBSERVATION.

PARIS

GERMER BAILLIÈRE, LIBRAIRE-ÉDITEUR
17, RUE DE L'ÉCOLE-DE-MÉDECINE, 17.

Londres | **New-York**
Hipp. Baillière, Regent street, 219. | Baillière brothers, 440, Broadway

MADRID C. BAILLY-BAILLIÈRE, PLAZA TOPETE, 6.

1869

INTRODUCTION

Parmi les questions qui ont préoccupé les médecins contemporains, la diphthérie et le croup en particulier, peuvent réclamer une place considérable.

Depuis le concours célèbre de 1812, le sujet a été mis à l'étude de tous côtés; chacun a voulu apporter sa pierre à l'édifice.

Bretonneau et Trousseau surtout, qui vulgarisa la trachéotomie, imprimèrent à ces recherches une impulsion nouvelle, qui donna naissance à des ouvrages nombreux, en tête desquels il faut placer la thèse de M. Millard, l'article de MM. Barthez et Rilliet.

Depuis, tous les points qui ont trait à l'histoire de la maladie, à ses formes, à son traitement par la trachéotomie, ont été exposés assez complétement pour qu'il reste peu de chose à dire sur ces sujets.

La discussion qui s'est élevée en 1867, à la Société médicale des hôpitaux, a fait faire un grand pas à la question de la trachéotomie, en rétrécissant le champ des contre-indications; les différents procédés opératoires ont tous été discutés aussi avec le plus grand soin.

Un côté, cependant, de l'histoire du croup est moins connu que les autres : je veux parler de la marche que suit la maladie après qu'on s'est décidé à pratiquer la trachéotomie.

Certes, on a publié, sur cette matière, des œuvres remarquables, parmi lesquelles il faut citer celles de Trousseau (1), de MM. Archambault (2), Axenfeld (3), Barthez (4), Fischer et Bricheteau (5), Millard (6), Peter (7), Roger (8), ainsi que des documents nombreux épars dans les thèses et les recueils scientifiques.

Mais, plusieurs de ces ouvrages s'occupent principalement de l'opération, de ses indications et des soins consécutifs ; les accidents qu'on observe après la trachéotomie n'y tiennent qu'une place secondaire.

Parmi ceux qui traitent des complications, les uns embrassent l'ensemble du sujet mais sont devenus incomplets pour les raisons suivantes : depuis leur apparition déjà éloignée, la connaissance de la maladie a fait des progrès ; de plus, ils offrent presque tous la relation d'une seule épidémie. Or, on sait comme chaque épidé-

(1) De la trachéotomie dans la période ultime du croup et des moyens les plus propres à en assurer le succès. (In *Arch. gén. de méd.*, 1855, I, p. 257.)
Clinique médicale de l'Hôtel-Dieu de Paris.

(2) Trachéotomie à la période extrême du croup. (*Union méd.*, 1856.)

(3) Des principaux accidents que l'on observe, après la trachéotomie, chez les enfants atteints du croup. — 1853.

(4) Lettre à Rilliet. Des résultats comparés du traitement du croup par la trachéotomie et par les moyens médicaux, pendant les années 1854 à 1858. (In *Gazette hebdomadaire*, 1859.)
Mémoire sur la statistique mortuaire du croup à Paris. — 1858.

(5) Traitement du croup. — 1863.

(6) De la trachéotomie dans le cas de croup. — 1858.

(7) Des lésions bronchiques et pulmonaires dans le croup. (In *Gazette hebdomadaire*, 1864.)

(8) Des ulcérations de la trachée-artère produites par le séjour de la canule après la trachéotomie. (In *Arch. gén. de méd.*, 1859, II, pages 5 et 175.)

mie prend son cachet particulier. Les autres sont d'excellentes monographies mais ils n'ont eu en vue qu'une
des parties du sujet.

Il m'a semblé que la question n'était pas épuisée et
que, par le collationnement des travaux antérieurs aidé
de l'apport de matériaux nouveaux, il serait possible
de contribuer à l'édification de cette partie importante de
la thérapeutique. Et, d'ailleurs, quel immense intérêt
pratique et journalier n'offre-t-elle pas?

En effet, lorsqu'un malade opéré de trachéotomie doit
guérir, il est bien rare que le succès soit obtenu d'em-
blée. L'amélioration n'est pas toujours graduelle. Ces
haut et bas n'ont pas tous la même gravité; leur cause
échappe souvent, ou bien elle est très-légère. Une
indigestion, une émotion morale, un accès de suffocation ou mieux, un peu d'embarras de la respiration produit par une fausse membrane ou par des crachats qui
ne peuvent sortir; une foule enfin, d'autres actes morbides parfois très-dificiles à interpréter, suffisent pour
apporter dans la marche de la maladie une perturbation
inattendue et peu explicable.

Dans d'autres cas, et ce sont les plus communs, des
complications plus ou moins nombreuses, plus ou moins
sérieuses, se mettent à la traverse et le médecin n'arrive
au but désiré qu'après avoir passé par des alternatives
sans cesse renaissantes, par des perplexités de toute nature et au prix de soins qui viennent mettre à l'épreuve
son savoir et sa vigilance.

Mais ces qualités, si précieuses qu'elles soient, ne suffisent pas au médecin appelé à soigner un enfant opéré
de trachéotomie. Les mille détails qui peuvent surgir
à tout instant, viendront le dérouter s'il n'a pas, déjà.
subi plusieurs fois la même épreuve.

Le traitement du croup après la trachéotomie est une œuvre toute de soins éclairés et minutieux. Je ne saurais trop insister sur ce point que Trousseau a eu le mérite de signaler à l'attention du monde médical.

L'expérience, je dirai presque l'habitude, est de toute nécessité ; elle ne s'acquiert que par l'étude approfondie de la maladie et surtout par l'observation de nombreux malades.

Cependant, tout le monde ne peut être placé dans les conditions indispensables à ce genre d'études, et tout praticien se rencontrant face à face avec son premier croup pourra se trouver dans l'embarras ; il risquera tout au moins, si grands que soient d'ailleurs son zèle et son intelligence, de ne pas mettre de son côté toutes les chances favorables. Il appartient à ceux qui ont été en position d'observer de nombreux cas de croup et d'amasser queiques matériaux, il leur appartient, dis-je, d'exposer le résultat de leurs recherches. Tel sera le but principal de ce travail.

Mon année d'internat [à [Sainte-Eugénie en 1868, m'a permis d'opérer, de soigner et de suivre un nombre assez imposant de malades atteints de croup.

La maladie a sévi avec une gravité exceptionnelle ; les complications de toute nature ont été fréquentes. Dans le courant de l'année, 102 malades atteints de croup sont entrés dans les salles de M. Barthez.

Sur ce nombre, la trachéotomie fut pratiquée 83 fois et donna 18 guérisons, c'est-à-dire, 1 guérison sur 4,61 opérations, moyenne fort inférieure à celle des années précédentes, puisque, en 1866, M. Barthez était arrivé à 1 guérison sur 2,90 opérations.

Les complications ont emporté un grand nombre d'enfants.

Pour parler seulement des accidents spéciaux à la trachéotomie, ce qui permet d'exclure les phlegmasies pulmonaires, la paralysie diphthérique et autres, qui appartiennent au croup et à la diphthérie, mais non spécialement au croup opéré qui, seul, m'intéresse ici, ces accidents se présentèrent dans la proportion de 44 sur 82. Parmi les malades qui n'offrirent pas de complications, j'ai compris tous ceux qui ont succombé pendant les premières vingt-quatre heures, sans laisser au processus morbide le temps de se développer. Sur les 17 malades sortis guéris, 12 avaient offert des lésions du même genre.

Cet aperçu fait voir quelle a été la fréquence des complications et quel vaste sujet d'étude elles m'ont offert.

A ces matériaux, déjà si précieux, j'en ai ajouté d'autres que M. Barthez a bien voulu mettre à ma disposition. J'ai donc pu baser ce travail sur l'analyse de 662 observations de croups opérés de trachéotomie.

Les complications ne prennent pas, chaque année, une place aussi importante ; leur nombre et leur gravité varient avec la nature de l'épidémie ; les relevés que je donnerai plus loin en seront la preuve. Elles n'en forment pas moins, dans le domaine du croup, une région très-vaste, encore peu explorée ; les documents que j'ai pu rassembler m'aideront, je l'espère, à combler cette lacune.

L'exposé qui précède m'amène naturellement à diviser mon travail en deux parties.

La première partie sera consacrée à l'évolution du croup après la trachéotomie quand il arrive à la guérison, sans complications.

La deuxième partie traitera des complications, mais seulement de celles qui sont imputables à la trachéotomie et des soins qu'elles réclament.

J'ajouterai une troisième partie, qui sera constituée par des observations.

ÉTUDE

SUR

LE CROUP

APRÈS LA TRACHÉOTOMIE

ÉVOLUTION NORMALE. — SOINS CONSÉCUTIFS. COMPLICATIONS.

PREMIÈRE PARTIE

ÉVOLUTION DU CROUP NON COMPLIQUÉ VERS LA GUÉRISON. — SOINS CONSÉCUTIFS A LA TRACHÉOTOMIE.

La trachéotomie pratiquée sur un sujet atteint de croup amène, suivant les cas, des modifications plus ou moins importantes dans l'état du petit malade; ces changements seront d'autant plus marqués que le croup sera plus localisé, moins infectieux.

Lorsque la maladie n'est constituée) localement que par la fausse membrane laryngienne, la suffocation domine la scène, le malade est en proie à des accès d'orthopnée; il s'agite, se dresse sur son lit; il fait d'énergiques efforts pour vaincre l'obstacle qui s'oppose à l'accès de l'air; les muscles du ventre et du cou se contractent violemment et donnent lieu au tirage sus et sous-sternal; l'inspiration est bruyante et rauque; la cyanose se manifeste sur les téguments et en particulier sur les muqueuses et le derme sous-unguéal; la peau est chaude, moite; le pouls petit et fréquent. L'auscultation démontre que le murmure vésiculaire est absent; on n'entend dans la poitrine que le retentissement du bruit laryngo-trachéal.

Telle est l'asphyxie à forme rapide et par accès.

Si, dans une pareille situation, la trachéotomie vient permettre à l'air de circuler librement dans les canaux bronchiques, alors l'état du malade sera véritablement transformé.

Au contraire, si la diphthérie s'est généralisée, si elle est venue former sur les bronches un enduit imperméable à l'air; les conditions deviennent toutes différentes. La dyspnée existe alors, mais avec de tout autres caractères. L'air pénètre dans la poitrine, mais il ne fait plus avec le sang les échanges nécessaires à l'hématose. Aussi l'asphyxie prend-elle une allure plus lente.

L'enfant est agité, il se livre à des mouvements incessants qui remplacent les efforts violents de la forme rapide et qui attestent la diminution de la résistance.

Le tirage est modéré ou presque nul; quant au tirage sus-sternal qui est le produit de l'effort qu'effectuent les muscles du cou pour aider la respiration et qui représente la phase ultime de la lutte de l'organisme contre l'obstacle laryngien, ce tirage manque.

L'auscultation démontre que l'air pénètre dans la poitrine, dans une certaine mesure. Les téguments sont pâles, froids, couverts d'une sueur visqueuse; les muqueuses, le derme sous-unguéal sont violacés, le pouls est petit.

Telle est l'asphyyie à forme lente.

On conçoit que la trachéotomie remédie incomplètement à cet ensemble morbide; elle ne s'adresse, en effet, qu'à l'obstacle laryngien relégué actuellement à un rôle secondaire, et ce rôle diminuera encore d'importance, si, aux signes de l'asphyxie, se joignent ceux de l'infection.

Cette forme de croup est extrêmement grave ; on l'a regardée longtemps comme une contre-indication à la trachéotomie ; cependant la guérison peut être obtenue, même dans des cas de ce genre.

Aussi en est-on arrivé à rétrécir considérablement le champ des contre-indications et à le réduire presque à la forme infectieuse bien nettement caractérisée(1). On opère les malades qui présentent les symptômes de l'asphyxie lente ; mais il n'en est pas moins vrai que la généralisation de la diphthérie aux bronches complique très-sérieusement les suites de la trachéotomie.

Je me bornerai donc, pour le moment, aux suites de l'opération dans le cas de croup localisé au larynx, renvoyant l'autre forme à l'article des complications.

L'opération est terminée, aucun accident ne l'a troublée ; l'enfant est reporté dans son lit où on l'a enveloppé bien chaudement. Au besoin, on placera autour de lui des boules remplies d'eau chaude ; on lui fera avaler en même temps une boisson chaude, composée d'une infusion aromatique, ou mieux d'un peu de vin chaud sucré. Dans le cas où ces soins n'amèneraient pas de résultat, il serait bon de promener sur la peau quelques sinapismes. Ces précautions sont rendues nécessaires par le refroidissement plus ou moins marqué qui suit presque toujours l'opération et qui varie avec le degré de d'asphyxie auquel on a laissé arriver l'enfant et avec la quantité du sang qu'il a perdu pendant l'opération. Sous l'influence de ces soins, la face reprend peu à peu sa coloration normale, la respiration se fait avec calme ; le

(1) Société médicale des hôpitaux ; 1867.

pouls reprend de la force; l'oreille appliquée contre la poitrine, suit le murmure respiratoire dans toutes les portions des poumons, en exceptant quelquefois la partie antérieure dans laquelle l'emphysème intervésiculaire a pu se produire.

Au bout de quelques instants, l'enfant s'endort d'un sommeil calme, qui dure de une à plusieurs heures. Faut-il respecter ce repos, ou doit-on l'éloigner, dans le but de faciliter l'expulsion du sang qui, pendant l'opération, s'est introduit dans les voies aériennes?

Je ne crois pas que cette dernière pratique doive être adoptée; elle me paraît appuyée sur une conception plus théorique que pratique. Est-il bien démontré que le sang qui a envahi les bronches soit encore expulsé autrement que sous forme de crachats légèrement teintés de rouge, une fois que sont écoulés les premiers moments qui suivent l'opération? Et d'ailleurs, est-il facile d'apprécier la quantité du sang qui a pénétré dans les bronches? Devant une hypothèse aussi peu fondée, ne devrat-on pas éviter de priver le malade d'un repos qui lui est devenu nécessaire, après les dépenses de toutes sortes qu'il a dû supporter. Ajoutons encore que, dans cette forme de guérison simple, le sommeil est si calme et la respiration si facile, si douce, si lente, que l'indication de laisser reposer est manifeste, est pratique, est imposée, pour ainsi dire.

Fièvre traumatique. — Quand l'enfant se réveille, il est sous le coup d'un accident presque physiologique, puisqu'il est la conséquence inévitable de l'opération; je veux parler de la fièvre traumatique.

Le début du mouvement fébrile est variable; on le voit commencer, tantôt un quart d'heure, tantôt deux heures, tantôt six ou huit heures après l'opération. Il est à noter que cette variation s'accorde parfaitement avec l'état du malade au moment de la trachéotomie.

Plus l'enfant aura subi l'influence de l'asphyxie et de l'intoxication, plus il aura perdu de sang, plus il aura été affaibli et refroidi, plus l'apparition de la fièvre traumatique sera tardive.

Dans les conditions opposées, il se réchauffe rapidement, et la fièvre ne tarde pas à paraître.

A part ces considérations, la fièvre traumatique qui suit la trachéotomie n'a pas de caractère propre.

Le pouls s'élève à 140 ou plus rarement à 160 pulsations; puis, au bout de un ou deux jours, le mouvement fébrile tombe et se confond avec celui qui appartient à l'affection diphthérique. S'il persistait plus longtemps, il faudrait redouter une complication.

Il est des cas où la réaction devient beaucoup plus violente et amène, dans les vingt-quatre heures, la mort du malade. Le peu d'étendue des fausses membranes et l'absence d'autres lésions, ainsi que le prouve l'autopsie, permettent d'attribuer l'issue fatale à l'intensité de la réaction.

Expectoration. — Ici commence la série des soins spéciaux que va exiger le malade. Occupons-nous, d'abord, de l'expectoration, et par conséquent, de la canule; c'est, en effet, le premier point qui appellera à l'attention du médecin.

Dans les premiers moments qui suivent l'opération, les liquides rejetés par la canule contiennent du sang en quantité plus ou moins grande, selon la quantité de ce liquide qui s'est introduite dans les bronches.

Au bout de peu de temps, l'expectoration change de nature, elle devient muqueuse, épaisse, opaque, de manière à former de gros crachats nummulaires, un peu déchiquetés et non sans analogie avec ceux des phthisiques. Parfois, ces crachats sont tellement denses que, quand l'écouvillon les verse de la canule dans le crachoir, ils se moulent sur celle-ci et prennent assez bien la forme d'une fausse membrane cylindrique. Un léger battage dans l'eau détruira bien vite cette apparence.

Dans d'autres cas, l'expectoration, tout en restant muqueuse, demeure transparente et plus fluide.

Tels sont les caractères de l'expectoration louable ; elle serait de mauvaise nature, si elle consistait en un liquide purulent ou séreux, grisâtre, fétide, non aéré et bavant au lieu d'être amené par des secousses de toux. Un malade qui ne tousse pas après la trachéotomie inspirera un pronostic fâcheux ; en effet, l'écoulement des liquides est insuffisant et le malade s'asphyxie graduellement.

La canule livre aussi passage aux fausses membranes qui, détachées et flottant dans les canaux aériens, sont chassées au dehors par la toux.

La présence ou l'absence de ces matières dans la canule, est signalée par les différents bruits que produit l'air en traversant ce conduit. Quand l'expectoration est abondante, la canule est bruyante, elle est le siége d'un véritable gargouillement ; lorsqu'elle est modérée, la canule est silencieuse ou fait entendre un léger ronflement ; lorsqu'elle est nulle ou très-faible, l'air passant par la canule produit un sifflement assez aigu.

Une fausse membrane vient-elle se présenter au bout postérieur de la canule, on entend un claquement caractéristique accompagné de bruits rauques et stridents ; la respiration devient pénible, l'enfant tousse et fait des efforts plus ou moins énergiques qui, dans les cas simples, amènent l'expulsion de la fausse membrane,

On devra donc veiller avec grand soin sur la canule.

Lorsqu'on entendra le bruit de gargouillement, il faudra ôter la canule interne, la nettoyer avec l'écouvillon et rejeter son contenu dans un vase rempli d'eau. — Je recommande ce détail; l'inspection des crachats et des fausses membranes en est singulièrement facilitée.—Si l'on reconnaît le bruit qui caractérise la présence d'une fausse membrane, si l'expulsion se fait attendre et qu'une gêne se produise dans la respiration, il faut exciter l'enfant à tousser et, au besoin, faciliter la toux avec une barbe de plume ou une pince recourbée que l'on introduit dans la canule, après avoir retiré le conduit interne. Si l'enfant ne tousse pas, il faut, à tout prix, exciter la toux dont je viens de montrer l'utilité : les barbes de plume plongées dans la trachée seront les premières employées; si elles ne réussissent pas, on instillera dans la canule, tous les quarts d'heure, au moyen d'une pipette, une goutte ou deux d'eau tiède. Ce moyen a l'avantage de provoquer aussitôt la toux et d'aider au décollement des produits trachéaux et bronchiques. L'obs. 20 montre l'expectoration s'établissant régulièrement, après une instillation de chlorate de soude.

Si une fausse membrane venait, après un accès de toux, s'engager dans la canule, on en serait averti par l'embarras immédiat de la respiration; on ôterait alors la canule interne, on la nettoyerait, comme précédemment, pour la remettre en place.

Tous ces soins exigent, avec une surveillance constante, une sagacité que peut seule donner l'habitude. La bonne volonté et l'assiduité ne suffisent pas, en pareille matière, il faut encore que la personne chargée de veiller le malade sache juger de l'indication et de l'opportunité de l'intervention.

Autant il est fâcheux, à l'exemple des personnes inexpé-
rimentées, de courir à la canule, de la vider au moindre bruit
qui s'y produit, le tout au grand détriment de l'enfant
que ces manœuvres intempestives troublent dans son repos
et irritent souvent; autant il faut savoir la nettoyer quand
elle devient bruyante d'une manière continue et que
s'annonce l'asphyxie. Celle-ci se dissipe, en effet, lorsqu'on enlève l'obstacle, mais elle persiste, s'aggrave et
peut très-rapidement emporter le malade, quand on ne
se tient pas sur ses gardes.

Ces faits ne surprendront pas, si l'on se rend compte
que la respiration s'effectue seulement par un conduit
relativement étroit et dont le calibre peut être facilement
rétréci ou obstrué.

L'expérience des personnes préposées à la garde du
malade trachéotomisé est plus nécessaire encore, quand
une fausse membrane vient se présenter derrière la canule. S'il faut éviter, en effet, de tourmenter inutilement
l'enfant, de le faire tousser, de titiller la trachée, dans le
but de faire sortir une fausse membrane qui n'existe pas,
il faut, par contre, savoir reconnaître la présence de ce
corps étranger et aider son expulsion. On écartera de
cette façon les accidents très-sérieux qui pourraient surgir si sa présence était méconnue. Devant une situation
aussi délicate, les médecins habitués à traiter les croups
ont coutume de placer à demeure auprès des opérés des
médecins rompus à toutes les difficultés prévues ou im-
prévues avec lesquelles ils doivent lutter.

Du premier changement de canule.

Lorsque vingt-quatre heures se sont écoulées depuis
l'opération, il faut songer à changer la canule.

Cette opération a pour but de remplacer la canule déjà souillée de sang et de crachats ; elle permet l'inspection de la plaie, exploration dont l'importance est extrême.

L'époque que j'ai assignée au premier changement de canule paraîtra, peut-être, bien hâtive, et je n'ignore pas que beaucoup de médecins, même parmi ceux qui sont familiers avec les maladies des enfants, Trousseau notamment, ne consentent à faire ce premier pansement qu'à une époque plus éloignée. Je dois en excepter M. Millard, qui recommande le changement au bout de vingt-quatre heures.

La grande expérience de M. Barthez l'a confirmé dans la pratique du changement hâtif.

Quelle objection a-t-on mise en avant ? Au bout d'un temps si court, dit-on, le trajet qui relie la plaie de la peau à celle de la trachée n'a pas pu se former définitivement, on risque donc d'éprouver des difficultés quand il s'agira de réintroduire la canule. On peut répondre plusieurs choses à cette objection : d'abord, le changement hâtif est sans danger ; secondement, il est le plus souvent utile et même nécessaire.

Il est sans danger. — Au bout de vingt-quatre heures, l'inflammation provoquée par la présence de la canule est suffisante pour que la lymphe plastique ait eu le temps de s'épancher et de communiquer aux tissus une certaine résistance. Le trajet est donc constitué, et ses parois, si elles ne possèdent pas encore toute la dureté qu'elles pourront acquérir, sont assez fermes pour permettre à la canule de passer en toute sécurité.

M. Barthez, parmi les cas de croup si multipliés qui ont passé sous ses yeux, a observé que le premier changement de canule n'était difficile que dans des cas fort rares.

Je puis ajouter, quoique mon expérience soit encore bien courte, que chez les malades trachéotomisés assez nombreux que j'ai eus à soigner cette année, je n'ai rencontré qu'un seul cas dans lequel l'introduction de la canule ait présenté quelque difficulté; encore celle-ci fut-elle vaincue après quelques tâtonnements.

Il est utile, parce qu'il permet de donner plus tôt à la plaie et à ses alentours, les soins qu'ils réclament et parce qu'il facilite souvent, d'une manière merveilleuse, l'expulsion des fausses membranes.

La plaie est en contact avec un corps étranger, la canule, qui l'irrite et contre lequel elle réagit. Dans les cas simples, l'inflammation reste localisée au trajet dont elle aide la formation; dans d'autres, malheureusement les plus nombreux, la diphthérie, la gangrène, l'érysipèle et autres accidents viennent changer la nature de la plaie. Ces complications, si elles ne sont pas apparentes dès le premier jour, sont néanmoins en germe et en voie de développement, dès ce moment. Il est donc utile que les soins de propreté, aidés ou non de différents topiques, viennent au plus tôt entraver la marche du mal.

D'autre part, il arrive souvent qu'une ou plusieurs fausses membranes viennent au contact de l'orifice postérieur de la canule ou dans le voisinage, donnant lieu à des accidents souvent inquiétants. C'est alors que l'ablation de la canule rend souvent un service signalé. A peine est-elle ôtée, qu'un violent effort de toux lance au loin la fausse membrane, et d'ailleurs, si l'effet désiré n'est pas obtenu, n'a-t-on pas la ressource de tenir la plaie béante au moyen du dilatateur, procédé qui facilite à l'air un large accès dans la poitrine et provoque une toux énergique, laquelle souvent chasse la fausse membrane; n'a-t-on pas aussi la faculté d'aller à la recherche du corps étranger avec les pinces, dont l'application est singulièrement simplifiée par l'absence de la canule ? Tous ces moyens ont-ils échoué ? qu'on remette la canule; un nouvel accès de toux se produira et dans la grande majorité des cas, la fausse membrane sera rejetée.

Le changement de canule au bout des vingt-quatre premières heures me semble donc justifié. Il est bien entendu que cette limite n'est pas absolue et qu'elle peut être rapprochée ou éloignée, suivant les circonstances. Ainsi, quand une trachéotomie aura été pratiquée pendant la journée, on changera la canule, le lendemain vers la même heure. Si l'opération a été faite dans la soirée, on pourra avancer un peu le premier pansement, de façon à le faire à la lumière du jour, qui est toujours préférable. L'opération a-t-elle eu lieu à une heure avancée de la nuit ? on attendra jusqu'au snrlendemain.

Ii faut aussi choisir une heure qui soit éloignée du dernier repas. Sans cette précaution, les diverses manœuvres indispensables ne manqueraient pas de provoquer le vomissement, et, si faible qu'ait été le repas, l'alimentation est trop nécessaire pour qu'on ne s'efforce pas d'éviter cet accident.

La canule va donc être changée.

Le médecin aura soin de s'entourer des aides et des objets nécessaires.

Les objets nécessaires sont : la canule qui devra remplacer la première; un dilatateur, des pinces à fausses membranes, des barbes de plume, un bassin rempli d'eau tiède, des compresses, des pinceaux de charpie, de l'huile d'olive ou du cold-cream et du collodion.

Les corps gras et le collodion ont pour but de défendre la peau du contact des liquides qui s'écoulent de la plaie.

Jusqu'ici, le corps gras seul avait été employé. Pendant le second semestre de l'année dernière, j'ai remplacé les onctions d'huile ou de cold-cream par une couche de collodion appliquée sur une large étendue autour de la plaie. J'ai pu constater que cet enduit garantissait parfaitement la peau des liquides de la plaie, et que la tuméfaction inflammatoire des premiers jours était notablement atténuée. Chaque matin, on trouvait la couche de collodion légèrement décollée, et l'on avait grande facilité à l'enlever entièrement pour en placer une autre. Si elle adhérait encore par places, on recouvrait d'enduit liquide les parties dénudées. Dans la plupart des cas, la peau était trouvée saine sous le collodion ; dans d'autres, très-rares, existait une légère éruption miliaire.

Je n'insisterai pas sur le choix de la canule, cette discussion rentrerait mieux dans un article consacré à la trachéotomie. Je dirai seulement que les canules employées à Sainte-Eugénie sont les canules doubles, mobiles et à biseau, fabriqués par Lüer. Ces canules sont de beaucoup les meilleures. Je reviendrai sur leurs avantages à propos des ulcérations de la trachée.

La canule doit être munie de ses cordons et d'une rondelle de taffetas gommé, qu'elle traverse, et qui protégera les tissus environnants du contact des liquides qui s'échappent par son orifice. Elle sera, d'une manière générale, de même calibre que la première. Cette règle comporte quelques exceptions. Il arrive quelquefois que, pendant l'opération, la canule qui avait été choisie ne peut être introduite, pour une raison ou pour une autre, et que l'on est obligé d'en placer une d'un calibre inférieur, trop petite pour la taille de l'enfant. Il faut, lors du premier pansement, remettre en place la canule qu'on avait dû abandonner ; car il est absolument contraire à la bonne hygiène de l'opéré de le laisser avec une canule qui ne donne à l'air qu'une entrée insuffisante.

L'enfant, opposant presque toujours une certaine résistance aux premiers pansements, les aides seront un peu plus nombreux pour ceux-ci. Ils devront être au nombre de quatre : l'un maintiendra la tête, l'autre les mains, le troisième les pieds, le dernier présentera les pièces de pansement.

Mais il faut bien le dire, à moins d'être à l'hôpital, où l'on peut disposer d'un personnel suffisant, les aides sont rarement au complet.

Dans ces cas, on fait comme l'on peut; on arrive, par l'habitude, à se tirer d'affaire avec des ressources limitées.

Pour les pansements suivants, l'enfant s'habituant aux manœuvres que ceux-ci nécessitent, devient plus docile; on peut réduire les aides à deux et même à un seul.

On aura soin de placer l'enfant au grand jour.

A l'hôpital, les enfants sont couchés dans des lits mobiles. En ville, il n'en est pas toujours de même. Si l'on ne peut obtenir un berceau ou un lit de fer qui se puisse facilement déplacer, on apprêtera une table, absolument comme pour la trachéotomie; on la placera en face d'une fenêtre, de telle manière que le visage du malade reçoive le jour en plein. Puis, l'enfant étant bien enveloppé d'une couverture de laine, on le couchera sur le matelas, le cou légèrement renversé en arrière sur le traversin.

Les aides étant tous à leur poste, le médecin se place à la droite de l'opéré; il enlève la canule, soit en coupant, soit en dénouant les cordons. A ce moment, se produit un accès de toux, pendant lequel sont rejetés des crachats, du sang, des fausses membranes, etc. S'il n'y a aucune complication, la canule que l'on vient de retirer doit être parfaitement nette ; elle peut être souillée de pus, de mucus, de sang, etc., mais elle ne doit pas être noircie. Toute altération de la canule indique un état pathologique des parties qui sont en rapport avec elle.

La peau sera soigneusement lavée avec une compresse ou une éponge douce imprégnée d'eau tiède.

Le médecin portera toute son attention sur l'état de la plaie. Pour en bien examiner la profondeur, il passera sur les surfaces divisées, un pinceau de charpie ou d'ouate imbibé d'eau tiède. Si la plaie est saine, ses environs et ses bords auront leur coloration normale. Ils seront souples, à peine existera-t-il une légère induration du tissu cellulaire sous-cutané, induration qui n'empêchera ni la souplesse ni la mobilité de la peau ; les parois de la plaie seront entr'ouvertes, de façon que l'air y passe librement.

Dans quelques cas, les parois et les bords sont plus mous ; à peine la canule est-elle ôtée, que ceux-ci se renversent dans la plaie et la ferment ; l'air ne pénètre plus ; l'enfant suffoque.

Il faut, alors, introduire le dilatateur dans la plaie et la maintenir béante pendant tout le temps qui sera nécessaire.

Cette manœuvre procure un double avantage : elle permet à l'enfant de respirer librement pendant toute la durée du pansement ; d'autre part, l'entrée large qu'elle donne à l'air, excite la toux et aide l'expulsion des produits contenus dans les voies respiratoires, but que le médecin doit avoir constamment devant les yeux.

Les parois de la plaie sont roses et présentent çà et là de petits points ecchymotiques formés par quelque vaisseau coupé pendant l'opération ; souvent, un peu de pus commence à sourdre.

La plaie étant reconnue saine, quelle conduite faudra-t-il tenir ? Trousseau et plusieurs médecins après lui, ont conseillé, dans le but de prévenir la diphthérie, la gangrène et autres accidents de la plaie, de cautériser largement celle-ci, immédiatement après l'opération.

M. Barthez, après avoir pratiqué ce précepte, a reconnu que, dans bien des cas, la cautérisation est impuissante à empêcher le développement de ces complications, et, comme la cautérisation d'une plaie vive peut présenter des inconvénients au point de vue des phlegmons consécutifs, il y a renoncé.

Quand la plaie est simple, il l'abandonne à elle-même, ce qui n'a pas rendu la diphthérie de la plaie plus fréquente.

Les soins de propreté, au début, et par la suite, les topiques légèrement excitants, constituent la thérapeutique de la plaie, qui est ainsi assimilée aux plaies simples.

Pendant que l'enfant est encore sans canule, on s'assurera de l'état du larynx.

L'utilité de cette exploration n'échappera à personne. L'obturation du larynx est la condition mécanique du croup; quand aura disparu l'obstacle à l'entrée de l'air, la caractéristique anatomique de la maladie n'existera plus; l'élément asphyxie sera écarté; la plaie de la trachée pourra être supprimée; la canule pourra être enlevée; la trachéotomie aura rempli son but et la partie sera presque gagnée.

Bien que le dégagement du larynx se produise d'ordinaire, à une époque plus éloignée, on a cité plusieurs cas où cet organe avait été trouvé perméable à l'air, dès le premier pansement. J'ai rencontré un de ces faits dans mes observations. Il ne faudra donc pas négliger cet examen.

A cet effet, on rapprochera, avec les doigts, les lèvres de la plaie, de façon à supprimer tout accès à l'air par cette voie.

Il est un autre mode d'exploration du larynx, qui consiste à boucher, avec la pulpe d'un doigt, l'orifice de la canule, avant qu'on l'ait ôtée ou après qu'on l'aura remise. Ce procédé est moins fidèle que le premier : d'une part, le doigt est souvent trop gros pour bien se loger au devant de l'orifice et le boucher hermétiquement; d'autre part, l'air peut passer dans une certaine mesure, entre les parois de la plaie et la canule; ce sont deux causes d'erreur que l'on évite avec le premier moyen.

Si le larynx redevient libre, on entend une inspiration plus ou moins sifflante, suivant le degré de perméabilité, se faire par la bouche.

Dans le cas contraire, l'enfant fait de vains efforts pour respirer, mais l'air ne passe pas; il s'agite; la face se cyanose, les signes de l'asphyxie apparaissent.

Dans le premier cas, on laissera l'enfant sans canule, tant qu'il pourra rester ainsi, sans inconvénient.

Pendant ce temps, la trachée et la plaie se reposent et l'enfant commence à s'habituer à rester sans canule, ce qui lui sera d'un grand secours, quand arrivera le temps de l'ablation définitive.

Dans le second cas, on se hâtera de rouvrir la plaie et de remettre la canule, après avoir eu soin de couvrir la peau environnante d'une couche d'huile d'amandes douces, de cold-cream ou mieux de collodion.

On n'oubliera pas de mettre autour du cou, la cravate de gaze recommandée par Trousseau. Elle sera faite d'une étoffe un peu résistante, car il est d'observation que les étoffes trop fines, une fois mouillées, s'appliquent contre l'ouverture de la canule qu'elles bouchent,

Une seconde cravate, d'étoffe douce ou de laine, maintiendra la première. On peut remplacer la gaze par un tricot de laine peu serré. On sait que ces étoffes ont pour but de protéger les voies aériennes contre l'air extérieur qui arrive par la canule plus froid et plus sec que lorsqu'il a traversé les fosses nasales et le pharynx. La cravate retient la vapeur d'eau que charrie l'air expiré par la canule et tamise, en l'humidifiant, celui qui rentre dans la poitrine. La cravate de laine maintient ces parties mouillées à la température du corps.

La canule remise en place, on examinera l'état de la respiration et celui de la circulation.

La *respiration* devra s'entendre librement et sans mélange de râles, dans toute la poitrine, excepté, quelquefois, dans les parties antérieures où s'est fait un peu d'emphysème interlobulaire.

Le nombre des respirations est très-variable. Cependant, s'il n'y a aucune complication, il ne dépasse guère 40 par minute. Il faut avoir soin de compter les respirations pendant le sommeil de l'enfant; car un simple accès de toux, la moindre émotion, et, dans les premiers temps, la seule vue du médecin agitent le malade et provoquent la toux; toutes ces causes amènent l'accélération de la respiration.

Cette fonction sera surveillée attentivement. Il est, en effet, des cas où l'enfant est calme, il ne fait aucun effort apparent pour respirer; mais en regardant de plus près, on voit que chaque respiration est très-courte et que les inspirations sont nombreuses; le malade supplée à l'amplitude par la fréquence.

L'activité exagérée et continue des mouvements respiratoires, quand ils dépassent 40 par minute, est presque toujours l'indice d'une complication pulmonaire ou bronchique : quelque phlegmasie s'est formée, quelques produits pseudo-membraneux ou autres, entravent la respiration. Il faudra donc, par une auscultation attentive, rechercher le point de départ du trouble respiratoire.

A mesure que la maladie marche vers la guérison, le nombre des respirations diminue peu à peu et on le voit bientôt revenir au chiffre normal,

La *circulation* suit exactement la respiration.

On a vu que, dans les premiers moments qui suivent l'opération, la fièvre traumatique s'allume et se confond ensuite avec la fièvre qui appartient à l'affection diphthérique. Le mouvement fébrile se maintient dans les environs de 120 à 140 pulsations, pour tomber au bout de quelques jours, suivant la durée de la maladie.

Si le pouls s'accélère et atteint 160 a 180 pulsations, si, en même temps, la température de la peau s'élève, on peut être certain qu'une complication ne tardera pas à se manifester.

Ablation définitive de la canule.

Le premier changement de canule une fois effectué, on recommencera chaque jour le même pansement, en employant les mêmes précautions. La plaie sera soignée ; l'état du larynx sera observé. On observera attentivement l'imminence de toute complication.

Lorsque l'air commencera à passer par le larynx, on essayera de laisser l'enfant quelques instants sans sa canule. C'est dans ce moment que la vigilance est plus nécessaire que jamais ; le malade ne sera pas laissé seul un instant ; il y aura constamment auprès de lui une personne capable de remettre la canule au moment voulu.

Il suffit, en effet, de quelques secondes, pour qu'un enfant, encore inhabile à respirer sans sa canule, soit pris de suffocation et meure, si l'on ne peut immédiatement, la remettre en place. Une foule de causes peuvent conduire à cette suffocation : d'abord, la perméabilité incomplète du larynx; quelques mucosités ou fragments de fausses membranes qui viennent se loger dans la plaie ou dans le larynx; la mollesse des bords et des parois qui se renversent dans le conduit et le ferment plus ou moins ; les bourgeons charnus et les progrès de la cicatrisation qui rétrécissent la plaie; et bien souvent la frayeur qu'éprouve l'enfant et se sentant sans canule : il s'agite, tousse, les muscles du larynx se contractent spasmodiquement, et finalement la respiration ne se fait plus.

Ces causes seront étudiées quand je m'occuperai des difficultés que rencontre l'ablation de la canule.

A chaque pansement, l'état du larynx sera exploré avec soin, et peu à peu, on arrivera à faire rester l'enfant sans canule, d'abord quelques minutes, puis plusieurs heures, puis toute la journée et enfin, d'une manière définitive. Un des bons signes de la perméabilité du larynx est le passage par la bouche des crachats trachéaux.

La surveillance sera toujours exercée avec le même soin jusqu'à la guérison complète. Les accidents causés par le défaut de vigilance sont trop fréquents et trop graves pour que je ne me fasse pas un devoir d'insister encore sur ce point.

Pendant tout le temps que l'enfant restera sans canule, on aura soin de placer au devant de la plaie, un linge fin, qui reçoive les produits de sécrétion, ce linge sera maintenu par une cravate de laine.

Voici les époques auxquelles la canule a pu être enlevée définitivement chez 108 enfants :

Au bout de	1 jour,	1 fois.		Report....	93	
—	3 jours,	3 —	Au bout de 16 jours,	2 fois,	
—	4 —	7 —	—	17 —	2 —
—	5 —	14 —	—	20 —	2 —
—	6 —	16 —	—	23 —	1 —
—	7 —	10 —	—	24 —	1 —
—	8 —	14 —	—	25 —	1 —
—	9 —	5 —	—	30 —	1 —
—	10 —	8 —	—	32 —	1 —
—	11 —	3 —	—	34 —	1 —
—	12 —	3 —	—	35 —	1 —
—	13 —	5 —	—	45 —	1 —
—	14 —	1 —	—	126 —	1 —
—	15 —	3 —			
A reporter......	93			Total...	108

C'est entre le cinquième et le neuvième jour que l'ablation définitive s'est faite le plus fréquemment.

Cicatrisation de la plaie.

Dans la marche naturelle de la maladie, plusieurs jours s'écoulent entre l'ablation de la canule et la cicatrisation complète de la plaie. Celle-ci continue sa marche régulière et finit, au bout de peu de jours, par se cicatriser entièrement. Cette régularité de la cicatrisation est tellement constante, dans les cas simples ; elle se trouble si facilement à la moindre complication, qu'on peut poser la règle suivante, qui est presque absolue : toutes les fois que la cicatrisation de la plaie se fait régulièrement : bon pronostic ; le malade guérira, à moins d'accidents qu'on ne peut prévoir. Par contre, lorsque, malgré l'absence de maladie de la plaie elle-même, la cicatrisation s'arrête ou se ralentit, il faut redouter l'apparition d une complication : fièvre éruptive, paralysie, broncho-pneumonie, etc.

Devant une plaie simple, le rôle du médecin se borne à diriger la cicatrisation.

Pendant longtemps, l'usage voulait qu'après l'ablation de la canule, on appliquât sur la plaie un pansement par occlusion, fait avec des bandelettes de diachylon ou de taffetas d'Angleterre. Cette pratique avait des inconvénients très-graves. J'exposerai, plus loin, tous les obstacles que rencontre l'ablation de la canule. Je montrerai combien sont fréquents les accès de suffocation qui surviennent sous l'influence d'une émotion morale, d'un crachat qui sort mal, de la simple impression de l'air froid, chez des sujets qu'on vient de séparer de leur canule, lors même qu'on a pris cette détermination avec toute la prudence désirable. Si dans un cas semblable, la plaie est fermée hermétiquement, le malade asphyxie et meurt rapidement, s'il ne se trouve auprès de lui, une personne capable de lui apporter un secours efficace. A la suite de plusieurs accidents de ce genre, M. Barthez a renoncé à ce système. La plaie est abandonnée à elle-même et recouverte d'un pansement simple ou d'une compresse de linge fin qui la protége contre le frottement des vêtements, tout en lui permettant de se clore d'elle-même.

Ce système qui, d'ailleurs, n'empêche pas de donner à la plaie tous les soins qu'elle peut requérir, a le grand avantage de laisser au malade, pendant plusieurs jours, deux orifices respiratoires qui se suppléent l'un l'autre.

L'expectoration trouve aussi une issue plus facile et l'on ne voit plus ces accès de suffocation causés par un crachat retenu dans le larynx. Pendant ce temps, cet organe s'habitue à fonctionner et se trouve déjà exercé quand la plaie se ferme définitivement.

Plusieurs praticiens ont suivi la même conduite, M. Millard déclare, dans sa remarquable thèse, qu'il n'a fait qu'une seule fois le pansement par occlusion.

On se bornera donc à suivre la cicatrisation, à exciter la plaie, si le travail est un peu lent, avec des topiques appropriés. Celui qui nous a le mieux réussi est la solution d'acide phénique au centième avec laquelle on touche la plaie, plusieurs fois par jour, à l'aide d'un pinceau. .

Si ce moyen ne suffisait pas, on passerait légèrement sur les surfaces, le crayon de nitrate d'argent.

Lorsque le conduit dermo-trachéal est fermé, on fait un petit pansement avec un plumasseau de charpie enduit de cérat ou d'onguent styrax, suivant les besoins ; le tout maintenu par une cravate légère. On aura soin de réprimer avec le nitrate d'argent l'exubérance des bourgeons. Il importe que la cicatrice soit régulière ; elle siége en effet sur un point qui reste en évidence ; le médecin devra donc s'efforcer, par des soins attentifs, d'épargner à ses malades, aux petites filles surtout, le désagrément d'une cicatrice difforme.

Chez 68 malades, la cicatrisation de la plaie était complète aux époques suivantes :

Au bout de	9 jours,	1 fois.		Report.......	47	
—	10 —	1 —		Au bout de 24 jours,	1 fois.	
—	11 —	2 —		—	25 —	4 —
—	12 —	4 —		—	26 —	3 —
—	13 —	3 —		—	27 —	3 —
—	14 —	2 —		—	29 —	1 —
—	15 —	5 —		—	30 —	1 —
—	16 —			—	33 —	1 —
—	17 —	2 —		—	35 —	1 —
—	18 —	4 —		—	36 —	1 —
—	19 —	2 —		—	38 —	1 —
—	20 —	6 —		—	40 —	1 —
—	21 —	4 —		—	43 —	1 —
—	22 —	5 —		—	80 —	1 —
—	23 —	1 —		—	128 —	1 —
A reporter.....	47			Total....	68	

La *paralysie diphthérique* vient, au bout d'un temps
variable, atteindre presque tous les malades opérés de
croup. Cette complication est tellement habituelle, qu'il
est presque permis de la classer parmi les phénomènes
de l'évolution normale. Mais on remarquera que la
paralysie diphthérique n'est pas le fait de la trachéotomie; elle appartient essentiellement à l'affection
diphthérique elle-même. Elle ne rentre donc pas dans
le cadre que je me suis tracé.

Faut-il traiter le croup après la trachéotomie ?

Il est d'usage, une fois la trachéotomie pratiquée, d'a-
bandonner à elles-mêmes les manifestations pharyngo-
laryngées de la diphthérie. Il semble, ainsi que l'a dit
mon cher et regretté maître Trousseau.... « qu'on n'ait
plus à se préoccuper des manifestations diphthériques

pharyngiennes ou laryngées qui, auparavant, demandaient à être si vigoureusement combattues. Il semble que la maladie, arrivée dans les voies aérifères, ait épuisé là toute son action; et si, en donnant, par la trachéotomie, passage à l'air dans l'appareil respiratoire, on empêche le malade de mourir, la guérison s'opérera naturellement. »

Ces paroles sont vraies, dans un grand nombre de cas, et marquées au coin du tact pratique qui caractérisait si bien l'illustre professeur.

Presque tous les médicaments que l'on donnera contre des lésions qui passent au second rang, émétique, alun, calomel, etc., n'ont plus d'indication sérieuse et peuvent avoir l'inconvénient capital de contrarier l'appétit du malade, et par suite, de nuire à l'alimentation qui reste l'indication la plus pressante.

Mais les lésions diphthériques des voies aériennes ne sont pas toujours bornées au larynx; trop souvent elles envahissent les bronches dans une certaine étendue. Plus les fausses membranes progressent de ce côté, plus le rôle de la trachéotomie se réduit. On est donc en droit de chercher quelque moyen qui, tout en n'agissant pas d'une manière nuisible sur l'appareil digestif, ait une action spéciale sur les voies respiratoires.

Les inhalations de vapeur d'eau seule ou chargée de différents principes ont été essayées dans ce but. On plaçait autour du lit du malade de grandes terrines remplies d'eau bouillante, dans laquelle on jetait des plantes émollientes. Les résultats qu'elles ont donnés ne paraissent pas avoir répondu aux espérances de leurs auteurs.

M. Millard fait remarquer très-justement que depuis l'invention de la cravate cette pratique est devenue plus embarrassante que vraiment utile.

Le Dr Trideau a eu l'idée ingénieuse de mettre à profit la propriété que possèdent le copahu et le cubèbe de s'é-liminer par les muqueuses, et en particulier par la muqueuse respiratoire, ainsi que l'action bien connue que possèdent ces médicaments sur les sécrétions de ces membranes.

Ne voyant dans les fausses membranes laryngo-bronchiques que des productions de la muqueuse, productions susceptibles d'être attaquées par des médicaments qui s'élimineraient à la surface de cette membrane; espérant, de plus, que l'action de ces médicaments sur la muqueuse elle-même lui permettrait, en changeant sa modalité pathologique, de ne plus engendrer l'exsudation diphthérique: par ces motifs, il a proposé d'employer le copahu et le cubèbe au traitement de la diphthérie pharyngo-laryngée. Plusieurs médecins ont suivi M. Trideau dans cette voie. Je me rappelle avoir entendu Trousseau se louer de cette médication dans quelques cas d'angine diphthérique. M. Barthez en a obtenu aussi de bons résultats dans quelques cas de ce genre. Depuis un an, M. Barthez emploie les balsamiques dans le traitement du croup. Dans cette seconde épreuve, les succès ont été moins nombreux qu'on aurait pu l'espérer. Il est vrai de dire que l'épidémie de croup qui a sévi cette année a été caractérisée par une gravité qui a dépassé de beaucoup celle des dernières années. Aussi, ne viendrai-je pas juger une méthode expérimentée dans des conditions aussi défavorables; d'autant plus que, dans la dernière moitié de l'année précédente, le traitement par les balsamiques avait paru exercer une influence assez satisfaisante sur la marche de la maladie. Des faits nouveaux sont nécessaires pour établir un jugement définitif.

Tel est aussi l'avis de M. Bergeron qui, expérimentant

ce médicament, sur une large échelle, dans son service de Sainte-Eugénie, a obtenu des résultats assez variables.

Voici comment M. Barthez procède dans l'application de cette méthode :

Le copahu et le cubèbe ne semblent pas devoir être employés indifféremment. Bien que l'action du copahu soit plus énergique, ce médicament a le grand désavantage d'altérer les voies digestives, complication qu'il faut éviter par-dessus tout, dans le traitement du croup.

Le cubèbe, au contraire, n'a aucune influence fâcheuse sur ces fonctions ; on l'a accusé bien à tort de causer la diarrhée. J'ai été à même, dans bien des cas, de vérifier l'inexactitude de cette assertion.

Des enfants atteints de croup arrivaient à l'hôpital avec de la diarrhée provoquée par le traitement antérieur. Ils étaient mis immédiatement à l'usage du cubèbe.

La diarrhée, au lieu d'être augmentée, cessait au bout de deux ou trois jours, suivant ainsi la marche ordinaire des diarrhées provoquées par l'abus des vomitifs.

Les enfants n'acceptent guère les médicaments solides ; ils n'avalent ni les pilules, ni les bols, et refusent les poudres quand elles sont données en assez grande quantité et surtout quand elles ont une saveur désagréable comme celle du cubèbe.

Le sirop de cubèbe se prend difficilement aussi. La meilleure forme pharmaceutique est l'extrait oléo-résineux de cubèbe qui, sous un petit volume, représente le principe actif d'une grande quantité de poudre : 1 gramme d'extrait équivaut à 15 grammes de poudre. On peut facilement l'administrer en émulsion, dans une potion gommeuse de 125 grammes, à donner par cuillerée toutes les deux heures. La dose sera de 0,50 à 1 gramme. Il est préférable de s'en tenir à 0,50 ; à dose plus élevée, le médicament n'est pas toléré et provoque le vomissement, tandis qu'à 0,50 cet accident s'est produit beaucoup plus rarement. M. Bergeron préfère donner l'extrait de cubèbe, sous forme de saccharure. Il n'a pas remarqué que le médicament exerçât une influence fâcheuse sur l'appétit.

Quelle que soit la forme adoptée, on continuera l'administration du cubèbe jusqu'à ce que l'enfant ne rejette plus de fausses membranes, tant que le larynx ne sera pas libre.

En résumé, le médicament pourra être donné dans le croup limité au larynx, auquel cas il agira comme préventif et comme curatif, en accélérant la destruction de la fausse membrane, aussi bien que dans la bronchite pseudo-membraneuse sur laquelle il aura une action curative.

Parmi les médicaments conseillés après la trachéotomie, je citerai le chlorate de potasse, préconisé par MM. Isambert, André, Millard.

Je n'ai pas d'expérience personnelle sur ce médicament qui, depuis longtemps, n'est plus en usage à Sainte-Eugénie.

Tout récemment, le Dr Labat, de Bordeaux, a publié (1) un mémoire sur l'emploi de l'acétate de potasse à haute dose dans le traitement du croup.

Lorsque l'expectoration se tarit et que la canule devient sèche, il donne 10 gr. de ce médicament, qui est peu sapide, dans 120 gr. d'eau ; l'expectoration devient, au bout de deux heures, facile et abondante. M. Labat cite, à l'appui de sa méthode, des observations intéressantes qui engagent à entreprendre une plus large expérimentation.

(1) *Journal de médecine de Bordeaux*, 1869, et *Bulletin de thérapeutique*, 1869, t. I, p. 190.

HYGIÈNE DES OPERÉS.

Si les soins locaux à donner aux malades opérés de trachéotomie constituent une partie très-importante du traitement du croup et exigent une étude pratique approfondie de cette maladie, il faut néanmoins se garder de leur donner une valeur exclusive.

Le traitement général, l'hygiène des opérés, est aussi d'un intérêt considérable. Tout le monde est d'accord sur ce point : que si la trachéotomie donne des succès plus nombreux dans la pratique civile que dans la pratique hospitalière, cette différence doit être attribuée à la supériorité des ressources que peut offrir la première, comme soins de toute nature : personnel, alimentation, régularité de la température et de l'aération, vêtements, etc.

Chacun de ces côtés de l'hygiène a sa valeur propre et son importance d'ensemble. Ils forment un tout, dont aucune partie ne peut être distraite impunément.

Alimentation. — On s'occupera avec grand soin de l'alimentation des opérés. C'est une condition absolue de succès, et cependant cette partie du traitement est une des plus difficiles à diriger.

L'appétit des petits malades est souvent irrégulier. Satisfaisant pendant les deux ou trois premiers jours, il diminue fréquemment vers le quatrième ou cinquième jour, pour rester faible pendant un temps plus ou moins long. Quelquefois même l'enfant refuse obstinément toute nourriture.

Toutes les complications qui peuvent surgir retentissent sur les fonctions digestives, en diminuant l'appétit, et celui-ci ne revient d'une manière durable, en l'absence de toute complication, qu'après la cessation de la fièvre et l'expulsion définitive des fausses membranes.

Convaincu de la nécessité d'une alimentation substantielle, dans une maladie aussi septique que le croup, M. Barthez n'est aucunement arrêté par la crainte de voir une nourriture réparatrice, donnée dès le début, provoquer des accidents plus imaginaires que réels. Telle est d'ailleurs, depuis Trousseau, la conduite adoptée par tous les médecins.

Ainsi, le premier jour, on fera prendre à l'enfant des bouillons et de l'eau rougie comme boisson ordinaire ou de la limonade vineuse. Le lendemain, on pourra donner des potages gras seuls, ou alternés avec des potages au lait.

On ajoutera bientôt un ou deux œufs frais, et on arrivera le plus tôt possible aux aliments solides, à la viande. A ce moment, l'enfant pourra reprendre son régime antérieur, en ayant soin cependant qu'il soit aussi réparateur que possible.

Dès le second jour, on pourra donner un peu de vin généreux, étendu d'une petite quantité d'eau. A Sainte-Eugénie, on se sert du vin de Bagnols.

Mais les choses ne se passent pas toujours aussi facilement : l'enfant, soit par caprice, soit encore par frayeur ou dégoût des accidents que cause la déglutition au moment où apparaît la paralysie diphthérique, fait des difficultés pour manger. Chez quelques-uns, c'est une simple répugnance ; chez d'autres, c'est une résistance qui devient assez tenace pour inspirer les inquiétudes les plus graves. L'intelligence, la patience, l'autorité du médecin et des personnes qui entourent l'enfant seront soumises, alors, à une rude épreuve. Savoir imposer sa volonté quand il le faudra, savoir céder, au moment opportun, varier la nourriture, épier les goûts de l'enfant, inventer des subterfuges qui, tout en l'égayant, permettent de le faire manger sans que souvent il s'en aperçoive, telle est la tâche qu'il faut accomplir.

L'amour et le dévouement d'une mère n'y sont pas de trop.

J'ai vu souvent à Sainte-Eugénie les religieuses trouver dans leur zèle charitable, mille moyens ingénieux d'amuser les petits malades et arriver ainsi à leur faire prendre des aliments qu'ils refusaient d'abord.

Si, malgré ces soins, l'enfant reste indocile, il faut relâcher la sévérité du régime, flatter ses goûts et lui donner ce qu'il demande. Il vaut encore mieux le laisser manger des fruits, des pâtisseries et autres aliments qui sembleraient, au premier abord, devoir être rejetés que de le laisser sans nourriture.

On a, il est vrai, la ressource de la sonde œsophagienne, mais on comprendra qu'un pareil moyen ne doive être employé qu'en dernier ressort.

Les petites complaisances ont un autre avantage, elles habituent le malade à manger, et c'est un grand point. L'enfant qui ne mange pas se butte souvent à ne rien prendre ; si, par un artifice quelconque, on arrive à vaincre son entêtement, il se remet à une fonction dont il avait en quelque sorte perdu l'habitude, et continue à manger sans difficulté. Le retour de l'appétit est un gage presque certain de guérison.

Quelquefois, les aliments liquides sont seuls accceptés. Le lait, le chocolat au lait, dont les enfants sont souvent friands, la viande hachée menu et délayée dans du bouillon, rendent de grands services. Mais quand arrive la paralysie diphthérique, les liquides ne sont plus supportés; il faut donner des aliments épais, des soupes et des bouillies très-consistantes, des hachis, des œufs au lait très-cuits, etc.

Comme moyen adjuvant de ce régime, nous avons pour habitude de donner le quinquina, dès que la fièvre commence à diminuer, sous forme de vin, ou mieux, en extrait à la dose 2 à 4 gr., que l'on suspend dans une potion gommeuse de 125 gr., ou mieux encore, dans une infusion de café noir sucrée.

On devra surveiller aussi les évacuations. Souvent il n'y a rien de particulier à observer de ce côté; cependant il faut être averti du fait suivant : on est quelquefois très-étonné de voir l'opéré, dans les premières heures qui suivent la trachéotomie, pris de vomissements et de diarrhée, qui révêtent quelquefois un caractère inquiétant. En remontant aux antécédents, on trouvera bientôt la cause de cet accident : on le rencontre, en effet, chez les malades qu'on a soumis largement à l'usage des vomitifs et des antimoniaux en particulier; il est remarquable que ces malades n'ont pas, ou peu vomi avant l'opération.

Voici ce qui s'est passé : pendant la période asphyxique, l'absorption est suspendue, les vomitifs, que l'on donne alors, n'ont aucune action; si l'on ne songe pas à cet obstacle physiologique, on administre une dose nouvelle, qui n'agit pas mieux que la première; on arrive quelquefois à faire avaler aux enfants des quantités considérables de médicament qui restent toujours sans effet. La trachéotomie est alors pratiquée; sous son influence, la circulation se rétablit, l'absorption reprend son activité, et les médicaments accumulés viennent se rappeler par une action devenue intempestive et d'autant plus violente que les doses auront été plus élevées.

Température. — J'ai indiqué, au début de ce travail,

les premières précautions à prendre pour ramener la chaleur, qui souvent fait défaut, dans les premiers moments qui suivent l'opération.

Au bout d'un temps qui varie avec le degré du refroidissement auquel l'asphyxie avait amené l'enfant, la chaleur arrive avec la fièvre traumatique.

Il faut néanmoins que les conditions de température restent convenables. Les complications thoraciques sont trop à redouter pour qu'on ne s'efforce pas de les éviter, au moyen d'une bonne hygiène. Le vêtement sera disposé de telle sorte que l'enfant soit bien couvert et à l'abri de de tout refroidissement, mais on évitera l'exagération de ces soins.

Les voies respiratoires seront protégées contre l'air extérieur qui arrive, par la canule, plus froid et plus sec qu'à l'état normal, par la cravate de gaze et par la pièce de laine ou de mousseline.

La chambre dans laquelle se tient le malade doit être vaste, aérée, exposée au midi, s'il est possible. Elle sera toujours maintenue à une température convenable, 18 à 19 degrés centigrades. Il faut être bien convaincu du rôle que joue le froid dans les causes de complication et de mort après la trachéotomie, et veiller à en préserver le malade.

L'air devra être renouvelé autant que possible et sans que l'enfant courre le risque de se refroidir. Il serait donc avantageux d'avoir auprès de la chambre où le malade se tient d'habitude, une autre pièce contiguë à celle-ci, et bien chauffée, dans laquelle l'opéré serait transporté pendant que la première serait ventilée convenablement. Cette opération faite, la température ramenée au degré nécessaire, l'enfant serait réintégré dans sa première chambre.

Si j'insiste sur la nécessité de l'aération, c'est que le croup, en tant que maladie septique et infectieuse, fait du malade qui en est atteint, un foyer duquel rayonnent des principes morbides infectant à leur tour le malade lui-même et les personnes qui l'environnent.

De ce fait procède l'hygiène de ceux qui soignent les malades affectés de croup; mais ceci n'étant pas particulier aux sujets trachéotomisés, ni même aux malades pris de croup, mais commun à tous ceux qui souffrent d'une manifestation diphthérique, je ne m'y étendrai pas.

Il est bon, cependant, que les parents du malade soient prévenus que s'ils ont d'autres enfants, ils doivent les éloigner immédiatement de la maison. Quant à ceux que leur devoir ou leur tendresse maintient auprès de l'opéré, ils s'abstiendront d'une présence trop prolongée et inutile. La fréquentation de personnes étrangères et même de proches parents sera interdite d'une manière absolue. Le calme, le silence sont indispensables.

Si la mère montre une sensibilité exagérée, si ses démonstrations inopportunes fatiguent le malade, le médecin interposera toute son autorité pour l'obliger à s'éloigner et à ne voir son enfant que de loin, de façon qu'il ne l'aperçoive pas.

Cette exclusion qui, au premier abord, peut paraître dure, est parfaitement justifiée par la nécessité d'abord, et par cette considération que l'enfant sera beaucoup moins sensible à la séparation qu'on ne le croit généralement. Dans les premiers moments, il pleurera peut-être et réclamera sa mère; mais au bout d'un temps assez court, si la consigne est bien observée, il oubliera complétement ce sujet de chagrin. De plus, les parents trop faibles ou trop ébranlés par la peine ne peuvent rien obtenir de leur enfant et deviennent un obstacle à sa guérison. A l'hôpital surtout, où l'on a affaire à un public ordinairement moins éclairé que celui de la pratique urbaine, on doit être très-sévère sur les visites des parents.

M. Barthez a pris pour habitude de leur interdire l'entrée des salles, à moins qu'ils ne consentent à voir leur enfant de loin, sans que celui-ci remarque leur présence.

Pour tous ceux qui ont soigné des croups à l'hôpital, il est évident que chaque visite des parents est suivie d'une aggravation manifeste; l'enfant s'agite, pleure, demande sa mère; la fièvre et l'oppression augmentent; et cela recommence tous les jours; sans compter les friandises de mauvaise qualité dont on ne manque pas de le gorger, au détriment de son appétit pour des aliments plus réparateurs.

C'est ainsi qu'il n'est pas rare de voir des enfants prendre en dégoût l'hôpital, refuser de manger, pâlir, maigrir et finir, au bout du compte, par succomber.

Il faut aussi avoir en vue l'inintelligence de certaines gens, qui nuisent à leurs enfants par des paroles inconsidérées qu'ils prononcent devant eux.

Les parents d'un malade de la salle Saint-Benjamin répétaient sans cesse à l'enfant qu'il n'en reviendrait pas, et d'avance ils se désolaient devant lui, de sa perte. Ils finirent par le retirer de l'hôpital, malgré M. Barthez; ils ne pouvaient, disaient-ils, se passer de leur fils, mais ils le laissèrent mourir par défaut de soins.

Les enfants, au contraire, qui ne voient pas leurs parents, ne songent guère à les demander; ils sont trop malades pendant les premiers jours pour désirer une personne plutôt qu'une autre. Puis, quand la fièvre diminue, l'habitude est prise; ils deviennent gais et jouent sans se préoccuper de leur famille. Ceux-là sont certainement dans les meilleures conditions de guérison.

Je ne voudrais pas affirmer que cette règle ne comporte pas quelques exceptions; certains enfants souffrent réellement de la privation de leurs parents.

Dès qu'on se sera assuré du fait, on fera bien de rendre l'enfant aussitôt qu'il pourra rester sans canule, si l'on est certain qu'il sera bien soigné chez lui.

On n'oubliera pas non plus que la distraction est nécessaire aux trachéotomisés; on devra s'ingénier à les stimuler et à leur donner tous les amusements que comporte leur état. Les enfants qui conservent ou prennent leur gaieté guérissent presque toujours.

Un précepte important est celui qui consiste à faire lever l'enfant aussitôt que possible.

Lorsque la fièvre a cessé, lorsque les fausses membranes ont disparu et que la plaie commence à se cicatriser, le malade doit quitter le lit; autrement, on le voit pâlir, devenir triste; l'appétit diminue, la cicatrisation se ralentit; l'état général, qui était satisfaisant, devient inquiétant.

Si, au contraire, il se lève, tout disparaît comme par enchantement; il redevient gai, les couleurs reparaissent, l'appétit renaît.

Pour commencer, le séjour hors du lit sera court; s'il est bien supporté, on y reviendra le lendemain, en le prolongeant; au bout de peu de jours, l'enfant restera levé toute la journée.

Pendant les premiers jours, le convalescent demeurera dans l'appartement chauffé avec les précautions indiquées plus haut; un peu plus tard, même avant la cicatrisation complète de la plaie, si la saison est chaude, on le fera sortir, en ayant toujours soin de le couvrir convenablement.

Si la saison était moins favorable, il faudrait attendre plus longtemps et se contenter de promenades dans une voiture bien disposée pour la circonstance.

Ce sera le dernier coup de fouet donné à la convalescence ; la plaie se fermera rapidement, les forces reviendront, la paralysie diminuera et même disparaîtra, l'appétit deviendra aussi intense qu'il avait été faible ; en un mot, la guérison sera complète.

Tel est l'ensemble des soins que réclament les opérés ; peut-être ai-je été trop minutieux en les exposant, cependant on a pu se convaincre que les difficultés du traitement, après la trachéotomie, sont énormes ; il faut peu de chose pour que les suites de l'opération tournent mal. On doit donc jouer serré et mettre, autant que possible, toutes les chances de son côté.

DEUXIÈME PARTIE

Les complications qui se manifestent après la trachéotomie sont de deux ordres : les unes appartiennent en
propre à l'affection diphthérique et surgissent aussi bien
dans le cas de croup non opéré que dans celui d'angine
diphthérique et même de diphthérie cutanée.

Les autres sont le résultat direct de la trachéotomie.
Les premières comprennent : la paralysie diphthérique ;
les phlegmasies pulmonaires ; la mort subite par formation de caillots dans le cœur, par épuisement de l'organisme ou par infection ; les lésions des voies digestives ;
les exanthèmes diphthériques ; l'albuminurie.

L'histoire et la description de ces variétés morbides
élargiraient beaucoup trop le cadre que je me suis im-
posé ; leur place se trouverait mieux indiquée dans un
traité complet du croup.

Je m'occuperai donc d'une manière spéciale des complications qui se rattachent immédiatement à la trachéotomie, c'est-à-dire de celles qui ont trait à la plaie, aux
fausses membranes, dans leurs rapports mécaniques avec
l'acte respiratoire ; aux lésions traumatiques des organes
thoraciques. Telles sont les parties de l'histoire de la
trachéotomie sur lesquelles je compte attirer principalement l'attention du lecteur.

Avant d'aller plus loin, il peut être intéressant de
montrer quelle a été la proportion des complications par

année, depuis 1855. Malgré des variations annuelles inévitables, la fréquence de ces lésions reste bien manifeste.

J'ai fait observer déjà que cette fréquence se juge beaucoup mieux sur les malades guéris, par cette raison qu'un
grand nombre des autres succombent pendant les vingt-
quatre premières heures, avant que les complications
aient eu le temps d'apparaître.

Je donnerai donc, d'abord, pour chaque année, la proportion des complications par rapport à la totalité des
opérés ; je montrerai ensuite dans quelle mesure les
malades guéris ont été atteints.

Ne seront pas comprises dans ce tableau les années
1857 et 1864, dont les observations sont égarées ou in-
complètes.

1855. 9 opérés, 4 complications;
2 guérisons, 1 complication.

1856. 14 opérés, 4 complications;
3 guérisons, 1 complication.

1858. 73 opérés, 6 complications;
11 guérisons, 1 complication.

1859. 76 opérés, 13 complications;
20 guérisons, 3 complications.

1860. 34 opérés, 18 complications;
7 guérisons, 1 complication.

1861. 37 opérés, 18 complications;
7 guérisons, 2 complications.

1862. 62 opérés, 34 complications;
19 guérisons, 14 complications.

1863. 54 opérés,   26 complications;
      18 guérisons, 10 complications.

1865. 29 opérés,   39 complications;
      27 guérisons, 22 complications.

1866. 64 opérés,   29 complications;
      22 guérisons, 12 complications.

1867. 39 opérés,   17 complications;
      10 guérisons, 5 complications.

1868. 82 opérés,   44 complications;
      17 guérisons, 12 complications.

CHAPITRE Ier.

Les hémorrhagies sont surtout à craindre pendant les premières heures qui suivent la trachéotomie ; elles sont alors, bien souvent, la continuation d'une hémorrhagie qui a commencé pendant l'opération.

Mais ce ne sont pas les seules que l'on rencontre ; il n'est pas très-rare de voir des écoulements sanguins apparaître au moment du premier changement de canule, soit que l'opération ait été compliquée d'hémorrhagie, soit qu'elle n'ait pas été sanglante. D'autres se manifestent à une époque encore plus éloignée, au cinquième, au septième et même au onzième jour (obs. 7).

J'ai pu réunir dix-neuf observations d'hémorrhagies consécutives. MM. André (1) et Bœckel (2) en citent chacun un cas.

Lorsqu'une perte sanguine un peu abondante se produit dans le cours de la trachéotomie, il suffit le plus souvent, de l'introduction de la canule, pour que le sang s'arrête presque aussitôt.

Mais il n'en est pas toujours ainsi ; lorsqu'un vaisseau un peu volumineux a été divisé, la compression que la canule exerce sur les tissus sectionnés et sur les orifices

(1) Du traitement des cas de croup observés à l'hôpital des Enfants en 1856. Thèse, 1857, p. 38.

(2) De la trachéotomie dans le croup. Thèse de Strasbourg, 1867, p. 45.

vasculaires béants ne suffit plus ; l'hémorrhagie persiste et peut prendre un caractère alarmant.

Souvent le sang s'échappe par l'angle inférieur de la plaie ou par la canule ; l'hémorrhagie est visible et l'on peut lui opposer les moyens appropriés.

Dans d'autres cas, le sang s'écoule simultanément à l'extérieur et à l'intérieur. C'est alors qu'on peut avoir à combattre les accidents les plus redoutables. En effet, en envahissant les voies respiratoires, le sang provoque la toux qui le rejette en partie à travers la canule, mais la secousse ranime l'hémorrhagie. Ordinairement, la toux se calme au bout de peu de temps, et le sang s'arrête ; mais il arrive aussi que l'écoulement entretenu par la toux, continue jusqu'à ce que l'enfant succombe à l'anémie ou à l'asphyxie. La seule présence du sang dans la canule peut donner lieu à des accidents asphyxiques.

Trois faits qui se sont passés sous mes yeux donneront une idée des dangers que courent les malades en pareille circonstance.

J'avais été appelé à pratiquer la trachéotomie sur un enfant du service de M. Bergeron ; l'opération était terminée ; tout s'était bien passé ; l'écoulement sanguin avait été très-modéré ; quelques secousses de toux avaient eu lieu, du sang s'était écoulé par la canule, mais l'enfant se remettait ; il était assis, entouré de couvertures ; on allait le reporter dans son lit, lorsque je le vis faire des efforts violents d'inspiration, se cyanoser et tomber sur la table. Soupçonnant un engouement de la canule, je me mis en devoir d'ôter la canule interne, mais l'écoulement sanguin qui avait persisté après l'opération avait couvert la plaque d'un enduit visqueux, glissant, qui agglutinait les différentes pièces de la canule. Le temps pressait ; l'extraction du conduit interne eût été beaucoup trop longue ; je dénouai rapidement les cordons de la canule, et je l'enlevai.

Bien que cette scène se fût passée en moins de temps qu'il ne faut pour la raconter, l'enfant ne respirait plus. J'introduisis le dilatateur dans la plaie, je pratiquai la respiration artificielle pendant qu'un aide frappait vigoureusement le visage du patient avec une serviette imbibée d'eau froide. Enfin, au bout de quelques secondes d'angoisse, une inspiration eut lieu, à laquelle d'autres succédèrent, d'abord rares, puis plus fréquentes et enfin régulières. Une autre canule fut placée et l'enfant qui s'était remis fut emporté dans son lit. J'examinai alors la première canule ; elle était complétement obturée par un bouchon de sang battu et de fibrine envoyés de l'intérieur par les secousses de toux.

Ce fait montre avec quel soin les moindres détails doivent être observés après l'opération ; s'il y a hémorrhagie et rejet de sang par la canule, celle-ci sera nettoyée fréquemment à l'intérieur comme à l'extérieur.

Le second malade n'a pas présenté moins d'intérêt.

Un enfant de 3 ans est trachéotomisé, à la troisième période du croup ; l'opération est un peu longue et s'accompagne d'une hémorrhagie qui persiste après l'introduction de la canule et résiste à tous les moyens ; le sang s'écoule aussi dans la trachée et provoque une toux violente qui le fait jaillir par la canule jusque sur le parquet de la salle.

De temps à autre, on entend derrière la canule un claquement qui indique la présence d'une fausse membrane. Voyant l'écoulement devenir inquiétant et pensant que ce corps étrange pouvait, en excitant la toux, favoriser l'hémorrhagie, j'introduis dans la canule la pince à fausses membranes et je ramène ainsi quelques débris. Cependant le sang ne s'arrête pas, l'enfant baisse rapidement, il se refroidit, les téguments pâlissent, le pouls diminue.

Je retire alors la canule et j'introduis dans la plaie le dilatateur, afin de favoriser l'expulsion des fausses membranes.

Quelques fragments sont rejetés, en effet, mais l'hémorrhagie continue et l'enfant finit par succomber quoi qu'on ait pu faire.

Le troisième fait est rapporté en détail (obs. 6) ; il offre une importance très-grande.

La guérison fut obtenue, malgré des accidents d'une gravité extrême, malgré une hémorrhagie qui persévéra pendant plus de cinq heures avec abondance et continuité et mit plusieurs fois l'enfant à deux doigts de la mort. Le changement de la canule, remplacée par une plus grosse, fut d'abord utile, mais devint insuffisant ; la compression de la plaie avec l'agaric ne réussit pas mieux. La malade dut réellement la vie à l'emploi de l'alcool à haute dose, 80 grammes de rhum environ ; sous l'influence de ce médicament, le sang s'arrêta presque instantanément. Ces cas sont, heureusement, exceptionnels, mais ils donnent la mesure des angoisses par lesquelles peut passer le médecin.

Les hémorrhagies qui paraissent à une époque plus tardive sont habituellement moins abondantes et moins graves. Elles ne sont pas toujours, comme on le pourrait croire, la reproduction de pertes qui ont déjà compliqué l'opération.

Sur 19 observations d'hémorrhagie secondaire, l'opération n'a pas été sanglante dans 8 cas ; trois autres observations ne donnent pas de détails sur l'opération.

Quelle a été, dans ces cas, la cause de l'hémorrhagie ? La première à invoquer est la lésion d'un vaisseau pendant l'opération. Si celle-ci avance lentement, le sang coule abondamment, mais si elle marche rapidement, l'écoulement est insignifiant, grâce à l'introduction de la canule. Le plus souvent, la canule comprime avec assez d'efficacité pour que le vaisseau divisé se ferme définitivement ; mais le contraire peut arriver, le vaisseau se rouvre au moment où l'on ôte la canule et donne du sang. La même cause peut agir plusieurs jours de suite.

La seconde cause réside dans les manœuvres nécessaires pour le pansement, soit qu'on veuille arracher des fausses membranes ou des eschares, soit que l'introduction de la canule blesse un vaisseau ou en rouvre un qui avait été obturé momentanément. Ce mécanisme est manifeste dans l'une des observations.

La compression exercée par la canule peut ulcérer, à la longue, les parois de vaisseaux non sectionnés.

Enfin, l'altération du sang qui accompagne la diphthérie, peut contribuer puissamment, comme cause prédisposante, à aider les premières.

C'est ordinairement pendant le premier changement de canule qu'on voit l'hémorrhagie se produire soit en nappe, soit en un véritable jet nécessitant la réintroduction immédiate de la canule qui, seule, est efficace. Mais l'apparition peut être plus tardive ; dans un cas, elle eut lieu le troisième jour, dans un autre le quatrième, chez un troisième malade, le cinquième jour, chez deux autres, le sixième jour, chez un dernier, le septième jour.

L'écoulement se fait, soit par la plaie, soit par la canule ; il peut être très-abondant ou presque insignifiant.

Il s'arrête souvent pour ne plus reparaître ; dans d'autres cas, il se reproduit à plusieurs reprises soit chaque jour, soit à intervalles.

Le malade cité par M. André eut une hémorrhagie le quatrième jour et une autre le septième; celui de l'observation 7 perdit du sang depuis le premier changement de canule jusqu'au onzième jour; il ne pouvait rester privé de sa canule sans que le sang parût sous forme de jet; dans l'intervalle des pansements, on observait quelquefois un léger écoulement par la canule.

La présence du sang à l'extérieur n'est pas le seul signe qu'il faille noter dans ces hémorrhagies.

Leur siége étant situé de façon que le sang se fraye une route aussi bien vers l'extérieur que vers les voies respiratoires, il est presque inévitable de voir ce liquide entrer dans la trachée en abondance plus ou moins grande.

On observe alors de la dyspnée qui varie avec la quantité du liquide ingéré, de la toux qui en rejette une portion mais qui, souvent, prolonge la durée de l'accident.

A l'auscultation, on entend, à la partie inférieure des deux poumons, des râles fins et serrés.

L'expectoration reste teintée de sang pendant vingt-quatre ou trente-six heures après la cessation de l'hémorrhagie.

Lorsque la perte est peu abondante, il faut y attacher une médiocre importance; les symptômes se dissipent rapidement et l'on n'observe pas de suites fâcheuses. Mais si l'exhalation sanguine a été un peu copieuse, elle a pour résultat une anémie qui devient un puissant obstacle à la guérison.

D'autre part, si la dyspnée causée par l'envahissement des bronches cesse, en partie, au bout d'un temps assez court, il n'en est pas moins vrai que le sang qui reste en contact assez longtemps avec les dernières divisions bronchiques, les irrite et peut servir de point de départ à une phlegmasie pulmonaire.

Sur 19 cas, j'ai compté 11 décès causés soit directement par l'hémorrhagie, soit par l'état d'anémie auquel le malade avait été conduit.

Traitement. — De ces différentes considérations, il résulte que toute hémorrhagie se continuant après la trachéotomie, devra être réprimée sans retard.

Est-elle légère : un peu de compression sur la plaie suffira dans tous les cas. Le meilleur moyen consiste à placer sur l'angle inférieur de la plaie de petits morceaux d'agaric ou mieux d'ouate que l'on introduit dans la rondelle de taffetas gommé. Lorsque le premier fragment est imbibé de sang, on en ajoute un second, et ainsi de suite jusqu'à ce que l'hémorrhagie s'arrête.

Il se forme un magma sanguin qui comprime doucement la plaie et arrête le sang avant qu'on ait eu besoin d'accumuler une grande quantité d'ouate.

Cette substance s'imbibe avec une grande facilité et doit, pour cette cause, être préférée à l'agaric.

Si l'hémorrhagie est plus intense, la compression directe de l'angle inférieur de la plaie avec le doigt pourra être utile ; mais, comme ce moyen est fatigant pour le malade et pour le médecin, dès que l'hémorrhagie diminuera, on retirera le doigt et l'on aura recours aux tampons d'ouate.

Si ce procédé ne réussit pas, on appliquera sur la plaie un bourdonnet de charpie imbibé de perchlorure de fer. Mais ce moyen est fort douloureux et peut être le point de départ d'une inflammation de la plaie.

On a conseillé aussi de retirer la canule pour chercher à lier le vaisseau divisé.

C'est une pratique qu'il faut se garder de suivre, on

abandonnerait ainsi le seul agent compresseur qui soit un peu efficace, pour se livrer à une recherche sinon infructueuse, au moins très-longue et pendant laquelle le malade aurait grandement le temps de mourir d'hémorrhagie.

On peut profiter de ce que la canule est retirée pour barbouiller le fond de la plaie avec un pinceau imbibé de perchlorure de fer, mais en raison des inconvénients de cet agent, on n'y aura recours qu'en dernier lieu.

Tous ces moyens, la canule exceptée, ne s'adressent qu'à l'écoulement sanguin qui se fait par l'orifice antérieur de la plaie ; il faut donc chercher un procédé qui possède une action hémostatique rapide et générale : l'emploi de l'alcool à haute dose réunit ces conditions.

On suit le parti que l'on peut tirer de cet agent, dans les grandes hémorrhagies et en particulier dans les métrorrhagies consécutives à l'accouchement. Dans un cas (observ. 21) où l'hémorrhagie résistait à tous les topiques, je fis prendre au malade un grand verre de vin de Bagnoles, vin très-alcoolique en usage dans les hôpitaux d'enfants ; il l'avala avec avidité ; le sang s'arrêta presque instantanément, puis l'enfant s'endormit paisiblement.

Dans une autre circonstance que j'ai déjà citée (observ. 6), l'alcool à haute dose eut une action remarquable. Je n'hésiterais pas à y recourir de nouveau, le cas échéant. On ne doit pas craindre de donner trop d'alcool ; les doses élevées sont les plus sûres ; on en fera donc boire au malade tant qu'il en voudra prendre.

Il ne faudra pas négliger la position à donner au patient. Tant que l'écoulement sera modéré, on laissera l'enfant assis sur son lit, appuyé sur des oreillers, afin d'éviter la pénétration du liquide dans les bronches. Dans le cas contraire, si la syncope paraît imminente, on le couchera, on lui promènera des sinapismes sur le corps, en même temps que l'on fouettera vigoureusement le visage avec un linge imbibé d'eau fraîche.

Mais pourquoi redouter la syncope, puisqu'elle amènera très-probablement l'arrêt de l'hémorrhagie ?

Cette objection aurait de la valeur s'il s'agissait d'une hémorrhagie ordinaire; mais dans une maladie infectieuse comme le croup et dans laquelle la mort subite n'est pas très-rare, il faut redouter la syncope et l'éviter à tout prix.

CHAPITRE II.

J'ai montré qu'à l'état normal les parois de la plaie sont roses ou rendues un peu grises par la suppuration; les bords sont réguliers, les alentours souples, la peau saine. Mais il est bien rare que la cicatrisation soit obtenue avec autant de facilité; des complications nombreuses peuvent se présenter, les unes bénignes, les autres assez graves pour entraîner la mort.

La plaie est bien réellement le terrain où l'on voit se dérouler toutes les péripéties de la lutte.

C'est là que les complications prennent une physionomie spéciale. Ce ne sont pas tant leur étendue, leur gravité apparente que leur nature même qui constituent le danger; l'accident qui semblerait le plus léger, le retard dans la cicatrisation, par exemple, peut donner une gravité très-grande au pronostic.

Les états pathologiques qui se rencontrent sur la plaie ne se bornent pas aux parois et aux bords de celle-ci; le plus souvent ils se propagent aux environs. D'autres, tout en ayant la plaie pour origine, apparaissent ou siégent principalement dans des régions plus ou moins éloignées.

Dans le premier groupe entreront le phlegmon, l'érysipèle, la gangrène et la diphthérie de la plaie, ainsi que les irrégularités de la cicatrisation.

Dans le second, prendront place l'emphysème du tissu cellulaire sous-cutané et les abcès du médiastin.

A. § 1. *Phlegmon de la plaie.*

Lorsqu'on examine toutes les causes de phlegmasie auxquelles est soumise une plaie de trachéotomie, on s'étonne que cette phlegmasie ne soit pas constante. Voici, en effet, une plaie profonde dans laquelle reste à demeure un corps étranger rigide et qui, de plus, est exposée constamment au contact de matières irritantes ou septiques : crachats, pus, fausses membranes, matières alimentaires qui se glissent fréquemment entre la canule et les parois.

A ces conditions défavorables, il faut joindre les désordres qui sont quelquefois produits pendant l'opération, soit que l'introduction de la canule ait été laborieuse et que celle-ci, avant d'être introduite dans la trachée, ait été placée dans le tissu cellulaire pré-trachéal, en produisant des décollements plus ou moins étendus; soit que la recherche de la trachée ayant été difficile, les parties molles aient été sectionnées, tiraillées ou déchirées à une grande profondeur.

Il résulte de ces considérations, que la plaie ne peut être simple que très-rarement et que l'inflammation des parois et des alentours doit être presque inévitable.

C'est aussi ce qui arrive, et bien souvent la plaie au lieu de fournir l'inflammation physiologique nécessaire à sa cicatrisation, devient phlegmoneuse.

Le début a lieu au bout des vingt-quatre ou trente-six premières heures.

Jusque-là, les bords avaient été mous, les parois roses, les alentours souples ou très-légèrement indurés dans leur profondeur, mais la peau était restée mobile. On voit alors les parois pâlir, tout en s'indurant, de telle façon que l'ouverture de la plaie au lieu d'être presque linéaire, devient béante et elliptique ; le tissu cellulaire sous-cutané se tuméfie autour de la plaie sur une étendue qui varie de un demi-centimètre à plusieurs centimètres. Pour peu que cette tuméfaction soit intense, les cordons et la plaque de la canule laissent leur empreinte sur la peau ; elle peut être assez violente pour augmenter la profondeur de la plaie, au point que la canule devienne trop courte, ce qui expose l'opéré à l'emphysème et à la suffocation.

Il n'est pas rare, par suite de cette tuméfaction, de voir la peau devenue trop étroite, ne plus recouvrir complétement le tissu sous-cutané qui, sur les bords ou les angles de la plaie est mis à nu et forme un liséré plus ou moins long. Cette circonstance est toujours fâcheuse, car ce tissu cellulaire dénudé est souvent le point de départ d'une nouvelle complication : érysipèle ou diphthérie de la plaie.

La peau devient tendue, immobile : elle se couvre d'une rougeur qui prend la figure d'un liséré ou d'une zone assez large. Cette coloration n'a pas de contours nets, la teinte se dégrade insensiblement et se confond avec celle de la peau saine.

On voit assez fréquemment, la peau enflammée se recouvrir de petites vésicules analogues à celles de la miliaire et remplies d'un liquide blanc opalin. Elles sont quelquefois rares, souvent très-nombreuses ; elles peuvent siéger au-dessus de la plaie, mais, plus fréquemment, au-dessous d'elle. Dans toute la partie qui est exposée au contact des liquides sortant de la canule, il n'est pas rare de les voir former une sorte de croissant qui suit le contour de la rondelle de taffetas gommé. Très-confluentes en ce point, elles vont en s'écartant au-dessus et au-dessous.

Lorsque l'inflammation reste simple, les vésicules se sèchent et l'épiderme se reforme au-dessous. Dans le cas contraire, elles font place à des ulcérations dont le fond a, trop souvent, de la tendance à se couvrir de diphthérie.

L'inflammation simple arrive très-rarement à la suppuration; je n'ai pas observé cette terminaison. Assez souvent, au contraire, elle se termine par *ulcération;* dans la plupart des cas, cette lésion se borne aux angles et aux bords de la plaie, surtout dans leur moitié inférieure. Quelquefois elle gagne la peau des environs, où elle peut produire des pertes de substance assez vastes. Cette extension est heureusement très-peu commune. Les parties ulcérées présentent ordinairement un fond rose, rarement gris, les bords sont réguliers et peu saillants.

Le métal de la canule ne s'altère pas.

Si le malade doit guérir, ces désordres, après avoir persisté pendant quelques jours, s'atténuent; la rougeur diminue, l'induration se résout, les parties ulcérées se ferment, la plaie devient moins large et reprend sa marche vers la cicatrisation qui s'était complétement arrêtée pendant la période phlegmasique.

La complication inflammatoire n'est jamais bien grave à elle seule ; elle est, comme je l'ai dit, presque inévitable, et guérit parfaitement lorsque aucun accident d'une autre nature ne se produit.

Traitement. — Si l'inflammation est de moyenne intensité, on insistera plus que jamais sur les soins de propreté ; la peau des environs de la plaie sera nettoyée fréquemment et recouverte d'un corps gras : huile d'amandes douces ou coldcream; ces onctions devront être souvent répétées. Si la tuméfaction est un peu considérable, les applications de collodion rendront de grands services.

L'inflammation est-elle plus étendue : on devra recou-

rir, tout d'abord, aux mêmes soins que pour le cas pré ·
cédent ; tout autre topique contenant une substance active
devra être rejeté. Puis, la canule étant l'agent d'irritation
le plus actif, il faudra essayer d'en priver l'enfant le plus
possible.

L'induration des bords de la plaie, en faisant du trajet
dermo-trachéal un conduit presque rigide, favorise la
pénétration de l'air et donne à l'enfant une certaine facilité pour rester dans cette situation. Pendant que la canule
sera absente, le malade sera surveillé de très-près ; car,
durant les premiers jours, il supporte très-difficilement
cette privation ; la respiration devient gênée ; la suffocation peut arriver rapidement, et la canule doit être remise
en place, souvent au bout d'une demi-heure, d'un quart
d'heure ou moins.

Si la tuméfaction du tissu cellulaire est considérable,
on choisira une canule plus longue que la première, afin de
prévenir son issue de la plaie et les accidents graves qui
en résulteraient.

La tendance ulcérative sera combattue par la solution
d'acide phénique et, au besoin, par le nitrate d'argent.

§ II. — Erysipèle.

L'érysipèle reconnaît les mêmes causes apparentes que
la phlegmasie simple. Quant à la cause particulière qui
fait naître cette inflammation spécifique, il n'est pas permis de la pénétrer pour la trachéotomie, plus que
pour toute autre opération. J'ai vu des enfants trachéotomisés affectés d'érysipèle de la plaie, alors que pas un cas
de cette maladie n'existait dans l'hôpital.

Il faut dire, d'ailleurs, que cette complication est de
beaucoup la moins fréquente. Il n'est pas rare qu'une

année entière se passe sans qu'un seul érysipèle soit constaté : telles sont les années 1855, 1858, 1859, 1860 ; dans
les autres, elle ne s'élève pas au-dessus du chiffre 3.

Le tableau suivant établira clairement le rapport qui
existe entre l'érysipèle et les autres complications :

En 1855, sur	4	complications,	zéro	érysipèle.
1856, —	4	—	1	—
1858, —	6	—	zéro	—
1859, —	13	—	zéro	—
1860, —	18	—	zéro	—
1861, —	18	—	1	—
1862, —	34	—	1	—
1863, —	26	—	2	—
1865, —	39	—	1	—
1866, —	29	—	2	—
1867, —	17	—	3	—
1868, —	44	—	2	—

Les signes précurseurs manquent presque toujours ;
le vomissement n'existe pas, le frisson ne s'observe
pas ou passe inaperçu : il ne faut donc pas compter
sur cet ordre de symptômes ; les seuls que l'on puisse
constater sont la diminution de l'appétit et l'augmentation de la fièvre ; le pouls devient plus fréquent, la température s'élève, la peau prend de la sécheresse.

Si l'enfant avait eu jusque-là quelque appétit, celui-ci
est remplacé par une anorexie presque complète.

Les symptômes locaux sont, au début, les mêmes que
ceux de la phlegmasie simple : induration des tissus,
pâleur de la plaie, qui devient béante, zone rouge autour
des bords ; quelquefois de petites phlyctènes remplies de
liquide citrin apparaissent sur les confins de l'érysipèle.
Le lendemain, la rougeur s'est étendue, et se limite par
le liséré frangé, saillant, dur qui caractérise l'érysipèle ;

les phlyctènes se reproduisent et augmentent de volume; la peau est dure, douloureuse, tendue.

L'érysipèle peut rester borné aux environs de la plaie; mais, dans certains cas, il prend la forme serpigineuse, et parcourt tout le corps; les observations 8 et 10 en fournissent des exemples.

Les parties qui environnent l'érysipèle sont ordinairement saines; il n'est pas rare, cependant d'observer, autour de la plaie, avant l'apparition des plaques d'érysipèle, une tuméfaction molle qui a une grande tendance à se propager au loin; elle vient assez souvent gagner les mâchoires et le sternum; la saillie des mâchoires s'efface, les ganglions s'indurent et deviennient douloureux, comme dans le cas d'angine; la fourchette sternale disparaît, tandis que le tissu cellulaire pré-sternal augmente de volume sur une étendue qui peut être assez considérable. Celui de la poitrine et du dos peut être envahi aussi. Cette tuméfaction du tissu cellulaire est molle; elle se distingue de celle de l'emphysème sous-cutané parce qu'on n'y perçoit pas de crépitation; elle est indolore et forme, en quelque sorte, l'avant-garde de la tuméfaction érysipélateuse proprement dite, qui est caractérisée par la rougeur, la tuméfaction dure, la douleur, les phlyctènes, etc.

Si l'érysipèle règne seul, les parois de la plaie sont pâles et suppurent peu; la canule est nette et propre; mais si, à l'érysipèle se joint la gangrène de la plaie, même dans une faible proportion, ce qui est très-commun, la plaie change de caractère et la canule noircit.

La marche de l'érysipèle n'offre rien à noter. Il se comporte comme sur les autres parties du corps.

Le pronostic est très-sévère, les malades qui subissent cette complication échappent rarement à la mort.

Je citerai, comme exceptionnelle, la guérison d'un malade chez lequel l'érysipèle avait parcouru toute la surface du corps.

D'ailleurs, la gravité n'est pas toujours en rapport avec la surface occupée par la lésion; des érysipèles peu étendus sont suivis de mort. Il semble que la présence seule de l'érysipèle, plutôt que son degré d'intensité, doive inspirer des inquiétudes.

Traitement. — Les soins de propreté pour la plaie et ses environs, ont encore une grande importance; les applications de corps gras sur ces derniers rendront les mêmes services que dans le cas de phlegmasie simple. On s'abstiendra de tout topique irritant.

Le collodion, qui a été préconisé contre l'érysipèle en général, peut être employé avec fruit contre celui qui succède à la trachéotomie.

Les cas que j'ai observés, quoique peu nombreux, témoignent tous en faveur de cet agent. S'il n'a pas amené la guérison des malades, qui tous étaient d'ailleurs dans des conditions très-défavorables, il a, au moins, modifié avantageusement l'état local et diminué rapidement la rougeur ainsi que la tuméfaction. Il a paru s'opposer à l'extension des plaques.

On pourra donc étendre sur les parties malades, une couche de collodion élastique, que l'on aura soin de renouveler chaque jour, ou même plusieurs fois par jour, si les liquides qui s'écoulent de la plaie décollent celle qui sera appliquée déjà.

L'ablation de la canule sera, comme dans le cas précédent, d'une grande utilité, en supprimant une cause d'irritation. Il faudra donc, au moment ordinaire du changement de canule, voir si l'enfant peut s'en passer quelque temps, et on le laissera ainsi le plus longtemps qu'il sera possible.

Le traitement général ne sera pas oublié; il consistera en toniques qui seront donnés dès que tombera la première violence de l'état aigu. C'est la seule médication générale qu'il faille tenter; les vomitifs, les purgatifs, etc., ne peuvent avoir qu'une influence fâcheuse.

§ III. — *Gangrène*.

C'est peut-être la complication la plus fréquente, les malades mêmes qui doivent guérir n'en sont pas exempts. Il est très-rare qu'une plaie de trachéotomie ne soit pas atteinte par la gangrène, dans une certaine proportion, depuis la mortification de quelques points de la paroi de la plaie, jusqu'à la destruction des téguments du cou, dans une large étendue.

Cette assertion ne manquera pas de surprendre si l'on croit que j'ai en vue la seule gangrène avec phlyctènes et eschares noires, telle que l'ont décrite les auteurs.

Je montrerai dans le cours de cet article que le domaine de la gangrène s'étend plus loin, et que sous le nom de diphthérie de la plaie, on a souvent pris pour des exsudations pseudo-membraneuses, des altérations de couleur grise qu'il ne faut pas plus confondre avec la diphthérie qu'avec la gangrène noire, et formant une sorte de gangrène moléculaire, de pourriture d'hôpital.

On verra, par le tableau suivant, quelle part la gangrène prend parmi les complications, même dans les années où l'attention n'était pas éveillée sur ce sujet :

1855, sur 4 complications, 1 gangrène.
1856, — 4 — 2 ou 3
1858, — 6 — 3 gangrènes.
1859, — 13 — zéro —
1860, — 18 — 6 —
1861, — 18 — 6 —
1862, — 34 — 12 —
1863, — 26 — 2 —
1865, — 39 — 23 —
1866, — 29 — 6 —
1867, — 17 — 5 —
1868, — 44 — 35 —

Les considérations précédentes me permettent d'établir deux espèces de gangrène :

1° Gangrène superficielle de la face interne de la plaie, forme fréquente, bénigne, résultant presque uniquement de la compression par la canule, d'un tissu déjà enflammé.

2° Gangrène étendue et profonde du trajet de la plaie, avec ou sans extension à la peau, qui agrandit outre mesure l'ouverture et le trajet de la plaie et qui est causée à la fois par l'infection diphthérique et la compression : forme plus rare et grave.

La condition, qui est faite à a plaie, explique facilement la fréquence de cet état morbide. Il n'est pas de plaie dont la surface soumise à une compression continue et prolongée ne se mortifie au bout d'un temps qui ne peut être bien long.

A cette cause mécanique se joignent les conditions générales qui diminuent l'activité de la nutrition : état diathésique, scrofule, mauvaise hygiène antérieure, etc., et enfin l'influence d'une maladie septique qui, comme la diphthérie, altère profondément l'économie. La cause mécanique est, ici, trop évidente pour que je m'y arrête longtemps. Les tissus divisés se serrent, en vertu de leur élasticité, contre la canule, corps rigide qui tend constamment à les écarter.

Pour être convaincu de la réalité de ce fait, il suffit d'observer avec quelle rapidité les hémorrhagies produites pendant l'opération s'arrêtent aussitôt que la canule est mise en place. La compression immédiate et énergique de tous les orifices vasculaires béants peut seule expliquer la cessation presque instantanée de pertes sanguines assez abondantes pour amener en un temps très-court la mort du malade. L'influence de l'état général paraîtra aussi démontrée, lorsqu'on observera que les sujets vigoureux chez lesquels la vitalité des tissus est énergique, sont moins sujets à la gangrène profonde que les enfants chétifs, pâles, scrofuleux ou détériorés par une mauvaise hygiène. C'est aussi chez les malades qui offriront les signes de septicémie les plus manifestes, que se rencontrent les gangrènes profondes. Par contre, les malades opérés de trachéotomie pour une lésion laryngée, qui ne s'accompagne pas d'intoxication, l'œdème de la glotte, par exemple, portent leur canule pendant un temps fort long, souvent pendant des années sans éprouver la moindre altération gangréneuse de la plaie.

Le même fait se produit aussi chez les opérés du croup, eux-mêmes, lorsque la fièvre étant tombée, l'affection diphthérique étant guérie, une cause quelconque les oblige à garder la canule au delà du temps ordinaire.

J'ai observé cette année une enfant de 5 ans qui, opérée de trachéotomie, eut au début un peu de gangrène de la plaie, revint à une santé parfaite, mais fut obligée de garder le lit pendant cent vingt-six jours, à cause d'un spasme de la glotte qui empêchait toute respiration, dès que l'enfant essayait de se passer du secours de la canule. Pendant ce long espace de temps, la plaie fut toujours saine.

Dans quelle proportion la gangrène de la plaie admet-elle la cause locale ou générale ? Il est assez difficile de le dire.

Cependant, il faut accepter que, dans la gangrène superficielle, l'élément mécanique a la prépondérance, tandis que l'élément général l'emporte dans les gangrènes profondes et diffuses.

La lésion reste superficielle et limitée à cause de la bénignité relative de l'état général.

Gangrène superficielle. — Le début de la gangrène se fait ordinairement vers le troisième ou quatrième jour après l'opération. A ce moment, l'altération est difficile à reconnaître ; elle se trouve sur les parois de la plaie qui sont déjà colorées par le pus qu'elles exhalent, d'une teinte blanc jaune ou gris jaune, qui se confond avec celle de la partie mortifiée. Aussi, le début passe-t-il inaperçu, à moins qu'on ne soit guidé par un signe, qui ne m'a jamais fait défaut. Je veux parler des altérations que subit la canule. Il n'est question, bien entendu, que des canules d'argent.

Lorsque la plaie est saine, ou simplement enflammée, le métal reste blanc et poli, il peut être souillé par le sang, le pus ou autre substance, mais le lavage lui rend toute sa netteté. Dès qu'un peu de gangrène se produit à la surface de la plaie, le métal s'altère et noircit comme l'argent exposé à l'action de l'hydrogène sulfuré.

Quelle est la réaction chimique qui se produit ici ? Il y a dégagement d'hydrogène sulfuré, produit par l'altération du pus. Le contact de l'air seul ne décompose pas le pus, même lorsque la plaie est largement ouverte. On peut voir la canule très-saine dans une plaie devenue très-étendue à la suite de l'élimination d'eschares. Mais c'est pendant la période d'état de la gangrène, alors que la plaie n'a pas encore augmenté, que la canule noircit. Dès que se trouve sur les parois de la plaie, le plus petit point mortifié, la canule noircit et l'on peut, par son examen journalier, suivre les progrès de la désorganisation des tissus. On voit, au début, si la gangrène est d'abord limitée, une petite tache noire se former sur la partie du cylindre qui se rapproche du pavillon ; cette tache est peu foncée ; elle est plutôt irisée que noire, et l'argent garde encore son éclat. A mesure que la gangrène progresse, la tache s'étend, devient d'un noir foncé et fait disparaître le poli du métal ; elle peut gagner ainsi la moitié ou les deux tiers supérieurs de la canule. Elle dépasse peu cette limite ; la moitié inférieure reste saine, à moins qu'il ne survienne une ulcération de la trachée produite par le frottement du bout inférieur de la canule, auquel cas cette extrémité noircit à son tour. Il est très-rare, cependant, de voir la canule entièrement noire ; il reste toujours une zone saine entre celles qui sont altérées.

Lorsqu'on découvrira que la canule noircit, il faudra donc examiner avec soin la plaie ; on lavera la peau avec une éponge ou une compresse imbibée d'eau tiède, et l'on promènera sur les parois un pinceau de charpie ou d'ouate, d'abord imbibé d'eau, puis exprimé, afin que ce liquide ne pénètre pas dans la trachée.

Les surfaces bien détergées, on apercevra sur la paroi une ou plusieurs plaques d'étendue variable, quelquefois grosses seulement comme des grains de mil, peu saillantes et d'un gris un peu jaune ; on peut aussi les rencontrer sur les bords de la plaie ou bien sur les angles, mais leur siége d'élection se trouve sur les arêtes et surtout sur l'arête inférieure ; à cette distance, elles ont une ressemblance très-grande avec les fausses membranes. Parfois, le trajet est tapissé d'un enduit pulpeux, grisâtre, adhérent.

Si l'on arrache avec une pince, des fragments de ces plaques et qu'on les porte sur le champ du microscope, on y reconnaîtra des débris de tissu cellulaire et de tissu musculaire infiltrés souvent de fibrine.

Tout ceci peut appartenir encore à la gangrène superficielle et bénigne. La lésion se limite à son point d'origine ; la canule reste faiblement noircie ; l'exhalation qui se fait à la surface de la plaie est séro-purulente ou séreuse, et d'une couleur gris jaune ; l'odeur est souvent fade, quelquefois, elle est réellement gangréneuse. La période d'élimination arrive alors, les eschares se détachent, le trajet de la plaie reprend l'apparence d'une plaie simple, et comme la perte de substance a été peu considérable, la configuration des parties s'est peu modifiée, à moins que les bords n'aient été eux-mêmes atteints, auquel cas, l'orifice devient irrégulier.

Gangrène profonde. — Mais souvent la gangrène s'étend et recouvre, peu à peu, toute la plaie d'un enduit uniforme, épais, d'un jaune brun, adhérant intimement aux tissus et débordant les limites de la plaie, pour former un liseré en un ou plusieurs points de la circonférence de celle-ci. Un pus sanieux, grisâtre ou brun, fétide, s'écoule. Les bords s'indurent, deviennent irréguliers. Les alentours sont tuméfiés, durs, la peau n'est plus mobile sur le tissu cellulaire ; elle revêt une teinte livide, et quelquefois l'épiderme est soulevé par des phlyctènes remplies d'une sérosité roussâtre. Lorsque ces phlyctènes crèvent, elles laissent voir le derme déjà désorganisé en partie, et prenant l'aspect d'une eschare brune. De proche en proche, la lésion s'étend et peut arriver à une distance de plusieurs centimètres de la plaie, dans un sens ou dans l'autre, ou dans tous les sens à la fois. L'haleine du malade exhale l'odeur spéciale à la gangrène.

Les désorganisations aussi étendues ne sont pas communes, soit qu'elles se circonscrivent d'elles-mêmes, soit que le malade meure avant, ce qui est malheureusement fréquent, pour peu que les lésions atteignent une certaine profondeur.

La période d'élimination se signale par des pertes de substance souvent considérables. La plaie est remplie de fragments d'eschares, de lambeaux de tissu cellulaire ou musculaire mortifié et, quelquefois, de débris cartilagineux provenant des anneaux de la trachée, le tout noyé dans un pus séreux, brun et fétide. Si le malade résiste, cette période suit son cours habituel : les eschares s'éliminent, la suppuration redevient normale, et l'on se trouve en présence d'une plaie simple. On constate que l'ouverture s'est agrandie par suite de la destruction d'une partie des parois qui sont irrégulières, anfractueuses au lieu d'être lisses et régulières comme à l'état normal. Les bords sont devenus sinueux et se sont éloignés de leur situation primitive. Les surfaces dénudées sont recouvertes d'une couche de bourgeons charnus sécrétant un pus de bonne nature.

La cicatrisation prend alors son tour pour suivre sa marche régulière, à moins que d'autres obstacles ne viennent s'y opposer. Je reviendrai sur ce sujet dans un chapitre spécial consacré à la cicatrisation.

Lorsque la gangrène occupe une moindre étendue, les choses se passent relativement de la même façon, suivant les dimensions de la lésion.

Les symptômes généraux ne présentent rien de particulier. Quand la gangrène est l'expression d'un état général grave, ses symptômes se confondent avec ceux qui correspondent à cet état : la fièvre est intense, l'appétit est nul, l'enfant est agité, etc.

Au moment où apparaît la période d'élimination, s'il n'y a pas d'autre complication, les symptômes généraux s'amendent. Il serait plus juste, dans certains cas, de retourner la proposition, et de dire que la gangrène s'arrête lorsque l'état général du malade devient plus favorable.

Par le même motif, le pronostic est toujours d'une certaine gravité. On peut affirmer que l'absence de gangrène est un gage presque infaillible de guérison. D'ailleurs, la gravité varie avec l'étendue des lésions : les gangrènes partielles, superficielles, sont les moins sévères, tandis que celles qui sont profondes et qui occupent un espace relativement grand, sont beaucoup plus redoutables ; les eschares qui recouvrent toute la paroi de la plaie sont souvent dans ce cas ; à plus forte raison, celles qui en dépassent la circonférence.

Ajoutons que cette gravité ne tient pas seulement à l'étendue plus ou moins considérable des désordres locaux, mais à l'intoxication dont ceux-ci marquent à l'extérieur, l'intensité.

La difformité de la cicatrice sera proportionnée à la perte de substance.

Diagnostic. — L'ulcération et la diphthérie de la plaie peuvent être confondues avec la gangrène. Lorsque la plaie s'enflamme et se convertit en une ulcération irrégulière, limitée ou non au trajet, lorsque sa surface devient grisâtre et secrète un pus séreux, elle prend un aspect qui n'est pas sans analogie avec celui de la gangrène, surtout vers les parties profondes. Mais toute difficulté disparaît si l'on a le soin de bien laver la plaie avec un pinceau mouillé ; on reconnaît l'absence de toute eschare. La canule n'est pas altérée dans la majorité des cas.

Mais il n'est pas aussi aisé de distinguer la gangrène de la diphthérie,

Si la fausse membrane siége à l'extérieur, sur les bords et les environs de la plaie, le diagnostic est plus simple ; les caráctères bien connus de la gangrène et de la diphthérie cutánée suffisent amplement. Mais la difficulté devient réelle dans les cas où la lésion se montre sur les parois de la plaie, à une certaine profondeur. A cette distance, la fausse membrane de la diphthérie et l'eschare de la gangrène, présentent une certaine ressemblance qui rend la recherche fort délicate et qui a dû, bien des fois, induire en erreur les observateurs non prévenus. De là vient la fréquence exagérée de la diphthérie de la plaie.

On aura soin, préalablement, de bien nettoyer la plaie, dans toute sa profondeur, avec un pinceau légèrement imbibé d'eau tiède.

On observera d'abord que, dans la gangrène, la tuméfaction des tissus est plus intense que dans la diphthérie ; leur consistance est aussi plus ferme, la peau n'est plus mobile sur le tissu sous-cutané.

Pour peu que la gangrène soit étendue, on est frappé de l'odeur fétide bien caractéristique qu'exhale la plaie. Une suppuration grise ou brune, séro-purulente, de même odeur, s'écoule au dehors ou est ramenée par le pinceau. Dans la diphthérie, l'odeur manque ; le pus peut être séreux, mais il n'est ni gris ni fétide.

La fausse membrane est lisse, mince sur ses bords, adhérente, irrégulière, ordinairement blanche ; sa transparence la fait quelquefois paraître légèrement brune, lorsqu'elle repose sur un fond sanguinolent.

On peut d'ailleurs, avec une pince, en arracher des fragments qui présentent alors, bien nettement, tous les caractères des fausses membranes diphthériques.

L'eschare est rugueuse, dépolie, plus saillante que la fausse membrane, déchiquetée sur ses bords ; sa colora-

tion qui, au début, est jaune tirant sur le brun, prend ensuite la teinte brun foncé. On peut aussi l'arracher par
fragments, au moyen d'une pince; mais en outre des caractères propres à la gangrène, on constate que l'eschare
entraîne avec elle, des fragments de tissu cellulaire mortifié.

La canule qui, dans la gangrène, est profondément
noircie, reste intacte quand la diphthérie existe seule.

Dans les cas où les eschares sont petites, situées profondément, où l'odeur et la coloration spéciales de la
suppuration font défaut, la teinte noire de la canule suffit souvent à faire diagnostiquer la gangrène, car elle est
sinon pathognomonique, du moins presque exclusive à
cette lésion.

Si l'incertitude persiste encore, le microscope devra
juger en dernier ressort.

Les caractères histologiques des altérations diphthériques et gangréneuses ont été exposés, beaucoup mieux
que je ne saurais le faire, par MM. Laboulbène (1), Cornil
et Ranvier (2).

La marche et la durée peuvent aussi fournir des éléments au diagnostic, car, si la diphthérie et la gangrène
apparaissent à la même époque, la durée de la première
est plus courte que celle de la seconde ; d'autre part, la
gangrène, lorsqu'elle a disparu, ne reparaît plus ; la
diphthérie, au contraire, peut donner lieu à plusieurs
poussées; elle n'est pas, comme la gangrène, la compagne
obligée du début. Ainsi donc, lorsqu'une de ces complications apparaîtra à une époque avancée de la maladie,
soit que la plaie ait été indemne jusqu'à ce moment, soit

(1) Recherches cliniques et anatomiques sur les affections
pseudo-membraneuses.
(2) Manuel d'histologie pathologique.

qu'elle ait été lésée, toutes les probabilités seront pour de la diphthérie.

J'ai déjà fait observer que la gangrène s'associe fréquemment à la diphthérie, dans une certaine proportion ; le diagnostic devient alors plus difficile et souvent, quand les lésions siégent dans les profondeurs de la plaie, il est malaisé d'affirmer quelle est la nature de chacune et de dire si la grangrène existe seule ou si la diphthérie l'accompagne.

En pareil cas, la présence de fausses membranes bien reconnues sur les bords ou le pourtour de la plaie sera déjà une forte présomption en faveur de la diphthérie ; si, de plus, on a le soin de bien déterger la plaie avec un pinceau mouillé, de façon que toute sa profondeur soit facilement explorable , alors les caractères distinctifs reconnus déjà à l'eschare et à la fausse membrane permettront d'attribuer à chacune la part qui lui revient. En cas de doute, il sera bon de recourir encore au microscope.

Traitement. — Les considérations qui précèdent font prévoir la difficulté qu'on éprouvera, dans certains cas, à arrêter les progrès de la gangrène.

On se trouvera en face des indications suivantes :

1° Prévenir l'invasion ; 2° combattre l'extension de la lésion ; 3° favoriser l'élimination ; 4° surveiller la cicatrisation ; 5° soutenir l'état général.

Peut-on prévenir la gangrène ? Cela est douteux. On conçoit cependant que la plaie étant enflammée et les tissus tuméfiés, la compression exercée par la canule sur ceux-ci n'en sera que plus forte, et la disposition à la gangrène mieux établie. Il faudra donc, dès qu'on s'apercevra que la plaie est enflammée, agir ainsi que je l'ai conseillé plus haut et s'efforcer de laisser, aussi longtemps que possible, l'enfant sans canule.

Les soins de propreté seront minutieusement exécutés et des corps gras tels que le cold-cream, l'huile d'amandes douces, le glycérolé d'amidon seront appliqués sur la peau.

Si ces moyens ne suffisent pas, si la teinte noire de la canule annonce la mortification des tissus, il sera bon de cautériser largement la plaie avec le nitrate d'argent. On peut espérer, par ce procédé, obtenir une modification des surfaces divisées qui augmente leur vitalité, les transforme en plaie simple, tout en provoquant la résolution de l'engorgement inflammatoire.

Mais il n'en est pas toujours ainsi; la mortification continue sa marche, la plaie se couvre d'une vaste eschare brune ; la cautérisation n'a plus ici aucune valeur, pas plus que tout autre moyen topique.

Il ne reste au médecin d'autre ressource que de laisser le malade sans canule, aussi longtemps que possible, et de soutenir ses forces par l'emploi des toniques.

Lorsque l'eschare se détachera, on aura soin de laver fréquemment la plaie afin de la débarrasser du pus fétide qui la baigne et des débris de tissus mortifiés qui l'obstruent. Après chaque lavage, on portera sur les surfaces un pinceau imbibé d'une solution d'acide phénique au 100ᵉ.

Cette substance a pour effet de détruire les productions putrides qui se forment à la surface de la plaie et en même temps d'exciter la vitalité des tissus ; elle accélère ainsi la chute des eschares et empêche le malade de s'infecter lui-même par l'absorption de ces produits.

Quand on verra quelque eschare ne plus adhérer aux parties sous-jacentes que par de minces lambeaux de tissu cellulaire mortifié, il sera bon de hâter son élimination par quelques tentatives prudentes d'arrachement pendant lesquelles on évitera soigneusement de faire saigner la plaie.

La gangrène des bords et des environs de la plaie demandera les mêmes soins. Si, ce qui est très-rare, les lésions dépassaient la surface de la rondelle de taffetas gommé qui protége la peau contre le frottement de la plaque de la canule, on pourrait agrandir cette rondelle, ou bien placer, sur les parties malades, des feuilles de papier brouillard enduites de cérat ou de cold-cream, qui atténueraient le frottement des cordons.

Lorsque les eschares seront éliminées, la plaie se trouvera dans les conditions ordinaires et il ne restera plus qu'à diriger la cicatrisation, suivant les principes que j'indiquerai plus loin.

Au milieu des soins que réclame l'état local, il ne faudra pas oublier ceux que demande l'état général.

L'alimentation, et lorsque l'état fébrile le permettra, le quinquina, les vins généreux sont le complément indispensable du traitement.

§ IV. — *Diphthérie de la plaie.*

On connaît la tendance qui porte la diphthérie vers tous les points de la surface cutanée privés d'épiderme ; on sait avec quelle facilité les fausses membranes s'étendent sur les surfaces des vésicatoires, sur les ulcérations de toute nature. La complication diphthérique de la plaie paraîtra donc la conséquence fatale de ces deux causes réunies : affection diphthérique et trachéotomie. Heureusement, il n'en est pas toujours ainsi, la diphthérie de la plaie n'est pas aussi fréquente qu'on pourrait le croire au premier abord. Il semble que la fausse membrane apparaisse plus volontiers sur une surface cutanée ulcérée ou seulement privée de son épiderme, que sur une plaie intéressant les parties profondes.

Cela est si vrai que dans le cas de diphthérie de la plaie,

on voit la lésion siéger bien plus souvent à la superficie,
au niveau des bords, là où la peau est sectionnée, que sur
les parois elles-mêmes. Elle s'étend ensuite aux environs.

Je ne veux pas avancer, cependant, que la diphthérie
n'occupe jamais les parois de la plaie ; il est positif que,
dans un certain nombre de cas, on peut constater la présence des fausses membranes en ces endroits ; l'arrachement de ces productions avec les pinces édifiera très-
sûrement sur leur nature. Mais je tiens à insister sur ce
point. à savoir que. bien souvent, les eschares de la plaie
ont été confondues avec les exsudations plastiques.

Je donne sous toutes réserves le tableau suivant qui
comprend tous les cas de diphthérie qui se sont produits
de 1855 à 1869. Il est infiniment probable qu'un bon
nombre de ces lésions diphthériques devraient rentrer
dans la gangrène.

1855, sur   4 complications, 2 cas de diphthérie de la plaie.
1856, —   4   —   1   —
1858, —   6   —   zéro   —
1859, —   13   —   zéro   —
1860, —   18   —   6   —
1861, —   18   —   6   —
1862, —   34   —   5   —
1863, —   26   —   7   —
1865, —   39   —   22   —
1866, —   29   —   9   —
1867, —   17   —   7   —
1868, —   44   —   9   —

Quant à la diphthérie cutanée proprement dite, celle
qui prend naissance sur des régions éloignées de la plaie
ou même sur des points voisins, du moment qu'elle n'est
pas une propagation directe de celle de la plaie, elle n'appartient plus à mon sujet. D'ailleurs, elle a été décrite, de
main de maître, par Trousseau,

Cependant, lorsque j'arriverai au traitement que nécessite la diphthérie de la plaie, je serai amené à parler des soins que requiert la diphthérie cutanée.

Ces lésions, en effet, sont souvent connexes et quelquefois se confondent, par exemple, dans les cas, maintenant plus rares, grâce à une connaissance plus répandue de la diphthérie, où l'on applique au devant ou sur les côtés du larynx des substances irritantes, telles que les vésicatoires et l'huile de croton. Rien de plus commun que de voir les surfaces dénudées qui résultent de ces applications se recouvrir de fausses membranes.

C'est encore un point sur lequel Trousseau a beaucoup insisté.

La diphthérie de la plaie débute du deuxième au quatrième jour après l'opération.

La plaie se tuméfie, les parois s'indurent, l'ouverture s'agrandit. L'aspect de la lésion varie suivant les points. Sur les parois de la plaie, elle se montre sous forme de plaques blanches, quelquefois un peu jaunes, adhérentes, minces sur les bords. On peut, avec les pinces, les arracher par morceaux qui offrent tous les caractères de la fausse membrane. Les arêtes supérieure et inférieure, et particulièrement l'arête supérieure, en sont le siége le plus habituel.

Remarquons que les points où l'on rencontre la diphthérie sont ceux où la compression de la canule se fait le moins sentir; de tous ces points, l'arête supérieure est certainement celui qui est le moins comprimé; après elle vient l'arête inférieure, et enfin les parois. La compression serait-elle un obstacle au développement de la diphthérie?

Se fixe-t-elle sur les bords, on voit se former, dans un point de la circonférence de la plaie, sur la peau, une phlyctène de forme et de dimensions variables; quelque-

fois ronde, elle peut être irrégulière ; dans certains cas,
prend l'aspect d'un croissant qui coiffe l'un ou l'autre
angle de la plaie. C'est vers ces angles qu'on la rencontre
le plus souvent. Les dimensions varient de celles d'une
tête d'épingle à celles d'une pièce de 1 franc.

La phlyctène est formée par l'épiderme que soulève
une sérosité d'un blanc opalin. Si l'on crève l'épiderme,
ou si on le laisse se flétrir, on aperçoit le derme recouvert d'une fausse membrane blanche, très-adhérente,
mince sur ses bords, et que l'on peut arracher par lambeaux en faisant saigner le tissu sous jacent.

Les vésicules blanches qui se développent autour de
la plaie peuvent devenir aussi, quand elles s'altèrent, le
point de départ de la diphthérie cutanée.

Dans une troisième forme, la fausse membrane se dé-
pose le long du bord de la plaie, sous forme d'un liséré
étroit qui occupe une étendue variable de ce bord. C'est
au niveau des angles qu'on le rencontre le plus souvent.

Quelle que soit la forme qu'affecte la diphthérie de la
plaie, elle conserve peu de tendance à s'accroître ; elle
diffère en ce point de la diphthérie des muqueuses et des
autres formes de la diphthérie cutanée. On voit rarement
de nouvelles phlyctènes se produire ; les fausses membranes qu'elles contiennent, bridées par la peau environnante, ne s'étendent pas.

Les plaques des parois ne se propagent pas. Les fausses
membranes en forme de liséré sont peut-être celles qui
tendent le plus à gagner du terrain. Dans ces points, en
effet, l'inflammation ulcéreuse se développe facilement
et peut créer autour de la fausse membrane déjà existante
une surface ulcérée qui devient apte à se couvrir de diphthérie. Mais cet accroissement n'est jamais bien grand ;
d'ailleurs, il ne faut pas se laisser tromper par l'inflamma-

tion ulcéreuse développée autour de la fausse membrane ; le pus que sécrètent l'ulcération et son fond un peu grisâtre se confondant avec la teinte de la fausse membrane, semblent augmenter le champ de celle-ci. Un examen attentif fait après le lavage des surfaces permettra de reconnaître avec exactitude la situation respective de ces altérations.

Lorsque la diphthérie existe seule sur la plaie, la canule n'est pas altérée, elle reste nette ; mais comme il est très-rare qu'un peu de gangrène ne s'y associe pas, on observe assez souvent la coloration noire de la canule. Tel a été le caractère de la dernière épidémie, car il ne faut pas oublier que chaque épidémie se distingue des autres par des différences plus ou moins tranchées.

L'état général ne présente rien de particulier à noter. Tant que les fausses membranes se manifestent, soit à l'intérieur, soit à l'extérieur, le malade est sous l'influence de l'affection diphthérique, dont il présente les symptômes.

La diphthérie de la plaie n'offre pas, par elle-même, une très-grande gravité ; de toutes les complications qui atteignent la plaie, elle est en quelque sorte la plus naturelle, puisqu'elle n'est que la propagation à l'extérieur de la lésion qui caractérise anatomiquement la maladie ; elle n'a donc, dans beaucoup de cas, qu'une importance locale, qui se proportionne à l'étendue des surfaces envahies. Cependant, quand elle persiste longtemps, et qu'elle affecte de la tendance à se propager ou à se reproduire, le pronostic devient plus inquietant ; c'est. en effet, la preuve de l'intensité et de la ténacité de l'affection générale.

Diagnostic. — La diphthérie de la plaie ne peut être confondue qu'avec l'ulcération grise et avec la gangrène.

J'ai donné à l'article *Gangrène* les signes distinctifs de ces trois états morbides.

Traitement. — Les soins de propreté, l'ablation aussi longue et aussi répétée que possible de la canule, sont, comme pour toutes les autres complications de la plaie, les principales conditions du traitement de la diphthérie.

On a vu, plus bas, que la fausse membrane semble respecter les points de la plaie soumis à la pression de la canule ; ce fait paraît contre-indiquer le précepte de l'ablation de la canule. Certes, l'objection serait fondée si le produit pseudo-membraneux se produisait seul pour s'éliminer ou s'étendre, suivant les circonstances ; mais telle n'est pas l'habitude : la gangrène ou l'inflammation ulcéreuse marchent fréquemment côte à côte avec la diphthérie, et l'on sait qu'en pareil cas la canule doit être, autant que possible, éloignée de la plaie.

Par contre, si la diphthérie reste isolée, ce qu'indiqueront l'examen de la canule et celui de la plaie, on pourra, sans crainte et peut-être avec avantage, laisser la canule en place.

Examinons maintenant ce qu'il convient de faire contre l'exsudat diphthérique, non-seulement quand on le rencontre sur la plaie elle-même, mais aussi quand il a envahi, soit les environs de la plaie, soit des surfaces de vésicatoires ou d'autres ulcérations.

Ici vient se placer la question de la destruction des fausses membranes.

Et d'abord, est-il opportun, est-il utile d'appliquer sur les fausses membranes diphthériques des agents qui hâtent leur élimination ?

Jusqu'à présent, les auteurs ont presque tous répondu par l'affirmative, et les divergences ne se sont guère produites que sur le choix des moyens.

Cependant ce problème, dont la solution paraît si important, ne prend plus, dans la grande majorité des cas, qu'une valeur secondaire. Vous détruisez la fausse membrane, fort bien ! mais, en dépit de tous les topiques, vous la verrez reparaître au même lieu ou dans le voisinage, par cette raison qu'elle n'est pas autre chose que la manifestation locale de l'intoxication diphthérique, de cette altération *totius substantiæ*, en vertu de laquelle l'exsudation fibrineuse s'effectue et se reproduit. Ainsi, la fausse membrane se renouvellera tant que persistera l'état morbide dont elle est la localisation.

C'est donc l'intoxication diphthérique elle-même qu'il faudrait combattre. Or, nous sommes encore impuissants de ce côté, et ce n'est pas la médication topique qui nous aidera beaucoup.

Il est des cas, cependant, où la fausse membrane, soit par sa situation, soit par la vaste étendue qu'elle recouvre, acquiert par sa seule présence, une importance capitale et peut donner lieu à des accidents extrêmement graves. C'est ce qui arrive dans le croup et dans certaines formes de la diphthérie cutanée. Il est utile, alors, de détruire l'exsudat.

Je laisserai de côté les soins qu'on peut opposer aux fausses membranes laryngiennes et aux accidents qu'elles provoquent, pour m'occuper des lésions qui se produisent du côté de la peau.

On peut rencontrer dans le voisinage de la plaie ou dans d'autres parties du corps, des surfaces ulcérées recouvertes de productions pseudo-membraneuses plus ou moins étendues et donnant lieu à un ensemble de symptômes quelquefois fort sérieux.

J'ai exclu de mon sujet la description de ces lésions, mais leur traitement étant souvent identique ou simultané à celui de la plaie opératoire, les soins nécessaires dans les deux cas pourront être exposés dans le même chapitre.

Tout l'arsenal des médications caustiques et astringentes a été dirigé contre la diphthérie. Les caustiques, préconisés au début, sont maintenant abandonnés presque universellement. Outre la douleur qu'ils provoquent, leur action se limite difficilement aux parties malades; de nouvelles ulcérations se produisent qui, bientôt, se recouvrent de fausses membranes.

D'autre part, leur influence sur l'exsudat lui-même est bien dépassé par celle d'autres substances qui ont le grand avantage de ne pas offenser les tissus.

Je ne parlerai donc que pour mémoire, du nitrate d'argent, de l'acide chlorhydrique, du sulfate de cuivre, etc.

Les astringents sont les substances qu'on emploie le plus volontiers; parmi elles, l'alun et le tannin occupent le premier rang. Ces agents grippent la fausse membrane, la flétrissent et la font tomber au bout de deux ou trois jours.

C'est sous forme de glycérolé d'amidon et de tannin ou bien de poudre composée de parties égales d'amidon et de tannin ou d'alun que les astringents sont mis en usage.

Si la diphthérie siége sur les parois même de la plaie, l'emploi de ces préparations est difficile; elles tiennent une certaine place et l'on peut craindre qu'elles ne passent dans la trachée. En pareil cas, on se trouvera bien de promener sur les parois un pinceau imbibé de jus de citron; on pourra, de cette manière, atteindre les parties les plus reculées de la plaie et l'on ne courra pas le risque de faire entrer le liquide dans la trachée, pour peu qu'on ait le soin d'exprimer légèrement le pinceau avant de l'introduire dans la plaie. Si la diphthérie règne seule sur les parois, on laissera à la canule le soin de comprimer les fausses membranes; si elle est accompagnée de gangrène, on ôtera la canule et on lavera la plaie avec la solution d'acide phénique, comme il a été indiqué précédemment.

La fausse membrane occupe-t-elle les alentours de la plaie ou toute autre surface ulcérée, on étendra sur les parties malades, une couche de glycérolé de tannin, ou bien on saupoudrera les surfaces avec un mélange à parties égales de poudre d'amidon et de tannin.

Le glycérolé doit être renouvelé deux ou trois fois par jour; on aura soin, chaque matin, de laver minutieusement la plaie avec une éponge ou un linge fin imbibé d'eau tiède.

Quand la canule devra être mise en place, on protégera les parties malades du contact des cordons, en interposant une feuille de papier brouillard enduite de glycérolé.

On trouvera, dans une note placée à la fin de ce travail, l'exposé de recherche récentes que j'ai faites sur la destruction des fausses membranes, ainsi que les applications qu'on en peut faire à la diphthérie de la plaie.

§ V. — *Cicatrisation. Ses irrégularités.*

On a vu, dans la première partie de ce travail, comment se comporte la cicatrisation de la plaie, lorsque la guérison est obtenue sans complication. Mais j'ai laissé entrevoir que des causes nombreuses pouvaient influer sur la marche de la cicatrisation, soit pour la retarder, soit pour empêcher qu'elle ne marchât de concert avec la perméabilité des voies aériennes.

Dans l'ordre naturel de la maladie, il y a parallélisme entre la cicatrisation de la plaie et la liberté du larynx, c'est-à-dire que, celui-ci étant devenu perméable à l'air, la plaie tend franchement vers la cicatrisation et se ferme au bout de très-peu de jours après l'ablation définitive de la canule.

En vertu de causes nombreuses, cet équilibre arrive à se rompre ; on voit ainsi la plaie tarder à se cicatriser lorsque les voies respiratoires sont déjà libres, ou bien la plaie tendre à se fermer avant que les conduits aérifères ne soient dégagés.

Nous avons donc à considérer une cicatrisation lente et une cicatrisation rapide.

Cicatrisation lente. — Des causes de toute nature peuvent venir retarder la cicatrisation.

Parmi elles, et en première ligne, il faut enregistrer les lésions de la plaie que j'ai déjà signalées : phlegmon de la plaie, érysipèle, gangrène, diphthérie.

Etant donné un retard de cicatrisation produit par une cause de cette nature, on voit, en général, la cicatrisation reprendre sa marche régulière quand la cause a disparu.

Dans d'autres cas, au contraire, malgré la cessation de la cause initiale, la plaie reste au point où la complication l'a laissée et ne révèle aucune tendance à la guérison.

Souvent encore, il n'y a eu aucune lésion de la plaie, les voies respiratoires sont libres, la canule est ôtée, mais la plaie reste telle qu'au premier jour ; elle est pâle, molle, sans bourgeons et ne fait aucun effort vers la cicatrisation.

Chez d'autres malades enfin, le travail réparateur, après avoir commencé et fait espérer une guérison prochaine, s'arrête tout d'un coup.

Ce n'est jamais impunément que se manifestent ces

troubles de la cicatrisation et il faut, en pareil cas, re-
doubler d'attention ; le malade est sous le coup d'une
complication quelconque qui, si elle n'existe pas déjà, ne
tardera pas à éclater. Par complication, j'entends parler,
non pas des lésions de la plaie qui, habituellement se présentent à une époque plus rapprochée de l'opération,
mais d'affections plus générales et d'ordres très-différents,
telles que les phlegmasies de l'appareil respiratoire, les
fièvres éruptives, la paralysie diphthérique, la cachexie
diphthérique, les altérations des fonctions digestives, etc.

Ainsi, le ralentissement de la cicatrisation tiendra le médecin en éveil ; il cherchera si quelqu'un de ces troubles, ne
commence pas à se montrer. Si rien n'est encore apparent
on examinera soigneusement s'il ne se produit pas quelque
prodrôme de fièvre éruptive ; la toux, pendant la déglutition avec ou sans rejet des boissons par le nez, signalera
le début de la paralysie diphthérique. La pâleur du
malade, sa faiblesse, son refus de prendre de la nourriture ;
la diarrhée quelquefois, indiqueront qu'il est sous l'influence de la cachexie diphthérique. S'il doit guérir, la
cicatrisation reprend ordinairement sa marche et la plaie
se ferme au bout d'un temps variable.

Mais il est des cas où ce travail ne se réveille jamais
complétement, le malade reste avec une fistule trachéale.
Trousseau en a cité un cas. Ces faits, heureusement, sont
extrêmement rares.

Traitement. — D'après ce qui précède, le défaut de cicatrisation étant l'expression d'un trouble fonctionnel plus
ou moins étendu, la cause que l'on aura constatée sera
l'objet de soins appropriés.

Je n'ai pas à décrire le traitement de ces causes en particulier ; je ferai observer seulement que dans le cas de

phlegmasies pulmonaires ou autres, il faudra s'abstenir avec soin des antiphlogistiques et que les toniques devront autant que possible fixer le choix du médecin.

Le traitement local consistera en applications excitantes. On touchera la plaie plusieurs fois par jour, avec un pinceau imbibé de la solution d'acide phénique au 100ᵉ ; ce moyen m'a donné, maintes fois, d'excellents résultats. S'il ne suffisait pas, il faudrait recourir aux cautérisations superficielles avec le nitrate d'argent.

Cicatrisation hâtive. — Il existe des cas où la plaie tend à se fermer avant que les voies respiratoires soient libres.

Ce défaut d'équilibre, bien qu'il devienne une complication, en raison des troubles souvent fort graves dont il est la cause, n'est en réalité que la marche normale de la cicatrisation. Il faut reconnaître, en effet, que si, dans le plus grand nombre des cas, la cicatrisation arrive à attendre la guérison du larynx, ce parallélisme n'existe qu'en vertu de l'état morbide qui frappe toute l'économie. Chez un sujet qui subit la trachéotomie pour une lésion étrangère à toute affection générale, dans les cas de corps trangers des voies aériennes, par exemple, la cicatrisation se produit avec une rapidité très-grande ; il en est de même dans les autres traumatismes du larynx.

On peut en tirer la conclusion suivante : de même que la lenteur de la cicatrisation indique une imprégnation profonde de l'économie, de même, la rapidité de la cicatrisation correspond à une intoxication de faible intensité ou même n'existant déjà plus. On pourra, sans trop s'avancer, porter, en pareil cas, un pronostic favorable ; l'état local reste, il est vrai, souvent très-difficile à conduire et exige des soins minutieux ; mais, en matière de diphthérie, on est trop heureux quand la maladie perd son caractère général pour adopter une localisation accessible à la thérapeutique ; on peut espérer que des soins entendus et patients se rendront maîtres de l'état local. Que de fois, au contraire, quand l'intoxication domine, n'est-on pas cruellement déçu, si l'on fait reposer ses espérances sur un état local devenu satisfaisant.

Ainsi, dans quelques cas, très-rares d'ailleurs, la cicatrisation peut devancer la guérison du larynx, alors même que les lésions laryngées n'offrent ni intensité, ni persistance exceptionnelles ; cette activité de cicatrisation doit être attribuée aux bonnes conditions de l'état général, au faible degré de l'intoxication ainsi qu'à la vigueur du sujet et à cette tendance à la cicatrisation qu'on désigne sous le nom de plasticité.

Chez d'autres malades, la priorité de la cicatrisation se révèle beaucoup plus tard, après avoir été ralentie soit par le mauvais état général, soit par des complications locales : diphthérie, gangrène, etc.

Dans d'autres cas enfin, la cicatrisation suivant une marche régulière, le larynx tarde à redevenir perméable.

Quelle que soit la cause, les symptômes et le traitement sont les mêmes.

Que la plaie soit encore récente et reste saine ; qu'elle soit plus ou moins ancienne et demeurée nette ou devenue telle, on la voit bourgeonner activement et se fermer avec rapidité.

Chaque fois que l'on retire la canule, la peau se fronce peu à peu et rétrécit la lumière de la plaie, si bien qu'en un temps souvent très-court, l'air ne passe plus par cette ouverture sans difficulté, la respiration s'embarrasse, la face bleuit, devient anxieuse, le tirage se produit, un véritable accès de suffocation se déclare, et si intense, que si l'on n'y porte remède, l'enfant ne tarde pas à succomber. Quelquefois les choses se passent avec une telle rapidité que si, par malheur, le malade est seul ou entouré de personnes incapables de replacer la canule, opération qui, en pareille occurrence, peut devenir difficile, l'asphyxie vient tuer un enfant qui était dans d'excellentes conditions pour guérir.

Si la canule est restée peu de temps hors de la plaie, et que celle-ci n'ait subi qu'une rétraction modérée, on éprouve, à la réintroduire, une certaine difficulté que l'on peut vaincre assez facilement ; mais si le rétrécissement a été plus loin, l'obstacle devient sérieux ; l'ouverture, réduite à un pertuis très-étroit, refuse de se laisser distendre et d'admettre une canule de même calibre.

On y arrive, cependant, le plus souvent, après plusieurs tentatives infructueuses, à force de presser le bout de la canule contre la plaie, et surtout, en imprimant à l'instrument un double mouvement de rotation.

On est alors surpris d'observer que la résistance est superficielle, et que l'anneau cutané une fois passé, la canule franchit avec facilité le reste du trajet qui la sépare de la trachée.

C'est au moins ce que j'ai observé chez tous les malades du service de M. Barthez ; l'élasticité de la peau, bien plus énergique que celle des tissus sous-jacents, explique parfaitement cette particularité.

Chez un malade du service de M. Bergeron (obs. 28), un second obstacle se rencontrait à peu de distance de la peau ; peut-être était-il dû à des brides fibreuses situées près de la trachée.

Il n'est pas rare, malheureusement, que malgré des tentatives répetees, on ne puisse faire entrer la canule que le malade porte d'habitude ; on est réduit à en prendre une d'un numéro inférieur ; mais, dans quelques cas, la résistance est assez violente pour qu'on soit obligé de débrider.

La lutte dure tout le temps que le larynx met à se débarrasser, pourvu toutefois, que l'état général de l'enfant reste satisfaisant ; sinon, la plaie se relâche, la cicatrisation s'arrête jusqu'à ce que le nouvel élément morbide ait disparu ; elle reprend alors sa marche avec la même ténacité. On verra plus loin l'observation d'un enfant chez qui la tendance de la plaie à l'occlusion était extrême ; une rougeole intervient, la plaie se rouvre aussitôt, devient molle et laisse la canule entrer à l'aise ; l'exanthème disparaît et la plaie recommence à se rétracter.

Il va de soi que, lorsque l'état du larynx permettra enfin l'ablation définitive de la canule, la plaie se refermera comme par enchantement, et que, du jour au lendemain, elle se recouvrira de croûtes sous lesquelles la cicatrisation se parachèvera.

Les bourgeons charnus peuvent, par leur volume et leur mobilité, aider à l'occlusion d'une plaie qui se cicatrise vite. Chez la petite malade dont je viens de parler, l'arête supérieure de la plaie donnait naissance à un gros bourgeon charnu qui, libre par en bas, représentait assez bien la forme de la luette dont il avait la mobilité. Dès que l'enfant était sans canule, l'air passant par la plaie refoulait le bourgeon vers la trachée, et en faisait un bouchon qui s'opposait à la respiration.

Traitement. — Les causes qui retardent la perméabilité du larynx seront l'objet des premiers soins ; on trouvera des détails sur ce point au chapitre des complications laryngées.

Dès qu'on se sera assuré de la tendance qui conduit la plaie à se rétrécir rapidement, on exercera la surveillance la plus active, afin que l'enfant ne reste pas sans canule assez longtemps pour que le rétrécissement devienne infranchissable; avec un peu d'habitude, on saisira le moment où la plaie, quoique resserrée, peut encore admettre la canule sans grande difficulté. Mais il est des plaies qui ne laissent pas même cette latitude; à peine la canule est-elle ôtée, que la peau se fronce et que l'orifice se referme; il faut alors se hâter de nettoyer la plaie, de prendre une canule et de la remettre; car tout retard serait la cause d'obstacles à la réintroduction.

Cette difficulté se présente souvent quand la surveillance est mise en défaut; la peau s'est tellement rétractée qu'il semble que la canule ne puisse plus entrer; cependant, il ne faut pas perdre courage. On essayera d'abord la canule qui sert habituellement.

Quelques précautions sont nécessaires. Si la plaie s'est assez fermée pour que l'enfant axphyxie, on introduira rapidement le dilatateur dans la plaie; l'écartement qu'on obtiendra de cette manière suffira pour permettre à la respiration de se rétablir, mais il sera insuffisant pour laisser passer la canule.

On laissera le malade se remettre pendant quelques instants, en maintenant la plaie ouverte avec le dilatateur. On retirera l'instrument après avoir dilaté, autant que possible, l'orifice rétréci, puis la trachée étant maintenue entre le pouce et le médius gauches, on prendra la canule de la main droite et on la portera sur la plaie, de façon que son biseau soit parallèle et non pas perpendiculaire à la direction de celle-ci. On pressera sans violence, mais d'une manière continue, en imprimant de temps en temps à l'instrument un double mouvement de rotation analogue à celui que l'on communique au poinçon,

Par ces manœuvres, la peau se relâche graduellement.

Quand elle arrive à laisser passer la canule, on éprouve la sensation d'une résistance vaincue; on n'a plus alors qu'à faire décrire à la canule une rotation d'un quart de circonférence qui la ramène dans sa position normale.

Le dilatateur, qui rend de précieux services quand il s'agit d'entr'ouvrir la plaie pour y faire passer un peu d'air, et même pour la dilater, devient inutile et incommode pour l'introduction de la canule.

Nous ne sommes plus, en effet, au moment de la trachéotomie, où les tissus fraîchement sectionnés sont souples et cèdent facilement à la pression; plus on s'éloigne de l'opération, plus ils perdent de leur souplesse et opposent de résistance à la dilatation. Il en résulte que l'instrument, non-seulement écarte peu les bords de la plaie, mais que ses branches occupent une place qui diminue encore le champ laissé à l'opérateur; au lieu d'aider, il gêne.

On arrivera souvent, par le procédé que je viens d'exposer, à remettre en place une canule de même numéro.

Il est des circonstances où tous les efforts sont impuissants à faire entrer la canule. Dans ce cas, on a souvent la ressource de recommencer les mêmes tentatives avec une canule de calibre inférieur dont on se contente, pour un jour. Le lendemain, au moment du pansement, on reprend la canule primitive qui, alors, est mise en place sans peine, si l'on a la précaution de l'introduire aussitôt que le pansement est terminé.

Cet expédient peut manquer, lui aussi: la plaie oppose à la canule une résistance invincible, et pendant ce temps l'enfant asphyxie. Il faut alors recourir au débridement.

Pour pratiquer cette opération, on met le malade dans la même position que pour la trachéotomie; toutefois, on le laisse dans son lit. On l'étend sur le dos, le cou soutenu par un traversin et tendu en avant. Des aides maintiennent la tête, les bras, le bassin et les jambes. Si la plaie peut admettre le dilatateur, il est bon d'introduire cet instrument; on en écarte légèrement les mors, puis, avec un bistouri boutonné que l'on pousse entre eux, on débride, en ayant soin de comprendre dans l'incision toute l'épaisseur des tissus, depuis la peau jusqu'à la trachée inclusivement.

Ce précepte est indispensable. Si, en effet, le débridement s'arrête en avant de la trachée, on risque une introduction laborieuse de la canule et des fausses routes dans le tissu cellulaire péri-trachéal.

Cet accident s'est produit plusieurs fois; je l'ai trouvé relaté dans deux observations.

Si la plaie est trop étroite pour laisser entrer un dilatateur, on introduit directement le bistouri boutonné; on le pousse doucement d'avant en arrière jusqu'à ce qu'on rencontre une résistance. Lorsqu'on est bien certain que cette résistance est due à la paroi postérieure de la trachée, on incise. A-t-on conservé des doutes sur la profondeur du débridement, on introduit le dilatateur; on inspecte la plaie, et, si la trachée n'a pas été comprise dans la section, il est facile de compléter celle-ci en revenant au premier procédé.

Dans quel sens le débridement doit-il être effectué? Cela est à peu près indifférent et subordonné aux circonstances. Si la plaie est située un peu bas, on opère de bas en haut; si elle est un peu haut, on dirige le bistouri de haut en bas. Toutefois, on se rappellera que l'angle supérieur de la plaie est plus éloigné que l'autre des gros vaisseaux et des plexus veineux.

Quel que soit le sens du débridement, il doit toujours

être fait sur la ligne médiane, afin d'éviter les plaies de la trachée en ligne brisée.

L'étendue de la section, dans le plus grand nombre des cas, ne doit pas dépasser un demi-centimètre. Si cependant la plaie n'était pas suffisamment agrandie, on débriderait l'angle opposé en se conformant aux mêmes précautions.

L'introduction de la canule est, en général, très-facile; elle entre sans le secours du dilatateur, en procédant comme il a été indiqué (page 94).

Si l'on éprouvait quelque difficulté, on pourrait s'aider du dilatateur. Dans ce cas, le dilatateur serait introduit de la main droite, et la canule de la gauche.

Chez plusieurs malades voués au débridement par suite de rétraction de la plaie, la canule à valves de M. Bourdillat m'a rendu de véritables services, en permettant d'éviter cette opération. Cette canule, dont le conduit externe est construit sur le principe du spéculum bivalve de Ricord, avec lequel il offre la plus grande analogie, présente une extrémité presque linéaire qui lui permet souvent de franchir le rétrécissement. Une fois la canule externe mise en place, on introduit la canule interne, qui est cylindrique et rigide; on n'a plus qu'à la pousser avec force dans la canule externe; dont elle arrive à écarter les valves. Quand elle est introduite complétement, les valves sont redressées et le trajet de la peau à la trachée est rétabli.

Toutes les fois que je l'ai employée, cette canule m'a donné de bons résultats; mais chez le malade de M. Bergeron, le rétrécissement étant profond, on introduisait bien la canule externe, mais la canule interne ne pouvait être enfoncée que de quelques millimètres, malgré l'énergie de la pression à laquelle on la soumettait.

Il fallut débrider à plusieurs reprises. Cette canule pourrait être, à la rigueur, maintenue dans la plaie; cependant, à côté de ses avantages, elle a des inconvénients : ainsi quand on retire la canule interne pour la nettoyer, les valves de la canule externe se rapprochent, ce qui peut gêner la respiration, si quelques mucosités viennent s'accrocher entre elles. Tout en employant cette canule dans le but unique de forcer le rétrécissement, je la laisse dans la plaie pendant un quart d'heure environ, pour donner au trajet le temps de se rétablir ; je la retire alors et je la remplace par une canule ordinaire qui entre avec facilité.

En même temps, il faut avoir soin de cautériser chaque jour énergiquement les bourgeons de la plaie avec le nitrate d'argent.

Chez la malade de l'observation 29, la cautérisation était insuffisante; le bourgeon qu'elle portait était trop gros pour être cautérisé, trop mou pour être soumis à l'action de l'écraseur. Il fallait l'arracher fréquemment avec des pinces que l'on introduisait dans la plaie au moment où l'expiration le rejetait vers l'extérieur.

Il se reproduisit malgré des arrachements répétés; on ne cessa de s'en occuper qu'au moment où le larynx, devenu perméable, permit à l'enfant de respirer sans canule. Le bourgeon qui était un obstacle à la respiration, lorsque celle-ci se faisait exclusivement par la plaie, n'opposa pas le moindre empêchement à la colonne d'air qui venait du larynx.

B. ACCIDENTS DÉPENDANT DE LA PLAIE, MAIS AFFECTANT
UN AUTRE SIÉGE.

Les lésions dont il sera question dans ce chapitre, sont
le fait de la plaie; elles en sont la conséquence bien évidente; mais, au lieu d'atteindre la plaie elle même, elles
envahissent le tissu cellulaire sous-cutané ou celui du
médiastin dans une étendue quelquefois très-vaste.
Ce sont : l'emphysème traumatique et les abcès du médiastin.

Suivant le principe que j'ai adopté, je m'arrêterai exclusivement aux points spéciaux à la trachéotomie et
laisserai de côté les descriptions générales parfaitement
connues déjà et qui feraient double emploi.

Emphysème traumatique.

Apparaissant quelquefois pendant l'opération elle-même
dont il devient alors un accident, l'emphysème se constate le plus souvent pendant les heures qui la suivent;
il mérite, à ce titre, d'être mentionné parmi les accidents
consécutifs à la trachéotomie.

Peu fréquent, d'une manière générale, puisque sur
662 observations, je n'en ai relevé que 18 cas, on l'observe jusqu'à 6 fois dans la même année, tandis que dans
d'autres, on n'en trouve pas un seul cas.

M. Millard en cite 4 cas dans sa thèse.

Étiologie. — L'emphysème traumatique est dû, dans la grande majorité des cas, à des fautes opératoires.

La cause la plus fréquente est, sans contredit, le *décollement de la trachée* produit par des tentatives infructueuses d'introduction de la canule. Pour peu que l'opération ait été laborieuse, et surtout si la canule est restée quelques instants dans la fausse route, l'air se trouve projeté tantôt par l'inspiration, tantôt par l'expiration, au milieu du tissu cellulaire très-lâche de cette région, et l'emphysème paraît bientôt. Dans ces cas, il n'est pas rare de trouver à l'autopsie, en même temps que l'emphysème, un abcès du médiastin.

L'incision vicieuse de la trachée est une cause non moins puissante, elle présente de nombreuses variétés :

1° *Incision latérale.* — Le parallélisme est rompu entre la plaie des téguments et celle de la trachée. Si, en pareil cas, la canule est introduite rapidement, l'emphysème ne se produit pas; mais, le plus souvent, l'opération est longue, les tentatives d'introduction de la canule sont nombreuses; des décollements inévitables se produisent, et l'emphysème en est la conséquence rapide, par le même mécanisme.

2° *Incision double* (obs. 14, 17). — La trachée peut être perforée de part en part, et cela de deux façons : la seconde incision porte, soit directement en arrière et sur la partie médiane, ou sur un des côtés de la trachée. La canule passe quelquefois par cette seconde ouverture; elle est ainsi une cause d'emphysème par l'air qu'elle apporte dans le tissu péri-trachéal; mais le plus souvent elle reste dans la cavité de la trachée; l'air arrive directement dans celle-ci, mais une certaine quantité de gaz s'échappe par la seconde incision et va produire l'emphysème. Il faut remarquer que la formation de l'emphysème sera beau-

coup plus certaine dans le second cas que dans le premier.
La canule, qui passe par la seconde ouverture, ne laisse
pénétrer dans son canal qu'une faible quantité d'air,
puisque l'appel ne se produit pas ou ne se produit que
très-faiblement à sa partie postérieure. Lorsque, au contraire, la canule est entrée dans la trachée, l'air pénètre
énergiquement dans les voies respiratoires; il a toute
facilité pour se frayer une issue par la fissure qu'aura
tracée le bistouri.

3° *Incision trop longue.*—La plaie de la trachée doit occuper une longueur d'environ 1 centimètre 1/2, comme le
recommande M. Millard; mais lorsque l'opérateur donne à
son incision une étendue trop grande, la canule sort de la
trachée au bout de peu de temps et vient se loger dans le
tissu cellulaire voisin, où elle ne tarde pas à produire
l'emphysème par l'air qu'elle y attire, soit qu'elle sorte
complétement de la trachée, soit que son extrémité reste
à cheval sur l'angle inférieur de la plaie trachéale.

Si la canule sort entièrement de la trachée, elle forma
un bouchon incomplet qui gêne la sortie de l'air et facilite
son expansion dans le tissu cellulaire; si elle est à cheval
sur l'angle inférieur de la plaie trachéale, l'air amené du
dehors se divise en deux courants, dont l'un reste dans
la trachée, tandis que l'autre gagne le tissu cellulaire.

L'observation 14 montre un emphysème causé par une
incision comprenant 5 anneaux et demi.

4° *Incision trop courte.* — Il arrrive quelquefois que la
trachée est simplement ponctionnée; on s'efforce alors
d'agrandir l'ouverture au moyen du bistouri boutonné:
de là résulte un certain temps d'arrêt pendant lequel a
petite ouverture trachéale profondément située et, soul
vent, assez difficile à atteindre, envoie de l'air dans le
tissu cellulaire.

Les *dimensions de la canule* sont aussi d'une grande importance : l'instrument doit être assez long pour que son extrémité postérieure entre complétement dans la trachée ; une canule trop courte est une cause inévitable d'emphysème.

Il faut donc prendre une canule dont les dimensions soient en rapport avec l'âge de l'enfant.

Mais certaines circonstances peuvent rendre trop courte une canule qui, dans les conditions ordinaires, suffisait.

L'*incision pratiquée trop bas* est une de ces causes (obs. 16). On sait qu'il est de règle de commencer l'incision immédiatement au-dessous du cricoïde ; en ce point, la trachée est moins profonde, les vaisseaux qui l'entourent sont moins nombreux. Si donc l'opérateur néglige ce précepte il s'expose, entre autres accidents, à voir devenir trop courte la canule qu'il avait choisie, d'où production de l'emphysème.

La *tuméfaction des tissus*, par les causes les plus diverses : phlegmon, érysipèle, etc., peut agir dans le même sens, alors même que l'opération a été faite régulièrement. La canule, qui d'abord avait les dimensions voulues, devient, l'épaisseur des parties molles augmentant, trop courte, sort de la trachée, et l'emphysème se déclare.

On conçoit que l'emphysème lui-même, lorsque, pour une cause quelconque, il s'est produit, vienne aussi augmenter l'épaisseur des tissus pré-trachéaux et s'entretenir lui-même en vertu d'un pareil mécanisme.

Le *défaut d'une constriction* suffisante des cordons qui maintiennent la canule agit dans le même sens, en exposant celle-ci, qui n'est pas suffisamment assujettie à sortir de la trachée.

La *forme de la canule* peut avoir aussi une grande influence.

Nous verrons plus loin, quand il sera question des ulcérations de la trachée, que l'un des meilleurs moyens de prévenir cette complication, est l'emploi des canules dont l'extrémité inférieure est taillée en biseau, aux dépens de la paroi antérieure ; on évite ainsi, à la partie correspondante de la trachée, le frottement du bord saillant que présente cette extrémité lorsqu'elle est circulaire, comme dans les anciennes canules. L'ouverture inférieure de la canule est verticale au lieu d'être horizontale. De cette disposition peut résulter, cependant, un inconvénient grave.

On fit, dans le principe, le biseau trop long ; il arrivait alors, pour peu que la plaie trachéale fût un peu longue, que l'extrémité inférieure de la canule n'entrait dans la trachée que partiellement, une partie du biseau restait en dehors ; l'emphysème en était la conséquence (obs. 18). Ce défaut reconnu, on a eu soin de diminuer le biseau, et cette cause d'emphysème a disparu.

Il est une dernière cause qui mérite d'être signalée : je veux parler de l'*insufflation pratiquée par la plaie*, dans le but de ranimer un malade en état de mort apparente.

Dans certaines opérations laborieuses, ou quelquefois, un peu de temps après l'opération, la respiration se suspend, le pouls devient presque nul, la face se décolore, le malade est en état de mort apparente. L'insufflation faite à travers la canule, au moyen d'une grosse sonde métallique, est un excellent moyen de combattre cet état. Seulement, il faut avoir soin de ne pas pousser l'air dans la sonde avec trop d'énergie, autrement on s'exposerait à rompre les vésicules pulmonaires de celui qu'on veut secourir et à produire un emphysème qui peut être considérable.

On verra dans l'observation 15 l'histoire d'un malade chez lequel l'insufflation, exercée contre un semblable accident, amena la rupture des vésicules pulmonaires, puis l'issue de l'air dans le médiastin et, par suite, dans les tissus du cou, d'où il gagna la face et la poitrine jusqu'au niveau du mamelon.

Il va sans dire que si la sonde était en contact immédiat avec la plaie, il faudrait veiller scrupuleusement à ce que son extrémité fût bien dans la trachée ; autrement, on enverrait l'air dans le tissu cellulaire.

Début. — L'emphysème apparaît souvent, pendant l'opération ; mais, on le voit, dans beaucoup de cas, se manifester à une époque plus éloignée. On peut l'observer dans les instants qui suivent l'opération ou bien trois heures ou même sept heures après ; plusieurs fois, on ne l'a constaté que le lendemain ; il est permis de penser que sa présence était passée inaperçue pendant la première nuit.

Dans un cas que cite M. Millard, le développement se fit en deux fois, à une heure d'intervalle ; la seconde poussée fut causée, probablement, par l'issue de la canule, issue qu'avait provoquée la première.

Siége. — Borné quelquefois aux environs de la plaie, il gagne souvent les angles des mâchoires ; il est plus rare de le voir envahir la face, les paupières et le cuir chevelu. Assez fréquemment, il descend au devant du sternum pour recouvrir, parfois, la poitrine dans sa presque totalité. On peut le voir aussi atteindre le dos, les épaules et les bras.

Dans quelques cas enfin, il devient presque général.

Symptômes. — Je ne m'étendrai pas sur les symptômes bien connus de l'emphysème ; les déformations qu'il imprime aux parties envahies ; l'aspect repoussant qu'il communique aux malades lorsqu'il gagne la face ; la crépitation, son caractère pathognomonique ont été signalés par tous les auteurs. Quand il se développe quelque temps après l'opération, on reconnaît son invasion à ce que les cordons de la canule paraissent devenir trop étroits, la peau les déborde et les cache presque ; mais une fois enlevés, ils ne laissent pas leur empreinte, comme ils le font, dans le cas de phlegmon de la plaie.

La gravité des états morbides qui accompagnent souvent l'emphysème est cause qu'il est difficile de discerner son influence propre. On peut établir, cependant, que, limité autour de la plaie et peu étendu, il constitue une complication peu importante.

Mais si, au contraire, il occupe une large surface, il devient la cause d'une dyspnée et d'une anxiété considérables. Les accidents locaux qu'il provoque, au niveau de la plaie, sont d'une importance extrême. Les tissus se distendent quelquefois de telle façon que la canule devient trop courte et que, même, elle est poussée hors de la plaie. (Obs. 16.)

Comme conséquences, il faut redouter : d'une part, l'augmentation de l'emphysème ; d'autre part, l'asphyxie que provoqueront la difficulté et quelquefois l'impossibilité de trouver une canule assez longue.

La mort rapide des malades empêche souvent d'observer toutes les phases de l'emphysème ; mais dans les cas où la mort est plus lente, et dans ceux où la guérison est obtenue, on reconnaît que sa durée est en raison de son étendue et de la persistance de la cause.

C'est ainsi qu'on le voit disparaître le lendemain chez les uns, le troisième jour chez les autres, et qu'il existait encore chez un malade le neuvième jour, moment de sa mort.

Traitement. — Le meilleur traitement sera, autant que possible, la suppression de la cause. Si la canule est trop courte, on lui en substituera une autre plus longue. Mais

la tuméfaction peut être assez considérable pour que
toutes les canules usuelles soient trop courtes. M. Millard
cite un fait très-intéressant dans lequel l'emphysème fit
de tels progrès que, la canule étant devenue insuffisante,
on essaya inutilement l'introduction de sondes et de canules diversement modifiées ; il fallut maintenir la plaie
béante d'abord avec le dilatateur qui, bientôt, devint trop
court, puis avec une longue pince à fausses membranes ;
le tout pendant plusieurs heures, jusqu'à ce qu'on eût pu
introduire une canule convenable.

De pareils faits, malgré leur rareté, prouvent que le
praticien, pour éviter d'être surpris et de voir le malade
mourir entre ses mains, fera bien d'avoir dans sa boîte à
opérations une canule assez longue pour permettre de
parer à de semblables accidents.

Dans un cas où l'emphysème sembla causé par le biseau
de la canule, M. Barthez substitua à celle-ci une canule
ordinaire : l'infiltration s'arrêta immédiatement.

Une fois développé, l'emphysème consécutif à la trachéotomie sera passible du traitement ordinaire de l'emphysème qui se développe dans les différentes régions
du corps, sous l'influence de causes diverses.

Je n'ai pas eu, dans tout le cours de l'année dernière,
l'occasion d'observer cette complication ; cependant, le
cas échéant, pour peu que l'épanchement gazeux fût limité aux environs de la plaie, je n'hésiterais pas à recouvrir la tumeur d'une couche de collodion ; les excellents
résultats que m'a donnés l'emploi de cet agent contre la
tuméfaction inflammatoire des environs de la plaie m'en-
courageraient à l'essayer contre l'emphysème.

Abcès du médiastin.

Cet accident de la trachéotomie est peu connu ; peu appréciable par ses symptômes, il ne se reconnaît guère qu'à l'autopsie.

Passé sous silence par les premiers auteurs qui ont traité de la trachéotomie, on le voit mentionné, pour la première fois, dans la thèse de M. Millard, puisdans celle de M. Créquy (1).

L'année suivante, M. Pelletier de Chambure (2), réunissant quelques observations, dont une appartenait à M. Barthez et deux à M. Roger, les analysa et en tira les conclusions que lui permettait le petit nombre des faits.

J'ai pu rassembler dix cas qui ont été observés dans le service de M. Barthez. Je signalerai aussi un cas appartenant à M. Bœckel, de Strasbourg, consigné dans la thèse de M. E.-W. Bœckel (3).

Ce chiffre prouve la rareté de la lésion : je crois utile, tout la constatant, de faire quelques restrictions inspirées par la difficulté de discerner les symptômes propres à l'affection et par l'absence d'un certain nombre d'autopsies, circonstances qui ont pu diminuer le nombre des faits.

Etiologie. — De même que l'emphysème sous-cutané et qu'un certain nombre des complications qui suivent la trachéotomie, la phlegmasie du médiastin doit être attribuée non à l'opération, mais à l'opérateur. Dans toutes les

(1) Notice sur le croup et les affections diphthériques observés à Sainte-Eugénie pendant le premier semestre de l'année 1858.

(2) Observations d'abcès du médiastin à la suite de la trachéotomie. — 1860.

(3) Loc. cit.

observations que j'ai rencontrées, l'abcès reconnaît pour causes des accidents opératoires qui ont le plus grand rapport avec ceux qui engendrent l'emphysème. Cette communauté d'origine ne surprend pas quand on connaît la coïncidence fréquente déjà signalée de ces deux complications.

Les opérations laborieuses, les tentatives nombreuses et peu réservées d'introduction de la canule, les fausses routes, la contusion et le décollement du tissu cellulaire péri-trachéal sont des causes puissantes. Il en est de même des incisions vicieuses de la trachée, de la perforation de la paroi postérieure, des incisions doubles, latérales qui toutes agissent en rendant pénible l'introduction de la canule.

Toutes ces causes ont pour résultat la phlegmasie ou la gangrène de la plaie ; il n'est pas rare, non plus, de voir la diphthérie envahir ces parties déjà malades. L'inflammation développée dans la plaie et autour de la trachée gagne rapidement le tissu cellulaire du médiastin.

Tel est le processus constant qui a été manifeste dans toutes les observations.

Remarquons aussi que les mêmes lésions de la plaie, lorsqu'elles ne s'accompagnent pas de décollement de la trachée restent limitées à la plaie et ne fusent pas dans le médiastin.

Il me reste à parler d'une dernière cause qui, malgré sa rareté, — je n'en ai rencontré qu'un seul exemple, — n'en a pas moins un grand intérêt pratique. (Observation 19.)

Il s'agit d'un malade sur lequel l'opération avait été faite facilement et rapidement. Au bout de deux jours survint une gangrène de la plaie qui, d'abord superficielle, devint profonde et s'étendit à une partie du pourtour de la plaie ; la diphthérie intervint aussi, et des fausses membranes se déposèrent sur les bords et sur une partie des environs. Dans le but d'arrêter la gangrène, on éteignit dans la plaie 4 cautères chauffés à blanc ; la cautérisation fut trop profonde, le corps thyro de fut détruit en partie, la plaie singulièrement agrandie, la trachée mise à nu. L'enfant mourut le lendemain : on trouva à l'autopsie une infiltration purulente siégeant dans le tissu inter-musculaire sur une largeur de 1 centimètre autour de la plaie et se propageant dans le médiastin antérieur.

Ici, la trachéotomie seule ne peut être mise en cause, tout s'était passé régulièrement, ce qui n'empêcha pas la gangrène d'envahir la plaie. On trouva à l'autopsie un abcès du médiastin ; faut-il le rapporter à l'inflammation gangréneuse de la plaie ? ou faut-il en faire le résultat de la cautérisation pratiquée la veille de la mort ?

Au premier abord, il semble que la gangrène puisse seule être invoquée à cause du court intervalle qui s'est écoulé entre la cautérisation et la découverte du pus.

Je dois cependant signaler un fait dans lequel le malade succomba le lendemain de l'opération ; on trouva, à l'autopsie, une infiltration purulente logée en avant de la trachée et descendant jusqu'à 2 ou 3 centimètres au-dessous du sternum.

Anatomie pathologique. — Je n'ai pas l'intention de donner une description complète des lésions anatomiques qui caractérisent les abcès du médiastin ; j'indiquerai seulement les variétés qui ont été rencontrées à la suite de la trachéotomie. Le pus était quelquefois collectionné en un foyer dont les dimensions atteignirent celles d'un œuf ; dans d'autres cas, c'étaient des fusées purulentes partant de la plaie des téguments, pour s'enfoncer plus ou moins profondément dans le médiastin, ou bien de simples infiltrations purulentes de cette région.

Chez un malade, le pus n'était pas encore apparent, on ne trouva qu'une traînée séro-gélatineuse qui suivait la même direction.

Le pus se rencontre de tous les côtés : à la partie antérieure de la trachée, à sa partie postérieure, dans les rigoles qui la séparent de l'œsophage ; ce dernier peut lui-même être englobé dans le foyer.

Dans toutes les autopsies, les lésions ont pour point de départ la plaie des téguments. Chez un malade le foyer communiquait par une perforation de la paroi postérieure de la trachée avec une seconde collection siégeant sous la muqueuse laryngée.

Les rapports de l'abcès avec les organes importants du médiastin peuvent avoir leur part dans la production des phénomènes de dyspnée, qui accompagnent quelquefois la formation de l'abcès. Dans deux cas, le sternum était dénudé, et il y avait commencement de nécrose. L'emphysème du médiastin, du tissu sous-cutané voisin et du poumon coïncide fréquemment avec l'abcès.

Symptômes. — Il est impossible, le plus souvent, d'assigner des symptômes spéciaux à l'abcès du médiastin ; l'autopsie seule le fait reconnaître. En effet, il est extrêmement rare que les malades succombent à cette seule lésion : la diphthérie généralisée, la broncho-pneumonie, la pneumonie manquent rarement, et leurs symptômes priment de beaucoup ceux de la phlegmasie médiastine.

Il est cependant des autopsies dans lesquelles l'abcès du médiastin a été constaté seul.

Dans ces cas, on a remarqué que, au bout de quelques

jours, au moment où l'état du malade semblait s'améliorer, on voyait survenir une fièvre intense, accompagnée de dyspnée, d'agitation et qui ne tardait pas à finir fatalement. M. Pelletier de Chambure a bien fait ressortir cette particularité. J'ai pu vérifier, sur d'autres observations, l'exactitude de son assertion.

Le *diagnostic* est, on le voit, presque impossible ; cependant, si l'on peut établir que, chez un sujet opéré de trachéotomie, l'opération a été laborieuse, que des fausses routes ont été faites et que la plaie a été le siége de phlegmons, d'érysipèle, de gangrène ou de diphthérie ; si ensuite, après une rémission de plusieurs jours, on constate une reprise de la fièvre et de la dyspnée, il sera permis alors de soupçonner la formation d'un abcès du médiastin.

Cependant, il faut avoir présente à l'esprit la rareté de cet accident et penser que les chances sont beaucoup plus nombreuses en faveur d'une broncho-pneumonie ou autre phlegmasie respiratoire, complications beaucoup plus communes. On examinera donc avec soin la poitrine du malade avant de se prononcer, et lors même qu'on ne constaterait pas de signe évident de phlegmasie respiratoire, il n'en faudrait pas moins être fort réservé.

Il suffit, en effet, d'avoir un peu l'habitude des malades atteints de croup, pour savoir combien l'auscultation est difficile et incertaine chez eux. Que de lésions pulmonaires sont trouvées à l'autopsie, que l'auscultation la plus attentive n'était pas arrivée à décéler !

La fréquence de la respiration est, en pareil cas, d'un grand secours. Si le nombre des inspirations dépasse 40 par minute, on doit redouter une complication pulmonaire.

Cette ressource ne pourra pas être utilisée dans le cas

où l'on voudrait rechercher l'abcès du médiastin, puisque celui-ci donne lieu aussi à une accélération de la respiration.

Traitement. — La difficulté du diagnostic empêche, le plus souvent, d'appliquer aucun traitement. Mais, en admettant que le diagnostic soit posé, quel traitement employer ? Le seul moyen rationnel à diriger contre un abcès du médiatin est la trépanation du sternum; mais qui oserait employer un pareil procédé sur un enfant qui se présente dans des conditions aussi fâcheuses qu'un opéré de croup?

CHAPITRE III.

Nous avons passé en revue toutes les complications qui dépendent dé la plaie ; nous avons maintenant, à examiner celles qui prennent pour théâtre les voies respiratoires. Toutes les portions de l'arbre aérifère peuvent être compromises soit séparément, soit simultanément.

Les phlegmasies, de même que la diphthérie, envahissent tout ou partie de l'appareil ; d'autres lésions, au contraire, se fixent de préférence sur un seul organe, soit sur le larynx, soit sur la trachée.

Bien que celles qui, à un certain moment, sont localisées puissent s'étendre ensuite à tout le système, il n'en est pas moins vrai qu'à leur période d'état, elles tirent leur importance du siége qu'elles occupent. Autant, par exemple, l'inflammation du poumon ou des petites bronches offre de gravité, autant celle de la trachée en offre peu ; de même la généralisation de la diphthérie dans les rameaux bronchiques devient une complication redoutable, tandis que la propagation des fausses membranes à la trachée ne prend qu'une valeur secondaire. Ces considérations me permettront de classer les complications qui tiennent aux voies respiratoires, suivant leur siége anatomique seul ou principal. Je les présenterai donc dans l'ordre suivant :

1° Lésions pulmonaires, bronchiques et pleurales ;

2° Lésions trachéales ;

3° Lésions laryngées. — Ce paragraphe comprendra

toutes les causes qui retardent l'ablation de la canule.

Avant d'entreprendre l'étude de ces complications, je dois aborder un côté pratique très-important de la question et qui se rattache intimement à mon sujet; je veux parler de l'expectoration, de ses caractères et de ses accidents. Les modifications que lui font subir les autres complications m'engagent à lui donner la première place.

§ 1. — DE L'EXPECTORATION.

J'ai montré, dans la première partie de ce travail, l'aspect de l'expectoration, lorsque la maladie marche sans entraves vers la guérison. On a vu que, pendant les premières heures qui suivent l'opération, les liquides rejetés par la canule sont teintés de sang et que l'intensité, ainsi que la durée de cette coloration, sont en raison de la quantité du sang versé dans les bronches.

On a remarqué, au chapitre des hémorrhagies, que si la perte sanguine continue après l'opération et pénètre dans les bronches, le sang est rejeté par la canule, soit mélangé aux crachats, soit pur.

J'ai indiqué aussi que l'expectoration de bonne nature est formée, après la disparition du sang, par du mucus transparent et filant ou opaque ; dans ce dernier cas, on trouve dans le vase qui la reçoit des crachats épais, arrondis, jaunes ou verdâtres, plus légers que l'eau.

Tel est le caractère de l'expectoration louable.

Si le sang, après avoir cessé à l'époque habituelle, reparaît dans les crachats au bout de quelques jours, on peut craindre la reproduction de l'hémorrhagie, surtout s'il est abondant et peu mêlé au mucus. Mais, s'il est rare et intimement incorporé aux crachats, de façon à leur donner une coloration un peu brune, il y a beaucoup de probabilités pour une ulcération de la trachée, surtout si, en même temps, l'extrémité inférieure de la canule prend la couleur noire qu'elle revêt dans le cas de gangrène de la plaie, ainsi que je l'ai indiqué déjà.

Lorsque la trachée et les grosses bronches sont le siége d'une phlegmasie intense, l'expectoration cesse d'être muqueuse ; elle devient purulente, plus souvent séro-purulente, quelquefois grumeuse ; d'un jaune tantôt franc, tantôt tirant sur le gris. Elle est ordinairement abondante. L'odeur qu'elle apporte est fade. La canule est bruyante ; elle est le siége d'un bruit de gargouillement qui s'entend de loin ; elle s'engoue facilement ; la respiration s'embarrasse, l'enfant tousse fréquemment, et chaque accès s'accompagne de rougeur de la face.

Les linges placés au devant de la canule sont souillés par les matières expectorées, au point qu'on est obligé quelquefois de les renouveler à tout instant.

Ce genre d'expectoration doit faire porter un pronostic grave ; si l'enfant tousse vigoureusement, il peut arriver à chasser ces mucosités ; mais, s'il tousse faiblement, les liquides s'accumulent peu à peu dans les bronches et l'asphyxient.

Il faut avoir soin de nettoyer souvent la canule interne et de changer les linges qui entourent le cou dès qu'ils deviennent trop humides ; on conçoit l'inconvénient qui résulterait du contact avec la peau de ces corps humides rapidement refroidis et chargés de matières dont les exhalaisons ne peuvent que devenir un élément d'infection nouvelle.

Il est indiqué aussi de soutenir l'état général, afin de donner au malade la force nécessaire pour rejeter les liquides bronchiques. On insistera sur les vins généreux, ou bien on donnera du rhum à la dose de 30 à 40 grammes, en ayant soin de n'en pas faire prendre plus de 10 gouttes à la fois, dans une cuillerée de lait.

Les phlegmasies pulmonaires impriment certaines modifications à l'expectoration.

Quand elles surviennent chez un sujet dont les crachats présentent les caractères fâcheux que je viens de décrire, aucune modification importante ne se présente. Mais si, d'abord, l'expectoration a été satisfaisante, on la voit diminuer et presque cesser au moment où l'oppression et la fièvre apparaissent. La canule reste bruyante, mais tout bruit bullaire causé par la présence des liquides s'évanouit et fait place à un bruit sec et sifflant souvent assez intense.

La *gangrène*, quand elle atteint la trachée ou le poumon, donne lieu à une expectoration demi-liquide, mal liée, d'une couleur gris-brun ou verdâtre, exhalant l'odeur caractéristique de la gangrène. La canule est noircie, que la plaie soit gangréneuse ou non.

Dans un cas que j'ai récemment observé et dans lequel la gangrène s'était portée en même temps sur la plaie et sur les voies respiratoires, la canule externe était noircie dans toute son étendue; la canule interne elle-même avait subi pareille altération sur toute sa surface et avec la même intensité. Or, cette canule, qui n'est pas en contact avec les tissus, ne pouvait avoir été attaquée que par de l'hydrogène sulfuré dégagé par les voies respiratoires. Je n'ai pas à insister sur la gravité de cette complication. Quant au traitement, il est évident qu'aucune médication locale ne peut être employée en dehors de celle qui s'adresse à la plaie.

Les seuls moyens généraux toniques ou reconstituants peuvent être de quelque utilité.

Fausses membranes. Parmi les substances auxquelles

la canule peut donner issue, les *fausses membranes* offrent, à coup sûr, un intérêt incontestable.

Les exsudations plastiques peuvent se rencontrer dans toutes les parties des voies respiratoires. Les accidents auxquels leur présence donne lieu sont très-nombreux ; mais je ne m'occuperai d'elles que dans leurs rapports avec la trachéotomie.

Ces rapports sont de différente nature ; ils ont trait soit aux migrations du produit plastique, aux accidents qu'il cause lorsqu'il se présente à la partie profonde de la canule ou de la plaie ; soit aux moyens spéciaux que la trachéotomie permet de diriger contre lui quand il s'est.généralisé dans les bronches.

La migration des fausses membranes est un fait qu'il faut toujours avoir présent à l'esprit, quand on traite un opéré de croup. Depuis le moment de la trachéotomie jusqu'à celui où le malade ne rejette plus de fausses membranes, on sera toujours sur ses gardes. On sait, en effet, que pen_ dant l'opération, l'incision de la trachée ou l'introduction de la canule provoquent l'expulsion de fragments pseudo-membraneux ; cette tendance persiste aussi longtemps que le malade fait de la fausse membrane, tant qu'il y a de l'exsudation plastique dans les voies respiratoires.

Quand une fausse membrane arrive derrière la canule, la respiration s'embarrasse, devient bruyante, la canule devient sifflante et fait entendre un bruit caractéristique de claquement, de soupape ou de drapeau; la toux devient incessante et étouffée.

Si la fausse membrane est petite et mobile, un accès de toux vient la chasser, et la respiration se rétablit ; mais pour peu qu'elle soit adhérente par une de ses extrémités et un peu volumineuse, les troubles respiratoires s'aggravent, la face devient anxieuse, rouge, et les signes de l'asphyxie apparaissent. A ce point, il arrive encore qu'une violente quinte de toux détache la concrétion et la chasse à travers la canule, mais les forces de la nature ne sont pas toujours suffisantes, et il est des cas où une prompte intervention devient nécessaire, sous peine de mort inévitable.

Que faire en pareil cas ? Si les accidents asphyxiques sont peu intenses, si la titillation de la trachée n'a pas suffi, on peut introduire dans la canule une pince à fausse membrane. Plusieurs modèles de ces pinces existent; celle qui m'a paru la meilleure et qui est en usage dans le service de M. Barthez, est la pince de Robert et Colin.

On présentera la pince à la canule, de telle façon que l'axe de la pince soit perpendiculaire à celui du cou ; on enfonce ainsi l'instrument dans la canule.

Une fois que la pince est introduite et qu'elle a dépassé l'extrémité inférieure de la canule, la toux annonce que l'on touche la muqueuse trachéale.

Pour retirer quelque utilité de l'emploi de la pince, il faut avoir soin de l'ouvrir, autant que possible, dès qu'elle est dans la trachée et de la fermer vivement à chaque mouvement de toux ou d'expiration; c'est à ces moments que les fausses membranes sont projetées en avant et peuvent venir se placer entre les mors de la pince ; on a, de cette manière, quelque chance de les saisir et de les retirer.

Cette tentative doit être réitérée souvent un certain nombre de fois avant qu'aucun résultat ne soit obtenu.

Mais ces cas eux-mêmes sont rares, et c'est un moyen dont il y a peu à attendre.

Si les accidents sont intenses, si l'asphyxie est imminente, il n'existe qu'un moyen sur lequel on puisse compter, c'est l'ablation de la canule. Quelquefois cette simple manœuvre suffit pour provoquer l'expulsion de la fausse membrane; dans le cas contraire, on introduit le dilatateur ; l'entrée de l'air dans la trachée mise ainsi largement à découvert, donne lieu à un accès de toux qui, fréquemment, expulse des fausses membranes qui avàient résisté aux précédentes tentatives.

Parfois, au fond de la plaie, on voit flotter la fausse membrane ; il est alors facile d'aller la saisir avec la pince et de l'extraire. Souvent, la fausse membrane est mobile et l'extraction est facile; mais, dans d'autres cas, elle n'est libre que par une de ses extrémités et adhère énergiquement à la trachée ; il faut alors exercer des tractions assez fortes et l'arracher par morceaux. Il m'est arrivé plusieurs fois de ramener ainsi des lambeaux considérables qui avaient jusqu'à 5 ou 6 centimètres de longueur.

Si l'accès de toux provoqué par le dilateur n'amène pas l'expulsion de l'exsudat, si celui-ci n'est pas visible, on se trouve bien quelquefois d'introduire la pince dans la trachée; on excite ainsi de nouvelles quintes de toux, et l'on peut saisir dans les mors des fragments de fausses membranes.

Si ces manœuvres ne donnent pas rapidement un résultat satisfaisant, il est inutile et même dangereux de les continuer, elles peuvent contondre les bords de la plaie ; de plus, l'air froid qu'elles introduisent en abondance dans la trachée peut être le point de départ d'une de ces phlegmasies pulmonaires qui emportent tant de malades atteints de croup. On se hâtera de remettre la canule. J'ai déjà indiqué l'heureux effet de ce moyen ; il est constant de voir les fausses membranes, après avoir résisté à toutes les tentatives d'extraction, être rejetées violemment à travers la canule au moment où celle-ci est remise en place. Mais tous les efforts peuvent rester infructueux ; la fausse membrane située trop bas ou trop adhérente, reste en place, et le malade meurt asphyxié. C'est ce qui arriva dans le cas suivant :

Un enfant est opéré dans d'assez bonnes conditions, il se relève après l'opération, mais, au bout d'une heure, on remarque une dyspnée très-intense qui se convertit bientôt en un véritable accès de suffocation. Le bruit de la canule indique qu'une fausse membrane se trouve derrière elle. Les pinces, introduites dans la canule, ramènent de nombreux fragments de fausse membrane ; l'asphyxie continuant, la canule est retirée ; le dilatateur et les pinces engagés dans la trachée permettent encore d'extraire des débris pseudo-membraneux, mais l'état du malade ne s'améliore pas ; la canule est remise en place dans l'espoir qu'une expulsion plus complète pourra s'effectuer, mais il n'en est rien, et la mort arrive rapidement malgré l'insufflation pratiquée au moyen d'une sonde, dans la trachée.

Un autre enfant est opéré à la deuxième période, à la suite d'un accès de suffocation ; il respire facilement pendant quelques instants après l'introduction de la canule ; puis, tout d'un coup, il commence à suffoquer de nouveau ; la respiration se suspend. On retire la canule, on introduit le dilatateur, une longue fausse membrane est expulsée, mais l'enfant ne peut être rappelé à la vie, ni par la respiration artificielle, ni par l'insuflation.

Il est très-probable que, dans ce cas, si les secours avaient pu être donnés à temps, la terminaison funeste aurait été évitée.

Les fausses membranes formées dans la trachée et

dans les bronches ne se révèlent pas toujours par des accidents aussi rapides. Quand, au lieu d'être mobiles, elles restent fixées à leur point d'insertion et qu'elles forment sur la muqueuse respiratoire une couche plus ou moins étendue, ce n'est plus à la suffocation qu'elles donnent lieu, mais à la dyspnée continue.

Je ne décrirai pas, ici, la bronchite pseudo-membraneuse ; cette localisation de la diphthérie ne rentre pas dans mon plan, car on la rencontre tout aussi bien chez les sujets non opérés, mais je puis indiquer les moyens que nous pouvons opposer chez les trachéotomisés, aux fausses membranes trachéales et bronchiques.

Lorsque la dyspnée, la fréquence de la respiration, l'agitation, la pâleur de la face, la sécheresse et le sifflement de la canule donnent lieu de croire que la diphthérie s'est propagée aux voies aériennes inférieures et que les productions pseudo-membraneuses n'ont pas de tendance à se détacher, il importe d'essayer de les modifier dans le but de faciliter leur expulsion.

Je ne parlerai pas des inhalations de vapeurs d'eau simple ou chargée de principes médicamenteux, ce système étant aussi bien applicable aux croups non opérés qu'aux trachéotomisés.

Instillations. — Le procédé spécial à la trachéotomie consiste à instiller dans la trachée, à travers la canule, des liquides dont la nature varie suivant les indications.

Le premier liquide qu'on ait injecté est l'eau tiède, dans le but de ramollir les fausses membranes et de les aider à se détacher. Trousseau, qui préconisa cette médication, employait l'eau en assez grande quantité à la fois, une cuillerée à café. Frappé des inconvénients de ce moyen, qui au lieu de soulager les malades, augmentait souvent leur dyspnée, il y renonça.

M. Barthez, reprenant la même idée et voulant en écarter les dangers, adopta le procédé suivant :

On chauffe l'eau à une température de 30° à 40°, on en prend dans une pipette quelques gouttes qu'on laisse tomber dans la canule. A cette instillation succède une vive quinte de toux pendant laquelle l'enfant rejette souvent des débris pseudo-membraneux. On recommence toutes les demi-heures environ, excepté lorsque le malade sommeille. A part le ramollissement de la fausse membrane qu'elle peut déterminer, l'action de l'eau est plutôt indirecte que directe, elle n'agit guère qu'en excitant la toux ; aussi a-t-on cherché à porter sur les exsudations trachéales et bronchiques des agents capables de les détruire. Les cautérisations de la trachée, les injections d'une solution de nitrate d'argent, ont été essayées ; mais on a renoncé bien vite à ces moyens inutiles et dangereux.

M. Barthez, utilisant les propriétés dissolvantes des alcalins, eut l'idée de les instiller dans la trachée, sous forme de solution.

Après plusieurs essais, il s'est arrêté au chlorate de soude, dont l'action est plus rapide que celle du chlorate de potasse. La solution est saturée. Les instillations s'effectuent par le procédé qui vient d'être indiqué.

La toux a lieu comme après les instillations d'eau tiède, mais avec une énergie plus grande. L'action du chlorate de soude ne se borne pas là. Chez les enfants soumis pendant plusieurs jours à ce traitement, on a trouvé à l'autopsie les fausses membranes ramollies depuis l'incision de la trachée jusqu'à la bifurcation de ce conduit. Chez un enfant que cite le Dr Créquy, les fausses membranes s'étaient détachées de la partie supérieure de la trachée et s'étaient accumulées à l'origine des bronches.

L'action des instillations ne paraît pas s'étendre plus

loin : les fausses membranes bronchiques conservent, en effet, leur forme et leur consistance.

Bien qu'on puisse regretter ce desideratum, il n'en est pas moins vrai que le chlorate de soude en instillations constitue une médication qui peut rendre des services contre la généralisation des fausses membranes, soit par la toux qu'elles provoquent, soit par leur action immédiate sur les exsudats. L'innocuité parfaite de cet agent a bien sa valeur, en pareil cas.

M. Barthez a essayé aussi l'ammoniaque en solution au 1/20ᵉ, mais la toux a été tellement violente qu'il a dû renoncer à cette substance irritante.

Dans le courant de l'année dernière, j'ai employé à plusieurs reprises, mais sans succès, les instillations d'eau de chaux. Ce résultat n'a rien qui étonne; on prévoit avec quelle facilité ce liquide doit s'altérer quand on l'introduit dans un foyer aussi riche en acide carbonique que les bronches.

Encouragé par les recherches de MM. Adrian et Bricheteau, sur le pouvoir dissolvant de l'acide lactique, j'ai fait, dans un cas, des instillations de la solution qu'ils recommandent; mais le malade est mort trop rapidement pour que l'action du médicament ait pu s'établir; l'occasion ne s'est pas représentée depuis. C'est une expérience à continuer. Pour traiter complétement la question des fausses membranes, il resterait à parler de leur séméiologie, de leurs différentes formes suivant les parties des voies respiratoires d'où elles viennent; il serait intéressant aussi de chercher à quelle époque elles disparaissent et quel pronostic il faut tirer de leur persistance.

Ces questions, quoique fort importantes, n'ont rien de spécial aux croups opérés; je les laisserai de côté.

§ II. — Lésions pulmonaires, bronchiques et pleurales.

Les complications pulmonaires peuvent revendiquer la place la plus importante parmi les causes de mort qui attendent les opérés de trachéotomie ; il est bien rare que l'autopsie ne fasse pas constater quelque altération du côté du poumon. Les principales sont :

La diphthérie généralisée,

La bronchite,

La broncho-pneumonie,

La pneumonie lobaire,

La pleurésie,

La pleuro-pneumonie,

La gangrène pulmonaire.

Ces complications, quoique très-fréquentes, les quatre premières surtout, ne sont pas spéciales aux malades trachéotomisés. On les rencontre assez souvent chez les sujets non opérés qu'elles font mourir, lorsque les accidents laryngés ont disparu ou perdu de leur intensité.

D'autre part, il est possible, dans un certain nombre de cas, de constater ces lésions au moment même de l'opération, soit avant, soit immédiatement après, c'est-à-dire assez tôt pour que la trachéotomie ne puisse pas être invoquée comme cause.

Les complications pulmonaires ne sont pas propres aux sujets qui ont subi la trachéotomie, et quand on les observe chez ces malades, il ne faut pas les attribuer absolument à l'opération. M. Peter (1), dans son excellent travail, a traité cette question avec grand soin ; il a établi sur des preuves nombreuses que toutes ces lésions pulmonaires sont le résultat du développement naturel de la

(1) Loc. cit.

maladie et que leur présence ne constitue pas une complication, mais une coexistence.

« Lorsque la coexistence ne se manifeste pas, c'est qu'il y a un arrêt de développement, lequel peut arriver spontanément par les seules forces de la nature ou fatalement par la mort du malade, résultant de l'asphyxie croupale, de l'exagération de la débilité ou de l'intoxication. Lorsque la mort est évitée par la trachéotomie, elle peut survenir soit par bronchite capillaire, soit par bronchite pseudo-membraneuse, soit par broncho-pneumonie, ou enfin par épuisement des forces. Ainsi s'explique la mort malgré la trachéotomie. »

Je renvoie le lecteur à l'examen complet du mémoire. D'autre part, si l'on se reporte à la pathologie comparée, ainsi que le fait très-justement M. Duhomme (1), on observe que les phlegmasies pulmonaires sont rares chez les sujets qui ont subi la trachéotomie pour une maladie autre que le croup. Si, en même temps, on tient compte de ce fait, que le croup non opéré se complique aussi de phlegmasie pulmonaire, on admettra que celles-ci ne sont pas causées uniquement par la trachéotomie.

Il faut convenir cependant que ces mêmes complications sont devenues beaucoup moins fréquentes depuis les progrès accomplis par l'hygiène des opérés et, en particulier, depuis l'emploi de la cravate, ce qui fait jouer à la trachéotomie un rôle incontestable dans la production de ces accidents. Mais ce qui a été établi au sujet de la tendance du croup à engendrer spontanément les phlegmasies pulmonaires et sur l'innocuité de cette opération chez les sujets sains, prouve que l'importance de ce rapport de causalité ne doit pas être exagérée et se réduit,

____

(1) Quelques considerations sur la trachéotomie. — 1859.

en réalité, à une cause occasionnelle qui peut être singu-lièrement atténuée par une hygiène bien entendue.

Ainsi donc, la trachéotomie peut être exonérée de ce reproche dans un grand nombre de cas ; mais il n'est pas moins vrai qu'elle peut provoquer ou aider l'extension de la phlegmasie aux bronches, quand les précautions convenables ne sont pas prises pour empêcher l'air d'arriver froid par la plaie. Aussi, la mortalité était-elle infiniment plus considérable avant que Trousseau n'eût rendu l'immense service d'indiquer les moyens qui per-mettent de tamiser, d'échauffer et d'humidifier ce fluide.

Les malades succombaient presque tous à la broncho-pneumonie. Telle était la cause des nombreux insuccès qui, au début, ont failli compromettre une opération qui, depuis, a rendu à la vie tant de malades.

Il est curieux d'observer la progression croissante des succès coïncidant avec l'application mieux entendue des soins consécutifs, maintenant surtout que, le champ des contre-indications s'étant, peu à peu, rétréci considéra-blement, on opère une foule de malades qu'on aurait abandonnés, il y a quelques années.

Avant de terminer ce chapitre, il peut être utile de dire quelques mots de l'*auscultation chez les opérés*. Il suffit d'avoir placé l'oreille contre la poitrine d'un trachéoto-misé pour savoir combien il est difficile de retrouver les signes stéthoscopiques connus.

Avant l'opération, la difficulté vient de la pénétration incomplète de l'air dans la poitrine ; les signes qui pour-raient déceler une lésion pulmonaire se perdent dans le silence général, ou bien ils sont voilés par le sifflement laryngo-trachéal qui retentit souvent dans la poitrine, de manière à couvrir tout autre bruit.

On doit être prévenu de l'intensité de ce bruit et des

caractères que lui donne l'auscultation ; on pourrait s'exposer à des erreurs sérieuses.

D'autre part, ce retentissement possède une certaine ressemblance avec le murmure respiratoire.

Cette analogie est grossière, il est vrai, mais une oreille peu habituée à cette sorte d'auscultation peut s'y tromper, et j'ai vu, pour mon compte, des personnes exercées à l'auscultation ordinaire, commettre plusieurs fois cette erreur. Une pareille confusion peut être funeste au malade, la confiance que donne ce prétendu murmure respiratoire pouvant faire retarder et quelquefois manquer une opération urgente.

En écoutant attentivement, on arrivera toujours à discerner les deux bruits.

Lorsque l'air pénètre dans la poitrine, on entend le murmure qui caractérise le déplissement des vésicules ; lorsque l'air ne pénètre pas ou pénètre peu, on s'assurera, en y mettant toute son attention, que le bruit perçu ne se passe pas sous l'oreille, mais qu'il n'est que le retentissement du sifflement qui se produit dans le larynx.

On verra de plus que le murmure respiratoire est absent ou très-affaibli.

Lorsqu'il est très-intense, ce bruit prend l'apparence du souffle bronchique : encore une erreur à éviter, et c'est peut-être la plus difficile. Il faut recourir à la comparaison des deux côtés et à la percussion pour reconnaître la nature des bruits.

Dans les cas où ce retentissement est faible, on peut reconnaître les râles, s'ils existent.

On voit combien les phénomènes stéthoscopiques sont peu sûrs. La présence d'une complication thoracique sera seulement soupçonnée si l'on constate l'existence des signes rationnels : fréquence du pouls et de la respiration.

La percussion pourra rendre des services, dans les cas seulement où elle accusera une différence bien évidente et bien localisée de la sonorité. Les différences moins nettes sont souvent des causes d'erreur, elles peuvent changer complétement en très-peu de temps, une fois que la trachéotomie est faite.

Après l'opération, l'air arrive dans la poitrine, mais l'auscultation rencontre d'autres obstacles non moins puissants, je veux parler des bruits qui se passent dans la canule. Que ces bruits soient du sifflement, du gargouillement, du claquement, etc., ils n'en étouffent pas moins pour peu qu'ils soient intenses, ceux qui se produisent dans le poumon.

Quand les bruits canulaires sont moins intenses, les signes stéthoscopiques s'entendent plus facilement, mais ils sont souvent affaiblis. Ces particularités sont bonnes à connaître pour l'établissement du diagnostic; on ne saurait trop se convaincre de la difficulté qu'il présente dans beaucoup de cas; les signes rationnels le font pressentir, mais les signes physiques manquent souvent.

§ III. — Ulcératons de la trachée.

En 1859, M. Barthez appela l'attention sur un point de la trachéotomie, encore à peu près inconnu. Il présenta à la Société médicale des hôpitaux deux pièces anatomiques provenant d'enfants opérés de la trachéotomie, et sur lesquelles on constatait des lésions intéressantes de la muqueuse trachéale. Déjà, M. Vidal, en 1854, et Goupil, en 1856, avaient montré à la Société anatomique des pièces analogues.

Dans le courant de la même année, M. Roger publia une monographie (1), dans laquelle il réunit et analysa 21 cas d'ulcérations de la trachée. Ce mémoire, très-complet et très-intéressant, est resté classique ; cependant, depuis qu'il a paru, la science a marché, la diphthérie est mieux connue, au moins dans certains détails ; de là quelques lacunes à combler, quelques appréciations à modifier. C'est ce que je tâcherai de faire dans la mesure que comporte l'étendue de mon travail, en m'appuyant sur 17 observations recueillies toutes dans le service de M. Barthez.

Lésions anatomiques. — Il faut entendre par ulcération de la trachée toutes les solutions de continuité, avec perte de substance qui intéressent les tuniques de ce conduit, à un degré quelconque, depuis la simple érosion de la muqueuse jusqu'à la perforation complète des parois.

La lésion peut être très-superficielle et caractérisée

(1) Des ulcérations de la trachée artère produites par le séjour de la canule après la trachéotomie. (*Archives gén. de méd.*, 1859, t. II, p. 5 et 175.)

seulement par la chute de l'épithélium ; mais plus souvent la muqueuse est détruite et les cartilages se montrent à nu, sains ou altérés. Dans certains cas, les cartilages sont complétement détruits, et la paroi trachéale n'est séparée du tissu cellulaire circonvoisin que par la tunique fibreuse. Cette dernière barrière peut céder elle-même ; la cavité respiratoire se trouve alors en communication avec l'extérieur par une ou plusieurs nouvelles ouvertures.

Dans le plus grand nombre des cas, l'ulcération siége sur la paroi antérieure de la trachée, au-dessous de l'angle inférieur de la plaie trachéale, dans un point qui a dû correspondre évidemment au bout inférieur de la canule : une surface muqueuse saine sépare le plus souvent l'ulcération de la plaie trachéale ; dans quelques cas, cependant, l'altération commence à l'angle inférieur, pour s'étendre plus ou moins loin en hauteur ou en largeur. Chez un malade, cet angle avait été détruit, et l'érosion des tuniques trachéales prolongeait de 1 centimètre l'incision de l'opération.

J'ai observé un autre malade chez lequel les bords de la plaie trachéale étaient irréguliers et déchiquetés ; les anneaux étaient amincis ; on voyait à leur surface des fragments cartilagineux en voie d'élimination ; cette lésion s'accompagnait d'une ulcération qui siégeait au-dessous de la plaie, et qui avait aussi dénudé et altéré les cartilages. La paroi postérieure peut être intéressée aussi. M. Roger a vu 2 fois l'ulcération porter sur cette paroi seule, et 4 fois sur les parois antérieure et postérieure simultanément. Chez un de ces malades la trachée était perforée à sa paroi postérieure. Je n'ai pas rencontré un seul de ces cas, mais j'ai vu plusieurs fois l'ulcération faire le tour de la trachée ; les désordres étaient alors plus profonds au-dessous de la plaie; 2 fois les parois latérales étaient attaquées.

L'aspect de l'ulcération est très-variable; tantôt la muqueuse n'a pas perdu sa couleur; tantôt, lorsque la lésion est plus profonde et plus large, le fond est grisâtre, les bords taillés à pic et irréguliers; on voit à la surface des débris de tissu mortifié, ou des fragments de cartilage. Mais si l'ulcération, quoique profonde, est étroite, le changement de coloration de la surface est bien moins apparent.

La profondeur peut passer par tous les degrés, depuis la simple érosion jusqu'à la perforation. M. Roger cite 4 cas de perforation; je n'en ai observé que 3 : l'un de mes malades présentait des perforations multiples, au nombre de 3, qui mettaient la cavité trachéale en communication avec la partie inférieure de la plaie des téguments.

Un autre portait, au-dessous de la plaie trachéale, deux larges perforations dont le fond était formé par le tronc brachio-céphalique.

Chez un des malades cités par M. Roger, la perforation intéressait la paroi postérieure; l'œsophage venait s'appliquer contre l'ouverture.

Sans aller jusqu'à la perforation, l'ulcération peut atteindre une grande profondeur : je l'ai vue dans 4 cas détruire la muqueuse et les cartilages, ne respectant qu'une lamelle fibreuse ou celluleuse, quelquefois très-mince et transparente. Chose remarquable! quelle que soit l'étendue de l'ulcération, la portion la plus amincie de la paroi se trouve presque toujours au point qui correspondait au bout inférieur de la canule. Ainsi, dans un des 4 cas que je viens de citer, une lame celluleuse très-mince séparait le bout de la canule du tronc brachio-céphalique, au point de sa bifurcation.

La forme et l'étendue ne présentent pas moins de variétés. Souvent arrondies ou ovalaires, et larges comme des pièces de 20 c., ou de 50 c.; d'autres fois, entourant la plaie trachéale, ou la prolongeant à sa partie inférieure, elles peuvent prendre des formes très-irrégulières et recouvrir une surface qui s'étend souvent bien au delà du champ de la canule. Elles embrassent parfois toute la circonférence de la trachée, sur une hauteur qui peut être considérable. Une de ces ulcérations annulaires avait, chez un de mes malades, 2 centimètres et demi de hauteur. M. Roger cite une ulcération qui occupait en hauteur et en surface près des deux tiers de la trachée.

Dans le plus grand nombre des cas la lésion était unique : 7 malades présentaient des ulcérations multiples, dont plusieurs étaient hors de la portée de la canule; chez l'un d'eux, la muqueuse laryngée était ulcérée en plusieurs points.

Les lésions concomitantes des autres organes ou des autres parties des voies respiratoires, doivent être notées avec soin; leur importance deviendra évidente lorsque nous rechercherons la pathogénie des ulcérations. La rougeur plus ou moins intense de la trachée et des bronches a été mentionnée 11 fois, sur lesquelles 7 s'accompagnent de broncho-pneumonie; 2 malades étaient tuberculeux; chez l'un d'eux, les poumons contenaient des cavernes; chez le second, on ne rencontrait que des granulations demi-transparentes; chez un autre se trouvait un abcès du médiastin consécutif à une perforation de la paroi postérieure de la trachée; ajoutons encore 1 cas d'œdème de la glotte, et 1 cas de diphthérie généralisée. L'état de la plaie des téguments n'offre pas un moindre intérêt si l'on veut établir une relation entre les lésions de ces parties si rapprochées.

Sur 16 autopsies, la plaie était atteinte de gangrène . . . . 6 fois.

De diphthérie . . . . , . 2
D'ulcération simple 2
Saine 6
L'état n'a pas été noté 1

Le malade observé par M. Millard portait une petite plaque diphthérique sur la plaie des téguments.

Symptômes. — Les ulcérations de la trachée ont bien peu de symptômes qui leur soient propres; presque tous ceux qui leur ont été assignés peuvent être rapportés tout aussi bien à d'autres lésions.

M. Roger a donné les signes suivants :

1° Mauvais état de la plaie du cou et des parties molles : tuméfaction, érythème, aspect ulcéreux, gangrène ;

2° Coloration noire de la canule, fétidité de l'haleine et des crachats, expectoration parfois sanguinolente ;

3° Douleur de la région cervicale ;

4° Dysphagie.

L'étude attentive des observations recueillies dans le service de M. Barthez, et de celles qui ont été publiées antérieurement, m'ont amené à des conclusions un peu différentes.

Le mauvais état de la plaie du cou et des parties molles, est peut-être, dans certains cas, le produit de plusieurs facteurs au nombre desquels serait l'ulcération de la trachée; mais cette règle est loin d'être constante : dans un nombre de cas relativement grand, 6 sur 16, la plaie était parfaitement saine ; le cou ne présentait aucun gonflement. Dans les observations citées par M. Roger, les altérations de la plaie ne sont indiquées que dans 9 cas sur 21 ; l'ulcération de la trachée peut donc, dans une notable-proportion, exister sans que la plaie prenne un mauvais aspect.

La coloration noire de la canule, la fétidité de l'haleine et des crachats, ainsi que l'expectoration sanguinolente, ne sont pas non-plus spéciales aux ulcérations trachéales. En traitant de la gangrène de la plaie, j'ai montré que tous ces signes appartenaient à la gangrène elle-même. Au moment où écrivait M. Roger, il y a dix ans, la gangrène de la plaie était peu connue et l'on ne désignait guère sous ce nom que les larges eschares qui recouvraient les parois et le pourtour de la plaie.

J'ai fait voir que la gangrène devait être comprise autrement, qu'elle était souvent très-superficielle, isolée par points très-petits qu'il était facile de confondre avec des fragments de fausse membrane et qu'il fallait une certaine attention pour les découvrir dans la profondeur de la plaie ou sur ses arêtes qui sont leur siége assez commun.

La coloration noire de la canule ne m'a jamais fait défaut en pareil cas, et je ne l'ai presque jamais observée en dehors de la gangrène.

Bien que cette proposition réduise singulièrement le rôle de la coloration noire de la canule dans le cas d'ulcération, ce même signe m'a pourtant été utile plusieurs fois pour diagnostiquer la lésion trachéale, voici dans quelles circonstances : la plaie était gangréneuse et la canule était noircie dans la partie supérieure de sa portion verticale, mais de plus, l'extrémité inférieure avait pris la même couleur ; ces deux zones noires étaient séparées par une troisième qui avait gardé sa coloration normale ; la similitude des altérations de la canule fit croire à l'analogie des lésions correspondantes ; l'autopsie confirma cette hypothèse en montrant une ulcération trachéale,

couverte de débris de muqueuse et de cartilage. La fétidité de l'haleine et des crachats est de la même façon, sous
la dépendance du sphacèle de la plaie. Il faudra se rappeler
d'ailleurs que ce signe ne correspond pas toujours à l'ulcération de la trachée et qu'on est exposé à confondre
l'odeur de l'haleine avec celle de la plaie qui est quelquefois très-pénétrante; cette observation s'applique aussi
aux liquides que fournit la plaie; lorsqu'ils sont abondants, il est souvent difficile de les distinguer des crachats.

L'expectoration sanguinolente a beaucoup plus de valeur, c'est le seul signe à peu près certain qui, en l'absence
du noircissement du bout inférieur de la canule, permette
de diagnostiquer l'ulcération de la trachée. Je ne parle ici
que des crachats mélangés intimement avec le sang et
qui apparaissent plusieurs jours après la trachéotomie;
le sang pur, ainsi que les crachats sanguinolents du premier et du second jour, tiennent souvent à un suinte-
ment qui s'opère au niveau de la plaie ou à un reste de
sang épanché dans les bronches au moment de la ponction
de la trachée.

La douleur de la région cervicale antérieure, indiquée
déjà par M. Toulmouche (1), était assez intime chez un
des malades de M. Roger, pour que l'enfant indiquât cette
douleur en portant la main vers cette région avec une
expression de souffrance très-manifeste. Ce symptôme
n'est consigné dans aucune des autres observations de
M. Roger; j'aurais peine à l'attribuer à l'ulcération seule;
sans aller si loin, plusieurs lésions de la plaie, telles que
le phlegmon simple et l'érysipèle, peuvent aussi en être
rendus responsables.

(1) Ulcérations du larynx et de la trachéc-artère. (*Arch.
gén. de méd.*, t. II, p. 59.

La dysphagie est trop commune dans la diphthérie où elle est une des localisations de la paralysie diphthérique, pour qu'on puisse lui donner quelque valeur symptomatologique dans le cas d'ulcération trachéale.

En résumé, les seuls signes auxquels on puisse accorder une certaine confiance sont :

1° L'expectoration sanguinolente survenant quelques jours après la trachéotomie;

2° La couleur noire du bout inférieur de la canule.

Etiologie. — Des causes nombreuses président à la formation des ulcérations de la trachée consécutives à la trachéotomie, les unes sont locales et mécaniques, les autres sont générales.

Causes mécaniques. — La canule, en sa qualité de corps étranger, exerce sur les tissus une action irritante et une action compressive, ainsi que je l'ai montré à propos des lésions de la plaie des téguments.

La trachée n'échappe pas à cette influence; la canule, en frottant contre les parois trachéales, les peut léser aussi bien que les parois de la plaie.

Ce mécanisme a été mis en doute.

Lors de la discussion qui a eu lieu à la Société médicale des hôpitaux, à propos de la communication de M. Barthez et du travail de **M.** Roger, l'action de la canule a été niée par plusieurs membres et la production de l'ulcération rapportée entièrement à une influence générale fâcheuse, à une diathèse ulcéreuse.

On ne peut reprendre, dans cette opinion, que l'exagération d'une idée, d'ailleurs juste.

La cause mécanique, en effet, quoique généralement admise maintenant, n'est qu'un des éléments de la question ; la cause générale conserve toute son importance et complète la première.

Le siége de l'ulcération, dans la grande majorité des cas, prouve l'action de la canule ; n'est-ce pas, en effet, au point correspondant au bout inférieur de celle-ci que se rencontrent les ulcérations, et quand elles sont multiples ou très-larges, leur plus grande profondeur ne se trouve-t-elle pas presque toujours au même niveau ?

Une observation de M. Hayem (1) prouve aussi la puissance de l'action mécanique de la canule. Il s'agit d'un homme de 55 ans, chez lequel la trachéotomie fut pratiquée, *in extremis*, pour une tumeur ganglionnaire qui comprimait la trachée. La mort eut lieu trente-six heures après l'opération. — L'incision avait été faite au-dessus du rétrécissement dans lequel avait pénétré l'extrémité de la canule. Au niveau de la saillie de la tumeur, la muqueuse trachéale était rouge et l'on trouva deux ulcérations irrégulières correspondant aux points où la canule avait porté.

L'ulcération a été observée à la partie postérieure de la trachée, mais cette particularité dépend de conditions inhérentes à la canule et que je vais indiquer.

Les premières canules qu'on ait construites avaient, outre des défectuosités d'un autre ordre, les inconvénients suivants :

Leur courbure était celle du quart de cercle, ce qui leur donnait une convexité assez saillante, en même temps que le bout inférieur se reportait un peu en avant; de plus, l'orifice inférieur était horizontal et présentait un bord tranchant qui attaquait facilement la muqueuse trachéale. La pièce horizontale de la canule était soudée à la portion verticale ; il arrivait alors que, pendant les mouvements d'élévation et d'abaissement communiqués à la trachée par l'inspiration et l'expiration, la plaque exté-

(1) *Gazette hebdom.*, 1865, p. 85.

rieure étant immobilisée par les cordons, la portion verticale, au lieu de fuir devant la trachée, était frottée par elle pendant ces mouvements.

Dans de pareilles conditions, la muqueuse trachéale était bien exposée, et l'on peut s'étonner que les ulcérations n'aient pas été notées plus souvent.

Le volume de la canule n'a pas une moindre importance.

Si la canule est trop grosse pour le calibre de la trachée, le contact est plus complet, la pression est plus continue, et la courbure postérieure peut comprimer à son tour la paroi correspondante au point de l'ulcérer.

M. Roger pense qu'une canule trop petite peut avoir les mêmes inconvénients, à cause de sa mobilité et des frottements qui peuvent en résulter. Si la canule trop petite est passible de reproches, celui que lui inflige M. Roger me paraît immérité; la mobilité ne peut qu'adoucir les frottements, et, par suite, retarder l'érosion de la muqueuse.

On peut faire rentrer dans les causes mécaniques les mouvements désordonnés du malade. M. Barthez attribuait à cette cause l'ulcération de l'une des pièces qu'il a présentées à la Société médicale des hôpitaux.

Causes générales. — Si la pression de la canule était la cause unique de l'ulcération trachéale, on pourrait se demander pourquoi les sujets trachéotomisés ne portent pas tous des ulcérations? Or, il n'en est pas ainsi. Des malades opérés pour cause d'œdème de la glotte ou de lésions syphilitiques restent pendant des mois et des années avec leur canule, sans éprouver rien qui puisse être rapporté à l'ulcération de la trachée. D'autre part, les enfants opérés du croup restent quelquefois fort longtemps avec leur canule, sans qu'on puisse constater de lésion trachéale. Enfin, parmi les ulcérations que l'on constate *post mortem*, les plus profondes ne sont pas toujours celles qui coïncident avec le plus long séjour de la canule. Ainsi, M. Roger cite deux perforations effectuées, l'une en cinq jours, l'autre en trente-six heures ; par contre, j'ai rencontré au bout de vingt-sept jours une érosion très-légère.

De plus, un des malades que j'ai observés portait avec une ulcération située au-dessous de la plaie deux autres ulcérations placées au niveau des cordes vocales, hors de portée de la canule.

Il y a donc deux influences, l'une locale, l'autre générale, qui se réunissent pour engendrer l'ulcération. La plus puissante est bien certainement la seconde ; le long séjour de la canule sans accidents, et, d'autre part, les lésions survenues après un très-court séjour, le prouvent amplement.

L'influence générale se répartit de la manière suivante :

1° Intoxication ;

2° Maladies des voies respiratoires ;

3° Age ;

4° Constitution médicale.

Intoxication. — Les signes d'intoxication décrits par M. Barthez (1) existaient à des degrés différents chez 11 malades sur 17. Je n'ai pas besoin de faire ressortir la place considérable que donne ce chiffre à l'influence générale.

Maladies des voies respiratoires. — La muqueuse trachéale et bronchique était d'un rouge très-vif, quelquefois livide dans 11 cas ; chez 7 malades, cette rougeur s'ac-

(1) Des résultats comparés du traitement du croup par la trachéotomie et par les moyens médicaux, pendant les années 1858 et 1859.

compagnait des autres caractères de la broncho-pneumonie. On conçoit que la prédisposition à l'ulcération doive afférer à une membrane déjà malade.

Age. — L'influence de l'âge ne m'a pas paru bien démontrée, au moins pour les malades que j'ai observés. Ainsi, sur les trois perforations que j'ai citées, l'une fut découverte chez un enfant de 2 ans, dix jours après l'opération ; la seconde, chez un enfant de 7 ans, fut trouvée à l'autopsie le quatrième jour ; la troisième fut constatée *post mortem*, chez un enfant de 4 ans, au bout de seize jours. A part ces trois cas, les ulcérations ont paru, cependant, se faire plus rapidement chez les enfants âgés de 2 ans ou à peu près.

Constitution médicale. — Les ulcérations de la trachée s'observent rarement ; leur apparition est très-irrégulière : telle année en est complétement exempte, tandis qu'on en compte plusieurs cas dans une année voisine, sans qu'il soit possible d'attribuer à ces irrégularités des causes bien fondées.

Pronostic. — La constatation des ulcérations trachéales ne se faisant guère qu'après la mort, on est tenté de croire à la rareté extrême de cette lésion. Cependant, il est très-probable que bien des ulcérations de ce genre, vu l'insuffisance des moyens de diagnostic, échappent au médecin, chez les malades qui guérissent. D'autre part, on voit guérir des malades qui ont présenté les signes rationnels de l'ulcération. M. Roger en cite deux cas. J'en ai observé deux aussi.

Il est donc probable que les ulcérations trachéales peuvent guérir ; seulement, je crois qu'on ne peut guère compter sur cette terminaison que dans le cas où la muqueuse seule est lésée. Lorsque la canule porte contre une membrane mince et souvent transparente, il semble bien difficile d'éviter la perforation, à moins que quelque autre complication plus rapidement mortelle ne la prévienne.

Les perforations que j'ai observées n'ont pas eu par elles-mêmes de suites funestes ; la mort ne paraît pas devoir leur être attribuée ; cependant, l'une d'elles coïncidait avec un abcès prétrachéal. Il en était de même pour un malade de M. Roger.

Dans quatre de mes observations, l'ulcération offrait un rapport curieux ; elle correspondait au tronc brachio-céphalique, dont la canule n'était séparée que par une membrane très-mince. Dans un cas, le bout inférieur de l'instrument était en rapport direct avec ce vaisseau. Il est permis de se demander si, la maladie durant plus longtemps, l'ulcération ne se serait pas étendue aux parois vasculaires pour les perforer et donner lieu à une hémorrhagie foudroyante.

Cette terminaison n'a pas été observée, je crois, chez l'enfant, mais on cite plusieurs cas d'hémorrhagies de ce genre, survenues chez des adultes qui avaient porté la canule pendant plusieurs mois après la trachéotomie faite, pour cause de lésions organiques du larynx. M. Roger en cite (1) deux cas remarquables.

L'analogie permet de croire à la possibilité de ces accidents chez l'enfant.

Traitement. — Les efforts du médecin doivent tendre surtout à prévenir l'ulcération. C'est là le côté réellement important du traitement. La lésion une fois produite, le traitement curatif sera bien restreint, faute d'une médication topique.

On peut éviter l'ulcération par des moyens généraux et des moyens locaux.

(1) Loc. cit. p. 189.

La médication générale est nécessaire pour combattre l'influence générale qui constitue un des éléments de la genèse de l'ulcération. L'alimentation, les préparations toniques et ferrugineuses tiendront la première place.

Les moyens locaux sont de la plus haute importance dans la prophylaxie de ces accidents.

La canule est la cause immédiate, mécanique, de l'ulcération; l'attention devra donc se porter sur sa construction. Elle sera établie de telle façon que le frottement sur la muqueuse soit diminué autant que possible.

J'ai indiqué, en traitant de l'étiologie, les causes principales qui font de la canule un agent vulnérant, c'est-à-dire :

1° *Immobilité des deux pièces de la canule*, immobilité qui expose la trachée à se frotter contre la canule, avec plus ou moins d'énergie, dans tous les mouvements d'ascension ou de descente qui résultent de la respiration, de la toux, de la déglutition ;

2° *La forme en quart de cercle*, qui ramène trop en avant le bout inférieur de la canule et le fait porter contre la paroi antérieure ;

3° *Le bord presque tranchant* que forme l'orifice inférieur de la canule quand il est placé horizontalement.

M. Luër a fait disparaître la première en construisant des canules dont les deux pièces sont mobiles l'une sur l'autre. La portion verticale est poussée doucement par la trachée dans le mouvement d'ascension et retombe par son propre poids dans le mouvement de descente; mais quelquefois, lorsque la canule est trop grosse et trop longue, le champ donné à cette portion verticale ne suffit pas, et la canule continue à léser la trachée.

Le même fabricant a remédié à la seconde cause, en diminuant la courbure de la portion verticale; le bout

inférieur porte moins directement sur la paroi antérieure.

M. Barthez a perfectionné ces canules en taillant en
biseau l'extrémité inférieure. Ce biseau est formé aux dépens de la paroi antérieure de la courbure ; l'ouverture
inférieure de la canule, au lieu d'être circulaire, devient
elliptique. L'angle inférieur de cette paroi est ainsi sup-
primé, et l'on sait qu'il est l'agent principal de la lésion.

Cette disposition a un autre avantage : elle facilite l'introduction de la canule dans la trachée, avantage qu'on
ne peut trop apprécier quand on connaît la difficulté de
ce temps de l'opération. On présente en effet à la plaie
trachéale une extrémité en forme de coin qui pénètre
plus facilement qu'un bout cylindrique.

Il faut avoir soin cependant que le biseau ne présente
pas une trop grande longueur. Cette disposition, très-
avantageuse pour prévenir l'ulcération de la trachée,
peut avoir de graves inconvénients que j'ai signalés à
l'article *Emphysème*.

L'habitude que nous avons à Sainte-Eugénie de retirer
la canule aussitôt que possible est encore un excellent
moyen prophylactique.

L'ulcération produite et diagnostiquée, que faut-il
faire ?

On se dispensera de tout traitement local, tel que la
cautérisation de la trachée. Ce moyen, outre les dangers
qu'il présente, est trop incertain ; le siége, l'étendue et
la profondeur de l'ulcération, seront trop peu connus
pour que l'on puisse agir en connaissance de cause.

Le seul traitement rationnel consistera à enlever la canule chaque jour aussi longtemps que le malade le sup-
portera, et à l'ôter définitivement aussitôt que possible.

§ IV. DES CAUSES QUI RETARDENT L'ABLATION DÉFINITIVE
DE LA CANULE.

On a vu dans la première partie de ce travail que si, dans certains cas, la canule peut être supprimée au bout de peu de jours, il en est d'autres où le malade doit la garder pendant un temps souvent fort long ; chez un de mes malades, il fallut la laisser en place jusqu'au cent vingt-sixième jour. Chez un malade dont M. Bergeron, médecin de Sainte-Eugénie, a bien voulu me communiquer l'observation, la mort survint au cent cinquante-quatrième jour, par le fait d'une broncho-pneumonie, suite de rougeole : la canule n'avait pu être encore supprimée.

Je vais étudier les causes de cet accident qui vient ainsi enrayer la guérison au moment où le but semble atteint ; je m'efforcerai d'indiquer les moyens qu'on lui peut opposer.

Il est des malades, ce sont les plus nombreux, chez lesquels aucune lésion morbide ne peut rendre compte des accidents observés, et l'on ne peut invoquer d'autre point de départ qu'un état spasmodique dépendant presque toujours du moral du malade. Chez d'autres, au contraire, on peut constater un état pathologique comme point de départ de tous les phénomènes. Les causes qui éloignent l'ablation de la canule peuvent donc être réparties ainsi qu'il suit :

1° État spasmodique ;

2° Lésions laryngo-trachéales ;

3° Lésions bronchiques ;

4° Lésions de la plaie ;

5° Paralysie diphthérique.

I. *État spasmodique*. — L'enfant ne rejette plus de fausses membranes depuis plusieurs jours ; la voix est claire, l'état général est excellent ; aucune lésion locale apparente n'existe. On s'est assuré, par les moyens indiqués précédemment, que l'air passe librement par le larynx, et cependant l'enfant ne peut se passer de sa canule ; dès qu'on la lui ôte, il s'agite, se débat ; son visage exprime la terreur ; la respiration, qui, dans les premiers instants, se faisait librement, s'embarrasse, l'inspiration devient sifflante, le tirage se produit, les téguments se cyanosent ; enfin, les accidents asphyxiques deviennent tels, qu'il faut remettre la canule en toute hâte sous peine de voir périr l'enfant.

Il faut quelquefois très-peu de temps pour que les choses en arrivent à ce point.

Dans d'autres cas, fort bien décrits par M. Millard, l'influence morale, pour agir moins rapidement, n'en était pas moins accusée ; la peur de la suffocation était extrême ; l'une de ses malades ne pouvait un seul instant perdre de vue la canule, et se prenait brusquement de suffocation sur la seule menace faite en plaisantant d'emporter l'instrument hors de la salle. Il fallut le lui attacher autour du cou, comme une chaîne de montre.

M. Blachez cite un fait non moins intéressant : c'est celui d'un enfant qui, après avoir résisté pendant six semaines à toutes les tentatives d'ablation était arrivé, cependant, à passer une journée entière sans canule. En jouant, il se pince le doigt dans une porte ; l'émotion causée par cet accident amena un accès de suffocation qui détermina la mort en quelques minutes.

Chez un des malades du service de M. Barthez, la canule étant retirée, ainsi que le permettait l'état du larynx, l'en-

fant fut laissé seul pendant quelques instants, la frayeur
suffit pour lui causer une convulsion très-intense qui dura
environ dix minutes ; on eut beaucoup de peine à le rappeler à la vie.

L'observation 29 montre une pettie malade extrémement
nerveuse, chez laquelle la canule ne pouvait étre éloignée
plus de quelques secondes sans que l'asphyxie arrivât, et
cependant elle poussait des cris perçants et criait à haute
voix : Ma canule ! ma canule ! La plaie se rétractait avec
une énergie très-grande et la réintroduction de la canule
devenait fort difficile ; aucune autre lésion n'existait, sauf
un bourgeon charnu qui fut arraché à plusieurs reprises
et dont la disparition n'amenait qu'une bien faible amélioration ; la paralysie diphthérique avait cessé. On en
était arrivé au point de n'avoir que le temps bien juste de
faire les pansements. Tous les moyens ayant échoué, il fut
résolu de tenter, coûte que coûte, de laisser l'enfant sans
canule, tout étant bien préparé d'ailleurs, pour lui porter
secours si les accidents devenaient trop sérieux.

On était alors au centième jour de l'opération. Le matin, je retirai la canule et je restai à côté de l'enfant, prêt
à refaire la trachéotomie s'il était nécessaire, mais résolu
à triompher des craintes ou de la mauvaise volonté de ma
pettie malade. Le succès répondit à mon attente au delà
de toute espérance ; l'agitation, les contorsions ordinaires
ne manquèrent pas ; l'enfant demanda sa canule, pleura,
supplia ; l'oppression fut très-intense, s'accompagnant de
tirage, mais sans aller jusqu'à l'asphyxie. Le cachet spasmodique et réellement hystérique de ces phénomènes
devint encore plus manifesie : chaque inspiration s'accompagnait d'un bruit analogue à un violent sanglot, la
face se contractait énergiquement surtout à droite. Au
bout de peu de temps le calme revenait pendant un in-

tervalle qui variait de quelques minutes à une heure, puis l'agitation reprenait avec le même caractère.

La journée se passa ainsi ; le soir, l'enfant étant très fatiguée et l'oppression augmentant, la canule fut remise avec une peine extrême ; il fallut longtemps dilater la plaie et encore ne fit-on entrer qu'une très-petite canule, le n° 0 au lieu du n° 2 qu'elle portait habituellement. L'expérience fut continuée le lendemain ; les mouvements spasmodiques diminuèrent.

Le troisième jour, l'enfant se passa de canule la nuit ; elle eut de la peine à s'endormir, et quoique le sommeil eût lieu sans interruption, on remarquait fréquemment les mêmes mouvements spasmodiques des muscles inspirateurs et de ceux de la face.

Cependant la plaie se rétrécissait de plus en plus et admettait à peine la canule ; par prudence, celle-ci fut remise la nuit pendant quatre jours, pour être supprimée définitivement le cent vingt-sixième jour.

Le lendemain, la plaie était fermée complétement. Les mouvements spasmodiques persistèrent encore pendant quelques nuits et l'enfant put sortir de l'hôpital complétement guérie.

Le malade de M. Bergeron (obs. 28) présenta des caractères analogues ; il ne pouvait rester sans canule plus de quelques minutes ; cependant, au bout de quarante jours, il arriva à s'en passer un jour et une nuit, mais le lendemain, il fut pris d'un accès de suffocation tel qu'il fallut pratiquer de nouveau la trachéotomie. Depuis cette époque, on ne put le séparer de sa canule plus d'un quart d'heure chaque jour. On essaya, pour lui permettre de parler, l'usage de la canule percée par sa courbure supérieure, et de la canule à boule de Lüer ; il alla ainsi jusqu'au cent cinquante-quatrième jour, époque à laquelle il mourut d'une broncho-pneumonie suite de rougeole. L'autopsie ne fit reconnaître aucune lésion qui pût expliquer l'obstacle à la respiration.

L'état spasmodique ne porte pas toujours uniquement sur le larynx; la coqueluche, maladie spasmodique par excellence peut s'opposer, aussi à l'ablation de la canule.

Une observation montre un malade qui rejeta des fausses-membranes jusqu'au dix-huitième jour et dont la guérison définitive fut retardée par des quintes de coqueluche. Un autre était pris, à chaque pansement, d'accès de toux convulsive qui retardèrent l'ablation de la canule.

M. Bœckel rapporte dans sa thèse, l'observation d'une enfant de 3 ans et 8 mois qui opérée *in extremis* avait été trouvée assez bien portante pour que la canule pût être enlevée le dix-neuvième jour; la voix était claire et la respiration libre quand on bouchait la canule.

Cependant, dès les premiers jours de l'opération, était survenue une bronchite assez intense qui se caractérisait par des accès de toux spasmodique semblables à ceux de la coqueluche.

Le jour même de l'ablation, trois accès de toux avec suffocation très-violente, puis calme parfait dans les intervalles. Le lendemain, nouvel accès plus intense encore avec convulsions, asphyxie et caractères si inquiétants qu'on se décida à pratiquer une seconde fois la trachéotomie. Soulagement immédiat qui se continua et permit de retirer la canule au bout de onze jours. La guérison définitive eut lieu le vingtième jour de la seconde trachéotomie, le quarantième jour de la première, malgré quelques nouveaux accès de toux parfaitement calmés par des vomitifs qui faisaient rendre chaque fois des mucosités très-abondantes.

D'après M. Bœckel,. «la gêne respiratoire paraissait due

à un spasme du larynx, mais surtout à des mucosités très-abondantes qui étaient rejetées à la fin de chaque accès. Tant que la canule était en place, les mucosités trouvaient un accès facile au dehors, il n'en était plus de même quand on essayait de l'enlever. »

Je ferai remarquer que cette observation incrimine moins les mucosités elles-mêmes que l'état spasmodique qui les empêchait de trouver une issue par le larynx. Les crachats auraient pu, la canule étant ôtée, se frayer un passage par le larynx, si cet organe avait été libre, mais il se contractait spasmodiquement, arrêtait les mucosités et les rejetait dans la plaie qu'elles bouchaient; de là, les accidents asphyxiques.

Pour le même auteur, l'état moral ne doit pas être accusé dans les cas où *les* obstacles à l'ablation de la canule se prolongent longtemps; il croit devoir attribuer les troubles de la respiration à ce défaut de synergie entre les muscles respirateurs extrinsèques et les muscles laryngés; ces derniers devenant inutiles par suite de l'usage de la canule et perdant peu à peu l'habitude d'agir en commun avec leurs congénères. M. Bœckel appuie sa théorie sur ce fait à savoir que cet état serait d'antant plus fréquent que la présence des fausses-membrane dans le larynx aurait été plus prolongée.

L'explication de M. Bœckel est certainement ingénieuse, mais n'est-elle pas un peu théorique?

Dans les cas d'ablation tardive qui ont passé sous mes yeux, dans les observations que j'ai consultées, les fausses membranes n'avaient pas séjourné dans le larynx au delà du temps ordinaire; bien plus, dans plusieurs cas où la reproduction des fausses membranes avait été très-active et où leur présence avait été constatée jusqu'à une époque très-éloignée de l'opération, au vingt-huitième jour; la canule put être supprimée le lendemain ou le jour suivant. Un autre qui rejeta de fausses membranes jusqu'au vingt-deuxième jour, dut garder sa canule pendant dix jours encore, mais à cause de violents accès de colère auxquels il se livrait dès qu'on la lui ôtait. Chez un autre, dont les fausses membranes furent apparentes jusqu'au dix-huitième jour, l'ablation fut retardée par une coqueluche antérieure.

Il est vrai de dire qu'un autre malade, qui subit deux fois la trachéotomie, présenta des fausses membranes jusqu'au trentième jour de la première trachéotomie, qui était aussi le trente-quatrième du début de la maladie, et le quatorzième de la seconde trachéotomie. La guérison définitive ne fut obtenue qu'au bout de trois mois, à partir du début; la canule ne pouvait être enlevée sous peine d'accès de suffocation.

Ne serait-il pas plus simple d'invoquer pour ce malade, au lieu du défaut de synergie des muscles respirateurs, la persistance de la tuméfaction de la muqueuse qui aurait obstrué la glotte? Je rapporterai plus loin des cas où l'autopsie rendit évident ce mode pathogénique.

En résumé, l'ablation définitive de la canule peut être retardée, quelquefois pour longtemps, par un état nerveux qui se traduit par un spasme de la glotte que provoque la moindre émotion. Cet état est un véritable trouble psychique qui reconnaît, pour cause ordinaire, la crainte de l'éloignement de la canule; il engendre des accès de colère ou d'effroi auxquels le spasme laryngé et la suffocation se joignent bientôt.

Les enfants nerveux, impressionnables sont plus sujets que les autres à ces accidents.

D'autres affections à forme spasmodique, comme la coqueluche, viennent encore retarder la guérison, soit

par spasme laryngé, soit par le retard qu'elles apportent
à la cicatrisation de la plaie.

Disons aussi, que ces accidents sont actuellement beaucoup plus rares à Sainte-Eugénie, depuis l'habitude qu'a
prise M. Barthez de laisser la plaie se guérir seule, une
fois la canule enlevée; il a complétement abandonné les
pansements par occlusion.

Une autre cause rend aussi ces accidents plus rares.
M. Barthez a coutume, ainsi que je l'ai dit plus haut,
d'ôter la canule tous les jours, et de laisser, chaque fois,
l'enfant s'en passer aussi longtemps que possible. Il
s'habitue ainsi, dès le début, à se priver de sa canule;
quand arrive le moment de l'ablation définitive, il se
laisse faire, le plus souvent, sans appréhension.

II. *Lésions laryngées et trachéales.* — Les obstacles qui
s'opposent au retour de la perméabilité du conduit laryngo-
trachéal sont les suivants :

1° Fausses membranes;

2° Tuméfaction de la muqueuse laryngée;

3° Polypes laryngés et trachéaux;

4° Rétrécissements trachéo-laryngés.

1° *Fausses membranes.* — La durée du séjour des fausses
membranes dans le larynx est très-variable; il n'est pas
rare de les voir cesser de se produire dès le lendemain de
l'opération, mais j'ai cité un cas où elles avaient paru
jusqu'au trente-deuxième jour.

Entre ces deux points extrêmes les variations sont
fréquentes; cependant, on peut établir que, dans les cas
favorables, la durée des fausses membranes dépasse peu
le premier septenaire.

La présence des fausses membranes dans le larynx
est un obstacle trop évident à l'entrée de l'air pour qu'il

soit nécessaire d'insister sur ce point. Il faut observer pourtant que, dans les cas où les fausses membranes ont été rejetées à des époques très-éloignées de l'opération, elles avaient été fournies, selon toute probabilité, par une ou plusieurs poussées nouvelles de la maladie. La meilleure preuve, en effet, de l'existence des exsudats est leur rejet par la plaie ou par la canule; on peut donc croire que si, un malade cesse de rejeter des fausses membranes pendant un certain temps pour en expulser ensuite de nouvelles, il s'est produit une reprise de la maladie. Cette hypothèse me paraît probable; je me garderais cependant d'être trop affirmatif, car, dans les cas auxquels je fais allusion, la liberté du larynx ne s'était pas produite entre les deux époques d'apparition des fausses membranes et rien ne dit si la persistance de l'obstruction était due à des fausses membranes déposées par des exsudations successives ou simplement à la tuméfaction de la muqueuse, qui aurait subsisté entre ces deux époques. Mais, dira-t-on, les fausses membranes rejetées par la plaie ou par la canule doivent venir plutôt de la trachée ou des bronches que du larynx.

Le diagnostic de la lésion laryngée est certainement fort difficile; cependant, on ne peut contester que le rejet de fausses membranes ne décèle la présence d'un dépôt de ces concrétions sur la muqueuse aérienne, et que le larynx étant obstrué, il n'y ait tout lieu de croire que l'exsudation ne se soit faite en ce point. Ne sait-on pas aussi que la reproduction de la fausse membrane est très-fréquente dans les points accessibles à la vue : gorge, trachée, peau. On peut donc, par analogie, regarder comme très-probable une stratification nouvelle de fausses membranes laryngiennes.

2° *Tuméfaction de la muqueuse laryngée.* — Le malade ne rejette plus de fausses membranes, il ne manifeste point de craintes exagérées, et cependant on ne peut le séparer de sa canule sans que la respiration ne s'embarrasse et que l'asphyxie n'arrive bientôt. Chez deux malades qui présentaient ce caractère et qui succombèrent tous deux à une broncho-pneumonie, la muqueuse trachéale était rouge, hypertrophiée et formait, au niveau des cordes vocales inférieures, des bourrelets saillants qui obturaient la glotte. Ces malades avaient rendu des fausses membranes; aucun accident laryngé n'avait été constaté avant l'invasion du croup; on n'avait donc pas affaire à une altération ancienne, mais bien à une lésion récente, reste de la phlogose qui avait donné lieu à l'exsudation. C'est cette tuméfaction qui peut, entre des poussées successives de diphthérie sur le larynx, laisser celui-ci imperméable à l'air, comme si les fausses membranes étaient restées en permanence.

Chez un autre (obs. 11), il y avait un véritable œdème de la glotte.

3° *Polypes.* — M. Bergeron a présenté à la Société médicale des hôpitaux (1) l'observation d'un enfant qui, après de nombreuses et inutiles tentatives d'ablation de la canule, mourut d'une pneumonie, le vingt-troisième jour de l'opération. L'autopsie fit trouver, à la face antérieure et tout à fait à l'extrémité inférieure du larynx, à 1 centimètre environ au-dessus de l'incision de la trachée, un petit polype pédiculé. Il fut reconnu que ce polype était l'obstacle qui s'opposait à l'ablation de la canule et qu'il avait dû être la cause de plusieurs accès de suffocation pris pour des attaques de laryngite striduleuse, qui avaient eu lieu à deux reprises, plusieurs mois avant l'invasion du croup.

(1) *Union médicale*, 1868. T. I, p. 624.

M. Bergeron accompagne l'exposé de ce fait de ré-
flexions très-judicieuses, dans lesquelles il insiste sur la
difficulté du diagnostic, dans un cas semblable, et montre
le peu de confiance que peut inspirer l'emploi du laryngoscope chez les jeunes enfants.

4° *Rétrécissements trachéo-laryngés.* Cette lésion, fort
rare, d'ailleurs, ne peut s'opposer absolument à l'ablation
de la canule ; elle peut, simplement, la retarder. Dans le
premier cas, la dyspnée est complète ; dans le second,
elle est modérée et permet à l'enfant de se passer de
canule ; mais alors, l'inspiration s'accompagne d'un sifflement laryngo-trachéal, analogue au cornage, et qui dure
parfois fort longtemps après la cicatrisation de la plaie.

Si la lésion porte sur le larynx, le cornage s'accompagne
de raucité de la voix.

J'ai observé une enfant de 6 ans qui, après avoir guéri
du croup par la trachéotomie, conservait une singulière
tendance à prendre des accès de suffocation à propos du
moindre rhume.

Opérée en 1866, elle rentra dans le service de M. Barthez
pendant les hivers de 1867 et 1868 pour des laryngites stri-
duleuses. Dans les intervalles, la voix était très-claire. Il
semblait que la trachée fût un peu rétrécie, et que la plus
légère tuméfaction de la muqueuse suffît à rendre son
calibre insuffisant.

Le Dʳ Gigon, d'Angoulême, a publié (1) une observation
dont le sujet, guéri du croup par la trachéotomie, put être
séparé de sa canule le quinzième jour, mais la respiration
ne se rétablit pas d'une manière satisfaisante. Des accès de
suffocation intervinrent et nécessitèrent une seconde trachéotomie quarante-cinq jours après la première. On vit

(1) *Union médicale*, 1862. T. I, p. 272.

alors, au niveau de la cicatrice trachéale, des corps arrondis, rougeâtres, mobiles, gros comme des pois, qui rétrécissaient le calibre du conduit aérifère ; ils furent excisés. La canule put être enlevée le troisième jour ; la guérison se maintint.

III. *Lésions bronchiques.* — L'existence de toute affection catarrhale des voies respiratoires retardera l'ablation de la canule, par suite de la difficulté que les produits de sécrétion éprouveront dans leur expulsion.

IV. *Lésions de la plaie; bourgeons charnus.* — J'ai observé un cas dans lequel les bourgeons de la plaie ont eu une influence notable sur le temps pendant lequel la canule fut nécessaire ; M. Rouziez-Joly en cite (1) une observation intéressante. Je ne parle pas ici du bourgeonnement plus ou moins rapide de la plaie, qui vient boucher celle-ci avec une rapidité quelquefois remarquable, mais de gros bourgeons pédiculés, semblables à des polypes qui, appendus à la paroi supérieure, flottent dans le champ de la plaie.

Leur implantation est si profonde, qu'il est difficile de discerner s'ils appartiennent réellement à la plaie des parties molles ou à la cavité trachéale ; cependant leur examen attentif, après arrachement, montra qu'ils étaient constitués par des bourgeons charnus volumineux ; aucun élément constitutif de la muqueuse trachéale n'apparaissait dans leur structure.

Ils avaient la forme, le volume et la mobilité de la luette ; le courant d'air que l'inspiration amenait dans la plaie les refoulait dans la trachée ou dans la plaie trachéale qu'ils obstruaient ; la suffocation arrivait rapide-

(1) *Gaz. des hôp.*, 1867, p. 297.

ment. Bien que cette action paraisse démontrée, il est difficile de déterminer la part exacte qu'elle peut revendiquer dans la production de la suffocation, car, chez ma malade, au moins, des accidents nerveux très-intenses, joignaient certainement leur action à celle du bourgeon. Toujours est-il que son arrachement était suivi d'un soulagement momentané.

V. *Paralysie diphthérique*. — Tout le monde sait, depuis les travaux de M. Longet, que la section ou la paralysie des nerfs récurrents s'accompagne d'une perte complète de la voix et d'un trouble respiratoire qui va jusqu'à l'asphyxie chez les jeunes animaux, en raison des faibles dimensions de la glotte inter-aryténoïdienne; cette étroitesse, en effet, prive l'animal de la soupape de sûreté que cette portion de la glotte offre à l'adulte, lorsque se ferme la portion interligamenteuse. Or, l'occlusion de la glotte interligamenteuse est le résultat direct de la paralysie des crico-aryténoïdiens postérieurs, les seuls antagonistes des autres muscles du larynx, tous constricteurs de la glotte, et de la pression atmosphérique qui tend naturellement à refouler l'une contre l'autre les cordes vocales inférieures pendant l'inspiration.

Ces données physiologiques rendent un compte exact des troubles respiratoires que peut causer la paralysie diphthérique lorsque, après avoir atteint la portion sensitive du pneumogastrique représentée par le laryngé supérieur et causé les troubles de la déglutition ainsi que la raucité de la voix, elle gagne la portion motrice représentée par le laryngé inférieur.

Ainsi donc, lorsqu'un opéré de trachéotomie, atteint d'une paralysie diphthérique intense ne peut être séparé de sa canule et qu'on ne peut constater ni état spasmodique, ni lésions organiques du larynx ou de la trachée, la paralysie peut être accusée des troubles observés.

Convenons, cependant, que la paralysie diphthérique agit rarement de cette façon. Nous savons, depuis Trousseau, que les troubles respiratoires dont elle est la cause ont surtout pour point de départ la paralysie des muscles extrinsèques inspirateurs. Mais je crois qu'elle peut partager avec les rétrécissements laryngés ou trachéaux, la responsabilité de la raucité de la voix et du cornage qui persistent quelquefois, fort longtemps après la cicatrisation de la plaie.

Traitement. — M. Millard a dit très-justement que l'ablation de la canule est « un moment délicat et plein d'angoisses. » Dans un bon nombre de cas, cependant, les enfants se laissent priver de leur canule sans faire la moindre opposition, les choses marchent alors très-simplement. Mais il ne faut pas se départir d'une surveillance rigoureuse; les accidents spasmodiques causés par une émotion, par le contact de l'air froid peuvent éclater subitement et emporter le malade. J'ai indiqué plus bas les règles à suivre dans les cas simples; examinons maintenant les précautions que nécessitent les complications. Lorsque l'état moral de l'opéré donne des inquiétudes, lorsqu'il manifeste une crainte vive d'être séparé de sa canule et que les essais déjà tentés ont amené la suffocation; lorsque d'autre part, il n'existe ni lésion organique apparente au larynx, ni paralysie diphthérique assez intense pour expliquer les troubles respiratoires; alors, dis-je, à cet état moral il faut opposer des moyens moraux. Il est impossible de préciser le détail d'un traitement qui s'adresse à un état difficile à définir. C'est dans leur imagination, dans l'ingéniosité de leur esprit, ainsi que dans la connaissance du caractère de l'enfant, que le

médecin et les personnes qui le secondent devront pui-
ser leurs ressources. La douceur et la patience, l'autorité
et l'intimidation seront employées suivant les besoins.

On obtient d'excellents résultats des subterfuges les
plus variés ; l'occasion les fait naître et suggère souvent
les meilleures inspirations. Il est utile cependant pour le
praticien de connaître ce qui a été fait dans les cas analogues.

M. Millard rapporte des faits très-intéressants que j'ai
déjà cités, entre autres celui de la petite fille qui ne fut
guérie qu'à la condition d'avoir sa canule attachée autour
du cou comme une chaîne de montre.

Nous avons eu souvent, à Sainte-Eugénie, des malades
pour lesquels il était suffisant de pendre la canule à la
tête de leur lit.

Mais il est des enfants que ces moyens ne persuadent
pas et qui ne veulent pas absolument rester sans canule.
Il faut alors explorer attentivement le larynx en rappro-
chant les bords de la plaie avec les doigts ou en bouchant
la canule. Si le larynx n'est pas libre, on remet la tentative à un intervalle d'un ou deux jours ; s'il est perméable,
on laisse l'enfant se débattre, et l'on observe jusqu'où il
peut aller sans danger. On aura sous la main une canule
qui puisse être remise en place au moment voulu.

M. Millard conseille de ne pas pousser l'expérience
jusqu'à laisser l'enfant prendre un véritable accès de suffocation, il pense que la terreur qui en serait la suite
ajouterait une difficulté à celles qui existent déjà.

Ce précepte sera suivi, sans hésitation, si le début est
encore peu éloigné ; mais si la maladie est ancienne, on
peut être amené, en agissant ainsi, à éterniser un état
anormal et incommode ; on ne ferait d'ailleurs que reculer
l'obstacle.

Chez la malade de l'observation dont j'ai signalé déjà les particularités intéressantes, je me suis bien trouvé d'avoir brusqué le dénouement.

Bien convaincu que l'impressionnabilité extrême de l'enfant était la seule cause de ses accès de suffocation, je retirai la canule le centième jour de l'opération, prêt à refaire la trachéotomie s'il y avait lieu ; après bien des difficultés, je fus assez heureux pour voir la malade partir guérie.

J'avouerai qu'un pareil moyen n'est pas praticable dans tous les cas ; il faut être parfaitement sûr de soi et se trouver dans des conditions de personnel et de matériel aussi favorables que possible.

Lorsque les moyens précédents ont échoué, on peut obtenir de bons effets de celui-ci : il consiste, tout simplement à ôter la canule pendant le sommeil du malade. Cette petite opération qui demande certaines précautions réussit souvent fort bien, pourvu qu'on ne réveille pas l'enfant en la pratiquant.

On a essayé d'obtenir les mêmes résultats au moyen de modifications diverses apportées aux canules.

Je ne parlerai pas de celles qui sont ouvertes par leur convexité ; elles laissent l'air passer par le larynx et permettent parfois au malade de parler, mais elles n'ont pas d'autre utilité ; elles sont gardées aussi longtemps que les autres. D'ailleurs, l'orifice supérieur est souvent bouché par le mucus ou par les replis de la muqueuse gonflée, et à chaque instant, le malade est privé de la parole.

M. Laborde a imaginé des canules assez courtes pour que leur pénétration dans la trachée fût presque nulle, de façon que la moindre secousse pût leur faire quitter la trachée ; elles restent alors dans la plaie des parties molles où elles n'ont aucune action sur la respiration, mais l'enfant sent qu'il a une canule et se tranquillise.

L'utilité de cette modification est peut-être réelle.

Je n'ai pas eu l'occasion de la mettre en usage, je ne me prononcerai donc pas à son sujet, mais je crois que beaucoup d'enfants ne se laisseraient pas prendre à ce stratagème.

M. le Dʳ Blanchet, du Montet (Allier), a publié récemment (1), à propos de l'emploi des canules, une observation très-intéressante.

Il rapporte qu'ayant affaire à une petite fille très impressionnable qui redoutait beaucoup l'ablation de sa canule, il luttait depuis un mois, employant sans résultat les moyens les plus variés, lorsqu'il eut l'idée d'introduire chaque matin une canule plus étroite que celle de la veille. Le succès ne se fit pas attendre ; dès le quatrième jour, la dernière canule qui, d'ailleurs, ne servait plus, fut enlevée ; l'enfant ne s'en aperçut pas.

S'il y a lieu de croire que le larynx est encore obstrué par des fausses membranes, on se gardera de hâter l'extraction de la canule. On attendra l'expulsion complète des exsudations, on pourra même la hâter en donnant le cubèbe, suivant la méthode indiquée plus bas.

Je ne ferai que mentionner l'opération produite par M. Guersant sous le nom de ramonage du larynx ; elle est au moins inutile.

Si l'on croit avoir affaire à un boursouflement de la muqueuse laryngée, ou à un rétrécissement laryngo-trachéal, les ressources sont bien restreintes. La canule devra rester en place aussi longtemps que l'état du malade l'exigera.

____

(1) *Gaz. des hôp.*. 1868, nº 139.

Peut-être retirerait-on, dans le premier cas, de bons résultats de l'application de révulsifs sur les côtés du larynx; mais il faudrait, avant de recourir à ce moyen, être bien certain que la période exsudative de la maladie a complétement cessé.

Si l'existence d'un polype laryngé est démontrée et que son extraction soit possible, on devra la tenter.

La coqueluche, les catarrhes pulmonaires, les bronchites seront traités par les moyens appropriés avant qu'on ne puisse songer à enlever la canule.

Les bourgeons charnus profonds qui, par leur volume et leur mobilité, gèneraient le passage de la colonne aérienne seraient combattus par la cautérisation au nitrate d'argent.

On aura soin, toutes les fois que l'on portera le nitrate d'argent dans la plaie, de porter immédiatement sur les surfaces cautérisées un pinceau imbibé d'une solution saturée de chlorure de sodium. On évite ainsi que le caustique ne fuse dans la trachée.

Si les bourgeons sont trop volumineux, si la cautérisation est insuffisante, on pratiquera l'arrachement avec des pinces à mors en forme de cuiller; l'hémorrhagie qui suit cette opération est insignifiante et s'arrête aussitôt que la canule est remise dans la plaie.

M. Bœckel rapporte une observation dans laquelle les bourgeons furent cautérisés avec succès.

L'observation 29 montrera l'arrachement et la cautérisation combinés.

Si les troubles laryngés sont causés par la paralysie diphthérique, celle-ci sera combattue par les moyens ordinaires, c'est-à-dire par le sirop de sulfate de strychine, dont on donnera d'abord une cuillerée à café par jour, puis deux, trois et quatre. L'électrisation de la région laryngée pourra aider puissamment le traitement.

M. Potain cite (1) un enfant qui guérit après une seule séance de faradisation; la canule n'avait pu, jusque-là, être retirée sans imminence d'asphyxie.

(1) *Gaz. des hôp.*, 1867, p. 308.

APPENDICE.

DE LA DESTRUCTION DES FAUSSES MEMBRANES.

Dans ces derniers temps, on s'est occupé de trouver des corps qui, tout en n'attaquant pas les tissus voisins de la fausse membrane, comme le font les acides, eussent pourtant une action plus rapide que celle des astringents.

. Les alcalins et les sels alcalins, ainsi que les acides organiques faibles ont été expérimentés en vertu de l'action dissolvante qu'ils possèdent sur la fibrine de la fausse membrane.

Les composés mercuriaux ont été essayés aussi à cause de leurs propriétés altérantes. Ceux-ci ont été les premiers employés. Trousseau recommandait contre la diphthérie cutanée le calomel, le précipité blanc, le précipité rouge.

Les alcalis purs ont été employés aussi. MM. Roger et Peter (1), nous apprennent qu'on s'est servi de la soude caustique à l'hôpital des Enfants; on l'associait à la glycérine, d'après le conseil de Réveil, dans la proportion de 25 pour 100. Cette application amène rapidement la désorganisation de la fausse membrane; mais elle doit avoir les inconvénients communs aux caustiques. D'ailleurs la soude caustique a été dirigée seulement contre la diphthérie pharyngée.

La découverte la plus intéressante qui ait été faite dans cet ordre d'idées est celle des propriétés de l'eau de chaux. Cette préparation inoffensive jouit de la faculté de dis-

____

(1) Dict. encyclopédique. Angine diphthérique, t. V, p. 40

soudre rapidement les fausses membranes diphthériques
sans léser en aucune façon les parties environnantes, à tel
point que j'ai pu l'employer avec succès, pour détruire
des fausses membranes de la conjonctive palpébrale, sans
que la conjonctive oculaire en fût affectée. Ce pouvoir
dissolvant a été signalé par Küchenmeister, de Dresde;
d'après ces données, le professeur Biermer, de Berne, fit,
en 1864, de nombreuses expériences, non pas seulement
sur des fausses membranes détachées, mais aussi sur des
malades atteints d'angine couenneuse et de croup. Les
résultats furent favorables.

J'ai répété sur une assez large échelle les expériences
des auteurs allemands.

Les recherches faites l'éprouvette à la main, m'ont
amené aux mêmes conclusions.

J'ai pu constater que des fausses membranes ayant un
centimètre et demi de côté et quelquefois plus, se dis-
solvaient avec rapidité dans un tube gradué contenant six
centimètres cubes d'eau de chaux.

L'action est immédiate : l'eau se trouble, la néo-membrane s'amincit rapidement. Au bout de dix minutes, il
ne reste plus qu'une trame transparente, qui elle-même
disparaît au bout d'une demi-heure, quelquefois moins,
quelquefois plus et qui, dans d'autres cas, persiste à mesure que la fausse membrane se désagrége; le liquide
devient louche, sans devenir jamais complétement laiteux,
il conserve toujours assez de transparence pour qu'on
distingue facilement, ce qui reste de la fausse membrane.
Le lendemain, la liqueur est redevenue claire et un sédi-
ment blanc s'est déposé au fond du verre.

La rapidité et même la sûreté de cette action ne sont
pas constantes : il est des cas dans lesquels la néo-membrane disparaît complétement **en** quatre ou **cinq** minutes;

dans d'autres cas, elle s'amincit et se réduit à une trame fibrillaire serrée, mais translucide qui reste insoluble ; dans d'autres cas, enfin, elle est réfractaire à l'action de l'eau de chaux.

Il me serait difficile de déterminer exactement, pour le moment, les causes de ces variations. Toutefois, j'ai pu remarquer que les fausses membranes se désagrègent d'autant mieux qu'elles sont plus minces et plus récentes ; les anciennes résistent beaucoup plus, non-seulement parce qu'elles sont plus épaisses, mais aussi parce qu'elles sont plus dures, plus compactes, plus résistantes.

Les néo-membranes qui appartiennent à l'arbre aérien sont plus facilement modifiées que celles de la gorge. Il est vrai que je n'ai opéré que sur des plaques pharyngiennes au moment où elles étaient rejetées par les malades ou extraites avec des pinces. En pareil cas, elles sont d'une couleur jaune-brun, très-résistantes et serrées ; l'eau de chaux ne mord pas sur leur tissu.

Les résultats cliniques n'ont pas été aussi satisfaisants.

Tant qu'on opère sur des exsudats situés en dehors de la gorge ou des voies respiratoires, l'eau de chaux continue son action quoique avec une activité moindre que dans l'éprouvette ; mais lorsqu'on veut l'appliquer dans la bouche, on n'arrive plus à aucun effet.

A plusieurs reprises, j'ai employé contre l'angine couenneuse des gargarismes et des irrigations avec l'eau de chaux, j'ai pratiqué contre le croup des pulvérisations de ce liquide sans modifier en rien l'état local.

Cet insuccès devait être prévu, on sait, en effet, combien l'eau de chaux est altérable ; on connait son avidité pour l'acide carbonique. Dans l'éprouvette, le contact avec l'air est restreint ; la chaux reste en solution et agit sur la néo-membrane ; mais quand, pour une lésion diphthé·

rique extérieure, on vient avec un pinceau, étendre l'eau de chaux sur la partie malade, le contact avec l'air est très-étendu ; la chaux se transforme rapidement en carbonate de chaux, corps complétement inerte. Cette transformation est encore plus assurée et plus prompte quand l'eau de chaux se trouve en présence d'un foyer d'acide carbonique tel que la gorge.

L'instabilité de l'eau de chaux est donc l'obstacle principal qui s'oppose à son emploi.

Il fallait renoncer à cette préparation ou la rendre plus stable.

Sur l'indication de M. Patrouillard, interne en pharmacie du service de M. Barthez, j'essayai le *saccharate de chaux*, corps que l'on obtient en saturant de chaux éteinte le sirop de sucre. Composé défini, il conserve les propriétés alcalines de la chaux. Il contient, il est vrai, une quantité de chaux plus grande que n'en renferme l'eau de chaux, 10 grammes d'eau de chaux contiennent 1 centigramme de chaux ; 10 grammes de saccharate de chaux en contiennent 25 centigrammes ; mais, grâce à l'excès de sucre qui s'y trouve toujours et qu'on peut augmenter à volonté, l'action caustique ne se produit pas. Le sucre a le double avantage de jouer le rôle de corps isolant et de donner à la préparation une viscosité qui la fait adhérer plus intimement.

L'innocuité du saccharate de chaux est assez complète pour permettre de le donner à l'intérieur. Sous le nom de sirop de chaux, Trousseau le prescrivait contre certaines diarrhées des enfants.

Les fausses membranes diphthériques sont influencées par le saccharate comme par l'eau de chaux. Dans l'éprouvette, les effets sont les mêmes ; mais les résultats cliniques sont plus intéressants.

Dans plusieurs cas de diphthérie des lèvres, des paupières, l'exsudat fut dissous en quelques instants.

J'ai pu vérifier la stabilité du saccharate chez une enfant atteinte d'angine pseudo-membraneuse.

Les deux amygdales étaient recouvertes de fausses membranes épaisses, jaunes, à bords réguliers, molles et ayant la largeur de pièces de 0 fr. 50. Des applications de saccharate furent pratiquées à plusieurs reprises dans la journée, à l'aide d'un pinceau.

Le lendemain la gorge était en grande partie détergée.

Les applications furent continuées, et le jour suivant, la gorge était complétement libre.

Je ne veux pas donner à ce fait plus d'importance qu'il n'en comporte. La maladie était bénigne, les néo-membranes étaient molles et ne tendaient pas à se reproduire; mais la chaux a opéré dans la mesure qui lui était permise; elle a fait disparaître le produit morbide plus rapidement que s'il eût été abandonné à lui-même.

J'ai obtenu des effets aussi intéressants, dans deux autres cas d'angine diphthérique, les fausses membranes disparaissaient sous le pinceau.

J'ai essayé, toujours dans le but de rendre la chaux plus stable, la solution de chaux dans la glycérine. Les résultats ont été moins satisfaisants que ceux du saccharate de chaux.

Les *sels alcalins* ont été, eux aussi, le sujet de nombreuses recherches. Les travaux de M. Isambert sur le chlorate de potasse, ceux de M. Barthez sur le chlorate de de soude ont démontré le pouvoir dissolvant de ces médicaments, pouvoir bien évident, mais lent. Le bromure de potassium agit de même, mais plus lentement encore.

Les *acides organiques* ont été étudiés dans leur action sur les fausses membranes, par MM. Adrian et Bricheteau.

D'après ces auteurs, l'acide citrique diminuerait l'épaisseur de la fausse membrane sans opérer sa dissolution, et il resterait dans la liqueur une trame mince.

L'acide lactique aurait une action beaucoup plus radicale ; deux gouttes de cet acide diluées dans 5 grammes d'eau amèneraient en quelques secondes la fausse membrane à l'état de trame translucide ; au bout de dix minutes il resterait seulement dans le liquide quelques fragments à peine perceptibles d'une substance gélatiniforme semblable à de l'écume ; l'addition de quelques gouttes d'acide faisait disparaître toute trace de substance solide, mais il restait toujours un léger nuage transparent.

Je n'ai pas été aussi heureux que MM. Adrian et Bricheteau. Je me suis servi de la solution qu'ils recommandent : Acide lactique, 5 grammes pour eau 100 grammes. L'amincissement de la fausse membrane s'est opéré très-rapidement, mais la trame fibrillaire a persisté, bien que j'eusse par degré amené la solution d'acide lactique à la dose de 15 grammes pour une fausse membrane de un centimètre et demi de côté.

C'est là, d'ailleurs, un point d'importance secondaire ; l'intérêt principal persiste, à savoir que l'acide lactique amène en quelques minutes une fausse membrane à l'état de trame si mince, qu'elle devient insignifiante en tant que lésion locale.

J'ai pu constater sur le malade l'efficacité de l'acide lactique. Il s'agissait d'un vésicatoire qui s'était recouvert de couennes peu épaisses se détachant assez facilement par lambeaux. Le sujet était atteint de pleurésie et n'offrait aucune autre manifestation pseudo-membraneuse. Le vésicatoire fut pansé avec un plumasseau de charpie imbibé de la solution d'acide lactique ; à plusieurs reprises, dans la journée, on eut soin d'entretenir l'imbibtion de la charpie. Le lendemain, toute trace de fausse membrane avait disparu.

Dans un autre cas, il m'a été donné de comparer l'action de plusieurs médicaments sur la diphthérie cutanée. Le malade était atteint d'un croup pour lequel on lui avait appliqué au devant du cou et de la poitrine trois larges vésicatoires qui s'étaient ulcérés, puis recouverts de fausses membranes.

La partie antérieure du cou et de la poitrine ne formait qu'une vaste surface diphthérique.

M. Barthez résolut de comparer sur ce vaste terrain plusieurs substances anti-diphthériques.

L'un des vésicatoires fut pansé avec une solution concentrée de chlorate de potasse, le second avec une poudre faite de parties égales de tannin et d'amidon, le troisième avec du bicarbonate de soude pur et pulvérisé.

Quand l'appareil fut levé, le lendemain, on constata que la surface en contact avec le chlorate de potasse était presque détergée, mais douloureuse.

En passant, je ferai observer que les pansements au chlorate de potasse sont toujours douloureux.

Les parties qui avaient été soumises au tannin et au bicarbonate de soude étaient recouvertes de croûtes noires, dures et indolores.

Des cataplasmes furent prescrits, pour ramollir les croûtes.

Le jour suivant, on ne retrouva plus celles-ci; les fausses membranes avaient presque disparu et ne manifestaient pas de tendance à se reproduire. La guérison eut lieu rapidement.

L'action des trois médicaments fut donc aussi efficace pour chacun; le chlorate de potasse eut le désavantage de rendre la plaie douloureuse.

En résumé : si la diphthérie siége sur les parois de la plaie, on rejettera les préparations astringentes pulvérulentes qui, employées en nature ou en glycérolé, tiennent trop de place dans la plaie et peuvent passer dans la trachée ; il en sera de même du saccharate de chaux.

On aura donc recours aux composés liquides : à l'acide citrique, et mieux à la solution d'acide lactique au vingtième, dont on badigeonnera la plaie toutes les heures, à l'aide d'un pinceau. On n'emploiera pas l'eau de chaux, qui se réduirait trop facilement.

Si la diphthérie siége sur des plaies un peu éloignées du cou, on appliquera sur la surface malade un plumasseau de charpie enduit de saccharate de chaux.

On emploiera avec autant d'avantage la solution d'acide lactique, dont on imbibera des plumasseaux de charpie.

Dans ce cas, on se trouvera bien de la précaution suivante :

Entre la plaie et les plumasseaux, on interpose un linge troué. On peut ainsi enlever le pansement d'une seule pièce, et on n'est pas obligé de retirer un à un les brins de charpie qui ne manquent pas de se coller à la peau quand le plumasseau est appliqué à nu, recherche toujours pénible pour le malade. On aura soin, plusieurs fois par jour, d'entretenir l'humidité de la charpie.

TROISIÈME PARTIE

OBSERVATION Ire.

Croup opéré à la troisième période. — Angine diphthérique. — Asphyxie lente. — Paralysie diphthérique.— Ablation définitive de la canule le cinquième jour. — Cicatrisation complète de la plaie le seizième jour. — Guérison.

Valentine L..., âgée de 5 ans, entre le 12 octobre 1868, salle Sainte-Mathilde, n° 22.

Le jeudi 8 octobre, l'enfant se plaignait de mal dans la bouche. On s'est aperçu qu'elle avait une glande au cou. Le lendemain, elle a toussé rauque ; pas d'accès de suffocation, mais inspiration bruyante, la nuit. On l'a cautérisée au nitrate d'argent.

Le 13. L'enfant est entrée hier soir, on lui a donné un vomitif à la suite duquel elle a rejeté une fausse membrane, longue de 5 centimètres et large de 2. Elle est régulière, sauf à la partie inférieure où elle est déchiquetée. Elle vient probablement de la trachée. La nuit a été agitée, quoique l'oppression n'ait pas augmenté. Pas d'accès de suffocation ; quelquefois, cependant, la toux est un peu plus violente, et l'enfant devient rouge.

Ce matin, la teinte du visage est assez naturelle, rose avec un fond légèrement violet. Les muqueuses sont normales. Respiration bruyante, tirages supérieur et inférieur assez modérés. Le tirage supérieur est plus intense que l'inférieur, ce qui doit tenir au peu de résistance des dernières côtes, qui sont entraînées par le diaphragme. Toux métallique bien caractérisée. L'air pénètre bien à gauche, plus difficilement à droite. Sur les deux amygdales, il y a des fausses membranes jaunes, assez minces, adhérentes, à bords réguliers, qui s'étendent sur les piliers antérieurs et remontent sur les côtés de la luette. Ganglions sous-maxillaires légèrement engorgés, surtout à gauche ; le nez est sain, la voix complétement éteinte.

Température, 38°,2.

Faire vomir avec ipéca, 1 gr. Extrait de cubèbe 0,50.

Donner ensuite une potion avec extrait de cubèbe, 0 gr. 50.

Les urines, examinées à la chaleur, donnent un léger trouble; par l'acide nitrique, le précipité est plus abondant, et l'est encore plus par le tannin.

Le soir, 148 pulsations, 28 respirations. Même état.

Le 14. Hier soir, elle a été assez oppressée, on a craint un moment qu'il ne fallût l'opérer. Peu de sommeil. Agitation assez grande la nuit. Elle n'a rien voulu prendre hier. Pas d'accès de suffocation, mais parfois toux violente pendant laquelle elle devient rouge. 116 pulsations, 28 respirations. L'enfant est un peu plus violette qu'hier. Inspiration plus bruyante. Tirage plus intense, surtout le supérieur. Absence presque complète de pénétration de l'air. La peau est chaude et moite. Température, 38°. Pas de rejet nouveau de fausses membranes. L'enfant a assez bien vomi.

L'opération est pratiquée à dix heures du matin; elle se passe bien. L'enfant rejette plusieurs fragments de fausses membranes. Après l'opération, l'air pénètre bien dans les poumons.

Température immédiatement après l'opération, 35°,8.

Le soir. Après l'opération, mieux très-marqué; l'enfant a dormi quelques instants. Actuellement, elle est assise sur son lit; respiration calme, coloration normale de la face. 148 pulsations, un peu de chaleur moite; l'air pénètre très-bien partout; quelques râles muqueux à la base droite. 36 respirations. Température, 38°,2.

Le 15. La journée d'hier a continué à être calme, la nuit s'est bien passée; pas d'oppression; il n'y a pas eu augmentation de la fièvre. L'enfant a pris un potage hier soir et ce matin; il refuse de prendre sa potion de cubèbe. 156 pulsations. Peau chaude et moite. 40 respirations. Expectoration abondante, franchement muqueuse et opaque; l'air pénètre partout dans la poitrine; quelques râles muqueux à la base droite. Facies bon, sa coloration est à peu près normale. On change la canule; la plaie est en bon état, un peu de tuméfaction profonde des environs; la peau est parfaitement souple et sans rougeur; la tuméfaction est nulle à la partie inférieure, elle commence vers le tiers inférieur de la plaie, et va en augmentant à mesure qu'elle monte. A la partie supérieure, elle atteint son maxi-

num, environ 2 centimètres de largeur; les parois et les bords
sont en bon état. Sur les parois de la plaie se trouvent quelques
petits caillots sanguins. L'enfant reste assez calme quelques
instants sans canule; lorsqu'on remet celle-ci, rejet de plusieurs fragments de fausses membranes; la canule est parfaitement nette; la fièvre traumatique a dû commencer cette nuit.

Le soir, température, 40°,2. 148 pulsations. Peau chaude et
moite, face rouge, couverte de sueur. 32 respirations; pas
l'abattement, l'enfant répond bien à tout ce qu'on lui demande.
Elle a mangé de la soupe, de la viande et du pain.

Le 16, la nuit a été calme, 148 pulsations. La peau est chaude
et moite; face un peu rouge, expectoration muqueuse et opaque.
28 respirations; la canule est silencieuse. L'enfant est assise
sur son lit, pas d'abattement; canule parfaitement nette. On
trouve quelques parcelles alimentaires dans la plaie seulement.
L'enfant ne tousse pas quand elle boit. La plaie est en bon état;
les parois sont couvertes d'une couche de pus naturel; liséré
rouge des bords. Un peu d'induration des environs.

On voit, à quelque distance de la plaie, trois ou quatre vésicules opalines. L'air passe très-légèrement par le larynx; un
peu d'albumine.

Température, 38°,9.

On essaye de la laisser sans canule; elle reste ainsi une demi-
heure sans trop de gêne. Lorsqu'on remet la canule, expulsion
de plusieurs fragments de fausses membranes.

Le 17. La journée et la nuit se sont bien passées. Pas d'oppression, pas d'agitation. Elle mange un peu (potage et viande);
pas de diarrhée. Le pouls est un peu agité, mais l'enfant est
très-effrayée par les préparatifs du pansement. Peau d'ailleurs
peu chaude et un peu moite. 24 respirations. Respiration pure.
Il y a sur la plaie des débris alimentaires, cependant l'enfant ne
tousse pas en mangeant. Aux alentours de la plaie, quelques
petites vésicules blanches, surtout à la partie inférieure. L'induration des environs de la plaie n'augmente pas. Peau toujours souple. Pas de rougeur, sauf un petit liséré. Les parois
sont en bon état, un peu pâles; on les touche légèrement à
l'acide phénique. La plaie est bien largement ouverte; l'air
passe un peu par le larynx. On essaye encore de laisser l'enfant
sans canule. Expectoration toujours abondante et franchement
muqueuse. Canule nette.

Température, 38°,4.

Quinquina, café.

Le soir, elle reste sans canule jusqu'à deux heures et demie de l'après-midi ; la canule n'est remise que par précaution, parce que la religieuse est absente et pour ne pas laisser la plaie se rétrécir trop vite. L'enfant est assise sur son lit et joue. 140 pulsations. Peu de chaleur. Respiration très-calme. L'induration de la plaie est beaucoup plus intense à sa partie supérieure ; on peut rapprocher les lèvres en bas, mais non en haut.

Température, 39°,8.

Le 18. L'appétit est bon, pas de diarrhée ; état général excellent. Canule parfaitement nette. Éruption miliaire intense au-dessous de la plaie, empiétant de deux travers de doigt sur le sternum. La tuméfaction de la plaie diminue beaucoup ; elle persiste encore avec assez d'intensité à la partie supérieure ; la plaie ne peut être fermée en ce point. L'air passe un peu par le larynx. La plaie est très-largement béante : ses parois sont un peu pâles. Respiration pure. On touche la plaie avec l'acide phénique, on laisse l'enfant sans canule.

Température, 38°,6.

Le 19. La journée et la nuit se sont très-bien passées. L'enfant est restée sans canule depuis hier matin jusqu'à ce matin, et cela sans oppression. On s'est aperçu hier que l'enfant toussait un peu en buvant. Pas de rejet par le nez. Appétit très-bon ; pas de diarrhée. Aspect général très-satisfaisant. Mucus abondant sur la compresse qui recouvre la plaie. Éruption miliaire très-confluente à la partie inférieure. L'induration des bords de la plaie diminue, excepté à la partie supérieure où elle persiste. Bourgeons encore un peu pâles ; on les touche à l'acide phénique. 144 pulsations.

Le 20. La journée et la nuit ont été bonnes. La plaie, un peu moins pâle, bourgeonne un peu plus. La miliaire de la peau commence à disparaitre. On touche la plaie au nitrate d'argent.

Léger nuage albumineux dans l'urine.

Le soir, 132 pulsations, quoique l'état général soit très-bon.

Le 21. L'induration de la partie supérieure a presque disparu ; les bourgeons charnus sont un peu pâles. La respiration par le larynx se fait assez bien.

Le 22. La plaie bourgeonne bien et tend rapidement à la cicatrisation; elle se rétrécit beaucoup. L'enfant parle toujours tout bas, mais elle ne fait pas d'effort pour parler haut.

Le 23. La plaie est en bon état.

Le 24. La plaie va bien et bourgeonne régulièrement.

Le 26. La plaie est presque fermée. Encore un peu de paralysie du pharynx. L'enfant tousse en buvant; pas de rejet des boissons par le nez.

Le 30. La plaie est complétement fermée; il s'est formé une croûte à sa surface. Encore un peu de paralysie et un peu de toux, seulement quand l'enfant boit.

2 novembre. Exeat.

OBSERVATION II.

Croup opéré à la troisième période. — Paralysie diphthérique. — Diphthérie de la plaie. — Ablation définitive de la canule le treizième jour. — Cicatrisation complète le vingt et unième jour. — Guérison.

Félicie D..., âgée de 5 ans, entre, le 7 septembre 1868, salle Sainte-Mathilde, n° 22.

8 novembre. L'enfant se plaignait de mal de gorge depuis huit jours; elle paraît avoir eu la voix rauque depuis trois jours. Les accès de suffocation auraient débuté hier soir. L'enfant a été apportée à cinq heures du soir, le 8 sepembre, respirant à peine, très-pâle, ayant les lèvres violettes. L'opération, pratiquée immédiatement, s'est bien passée. L'enfant s'est relevée rapidement; elle a été calme. La nuit s'est bien passée; la malade a mangé ce matin, avec plaisir, de la soupe et du chocolat. Expectoration muqueuse épaisse; peu de rejet de fausses membranes. Pas de diarrhée. Ce matin, peau un peu chaude. 160 pulsations. Facies assez bon, quoique un peu pâle. 60 respirations; elle tousse facilement : quelques ganglions à l'angle des mâchoires. Les amygdales sont très-volumineuses et rouges sans fausses membranes. Respiration pure; l'air pénètre bien dans toute la poitrine.

Le soir, même état, la fièvre et l'oppression n'ont pas augmenté. La canule est changée; canule en bon état. Plaie bonne; un peu de tuméfaction molle des bords et des alentours.

La réintroduction provoque l'expulsion d'une fausse membrane, irrégulière, à peu près carrée, paraissant venir de la trachée.

Une garde-robe en diarrhée.

Le 9. La nuit s'est assez bien passée. L'enfant a été peu oppressée, mais elle a beaucoup de diarrhée. Ce matin, elle a eu un moment d'oppression intense; elle n'a pas rejeté de fausses membranes nouvelles; elle ne mange que sa soupe et difficilement, surtout par mauvaise volonté. Ce matin, 152 pulsations. Peau chaude et moite, facies bon, un peu coloré. 72 respirations. La canule est ordinairement bruyante et remplie d'une expectoration muqueuse épaisse. Râles muqueux et sibilants disséminés. La canule est nette; au moment où la canule est retirée l'enfant tousse, et l'on voit flotter dans la plaie une fausse membrane très-longue, adhérant à la partie supérieure de la plaie de la trachée; en tirant sur le bout libre, on éprouve de la résistance et on casse la fausse membrane à plusieurs reprises avant de l'obtenir dans toute sa longueur; ce doit être une fausse membrane de la trachée remontant jusque dans le larynx. Les alentours de la plaie sont un peu indurés profondément, la peau est souple, les bords se renversent un peu dans la plaie, léger liséré rouge sur les bords; les parois sont en bon état.

Potion avec extrait de cubèbe, 0,50.

Le 10. Journée et nuit bonnes; elle a bien mangé de la soupe et un œuf. Pas de diarrhée. Elle tousse assez souvent, mais rejette de gros crachats épais et verdâtres; pas de rejets de fausses membranes; respiration pure.

136 pulsations, 72 respirations; le soir, 140 pulsations, 76 respirations. Les environs de la plaie sont tuméfiés et indurés avec rougeur légère dans une zone de 4 ou 5 centimètres; le gonflement est plus considérable au-dessus de la plaie. L'angle supérieur de la plaie est coiffé par une plaque de diphthérie sous-épidermique peu large. Les parois sont un peu pâles; la plaie est largement béante. Canule un peu noircie à sa partie supérieure. L'enfant a déjeuné assez bien; œufs, potage; elle est plus oppressée et plus abattue.

Le 11. Cette nuit, un peu d'agitation et d'oppression. Elle a bien mangé hier soir. Ce matin, 148 pulsations; peau un peu chaude et moite, face un peu colorée. 60 respirations. Respiration pure, régulière. Canule un peu bruyante, crachats très-épais, verts. Pas de diarrhée; un peu plus d'abattement qu'hier. La canule est un peu noircie à sa partie supérieure et moyenne. Les environs de la plaie sont indurés et rouges dans une zone de 3 ou 4 centimètres. Sur la partie supérieure de la plaie existe une large fausse membrane qui coiffe l'angle supérieur; on y applique du glycérolé de tannin. La plaie est largement béante; on essaye de laisser l'enfant sans canule.

Le 12. L'appétit se maintient toujours au même point; il est faible, mais n'a pas diminué depuis l'opération. L'enfant ne prend guère que ses potages liquides et des œufs. La journée et la nuit ont été assez tranquilles; elle a été peu oppressée. Expectoration très abondante de crachats épais. Canule toujours pleine. L'enfant n'est restée que dix minutes sans canule; on l'a remise alors, parce que la respiration ne se faisait plus et la plaie s'engouait. 132 pulsations. Peau modérément chaude. 28 respirations. Râles muqueux assez nombreux aux deux bases. Les environs de la plaie sont un peu moins indurés, sauf à la partie supérieure; ils sont encore un peu rouges. La diphthérie existe toujours à l'angle supérieur de la plaie, mais elle ne s'est pas étendue. La plaie est très-largement béante, les parois sont pâles; dans leur angle supérieur, quelques débris de tissu mortifié. On touche les parois avec l'acide phénique, et la plaque de diphthérie avec le glycérolé detannin.

Le soir, 144 pulsations, 32 respirations. Expectoration très-abondante, très-épaisse.

Le 13. Elle est restée hier matin une demi-heure sans canule; elle aurait pu rester plus longtemps, mais on a remis la canule au moment du repas. La nuit s'est bien passée. Elle a mangé comme les autres jours, mais on l'a forcée un peu. 140 pulsations.

Ce matin, peau un peu chaude et moite. État général bon. L'enfant est assise sur son lit, calme et sans oppression. 48 respirations. Râles sous-crépitants peu nombreux à la base droite. La canule est un peu noircie. La diphthérie de la plaie s'est beaucoup amincie, il ne reste plus qu'une pellicule. Toujours de l'induration des environs de la plaie, cependant elle diminue, surtout à la partie supérieure; les parois de la plaie sont plus roses. Il y a encore dans la plaie quelques petits lambeaux de tissu mortifié qui se détachent. La plaie est largement béante. Expectoration toujours très-abondante et de même nature. Pas encore de paralysie. La partie supérieure de la plaie est touchée avec le glycérolé de tannin et les parois de la plaie avec l'acide phénique.

Le 14. Journée et nuit bonnes. L'appétit est assez bon. L'enfant a mangé un peu de poulet après sa soupe. Les liquides la font tousser. 136 pulsations. Peau modérément chaude. Respiration très-calme. 35 respirations. Facies bon. L'enfant est restée sans canule jusqu'à neuf heures et demie du matin. Canule nette, sauf un très-petit point à peine noirci. La plaie se déterge bien, les bourgeons apparaissent sur les parois. Encore un peu de diphthérie de l'angle supérieur. L'induration des environs diminue, elle est encore assez intense à la partie supérieure. L'air ne passe pas encore par le larynx. La plaie est toujours largement béante. Au milieu du mucus de la plaie, on remarque beaucoup de matières alimentaires.

Le soir, 132 pulsations; 32 respirations. Aspect général bon.

Le 15. La journée et la nuit se sont bien passées. Pas d'oppression. On arrive à faire manger l'enfant, quoiqu'elle fasse des difficultés. Les aliments continuent à passer par la plaie. Expectoration toujours abondante, muqueuse et épaisse. Facies et état général bons. Pas d'abattement. 136 pulsations. 36 respirations. Râles muqueux à la base droite en arrière. La malade est restée sans canule jusqu'à onze heures du matin. La canule est nette. Il y a encore à l'angle supérieur de la plaie un petit fragment de fausse membrane. L'induration des alentours a presque disparu; il n'y en a plus qu'un peu à l'angle supérieur; les parois sont nettes et franchement roses. On les touche avec l'acide phénique.

Autour de la plaie, il y a une petite éruption miliaire, de petites vésicules blanches, mais sans rougeur à leur base. On met encore un peu de glycérolé de tannin à la partie supérieure de la plaie. — Potion quinquina et café. Supprimer le cubèbe.

Le soir, 140 pulsations; 28 respirations. Facies bon. Léger nuage albumineux dans l'urine.

Le 16. 144 pulsations. Peau un peu chaude. État général bon. L'enfant est assise sur son lit et joue. Encore un peu de difficulté pour manger. L'éruption des alentours de la plaie est très-confluente, surtout à la partie inférieure, ce qui n'est pas étonnant vu la quantité énorme de crachats qui sortent par la plaie.

L'air passe mieux par le larynx. La plaie est en bon état; elle bourgeonne fortement; elle a peu de tendance à se fermer. L'induration des bords a presque disparu. La plaque de diphthérie est complétement partie.

Elle est restée sans canule jusqu'à huit heures de l'après-midi.

Le soir, 148 pulsations; peau chaude; 48 respirations.

Le 17. 148 pulsations; peau encore un peu chaude; état général très-bon. Elle mange un peu. Pas de diarrhée. Toujours un peu de paralysie. Gros râles muqueux aux deux bases. Elle est restée jusqu'au soir sans canule. La canule n'a été remise que par précaution. Toujours une éruption miliaire très-confluente autour de la plaie. L'air passe librement par le larynx, mais la voix est toujours éteinte. Les alentours de la plaie sont en très-bon état. Les parois bourgeonnent franchement, on les touche au nitrate d'argent.

Le soir, 148 pulsations; peu de chaleur; 28 respirations; état général bon. L'enfant est gaie, joue; appétit très-bon.

Le 18. Elle est restée sans canule, et sans être gênée; on la lui a remise la nuit par précaution. La plaie est en bon état et se rétrécit rapidement. L'air passe très-bien; l'enfant parle, mais d'une voix éteinte. L'éruption miliaire persiste.

Le 19. Elle est restée hier toute la journée sans canule, mais on l'a remise hier soir par précaution. La plaie se rétrécit. Etat général très-bon. L'air passe parfaitement par le larynx, mais la voix est encore éteinte.

Le 20. Elle a passé la nuit sans canule. La plaie bourgeonne et se rétrécit.

Le 21. État général bon. La plaie marche vers la cicatrisation. On la touche avec le nitrate d'argent.

Le 22. La plaie se cicatrise. Les aliments passent toujours par la plaie.

Le 24. L'enfant tousse encore quand elle boit. Les liquides passent encore un peu par la plaie, sans passer par le nez.

Le 25. Les boissons passent encore un peu par la plaie, qui d'ailleurs est extrêmement rétrécie et ne forme plus qu'un petit pertuis.

Le 26. Toujours un peu de paralysie. La voix est toujours voilée. On touche la plaie avec le crayon de nitrate d'argent.

Le 27. Elle tousse encore un peu en buvant. Les liquides ne passent ni par la plaie ni par le nez. La plaie est réduite à un pertuis très-étroit.

Exeat.

OBSERVATION III.

Convalescence de scarlatine. — Urticaire. — Angine couenneuse. — Croup. — Trachéotomie à la troisième période. — Albuminurie. — Ablation définitive de la canule le dixième jour. — Cicatrisation complète le dix-neuvième jour. — Guérison.

Louise H....., âgée de 6 ans, entre, le 26 juin 1868, salle Sainte-Mathilde, n° 23.

Le 27. L'enfant a toujours toussé. Elle a la scarlatine depuis douze jours. Elle n'est pas sortie de chez elle, mais elle s'est levée pendant quatre heures chaque jour depuis quelque temps. Les pieds enflent pendant qu'elle est levée. A l'entrée, l'enfant est en pleine desquamation sur toutes les parties du corps. La langue est encore dépouillée. Les amygdales sont grosses, sans rougeur; pas d'anasarque. Pas d'albuminurie.

Le 30. Elle paraît un peu bouffie. Pas d'albuminurie.

3 juillet. Pas d'albumine.

Le 5. Sans aucun prodrôme, l'enfant est prise d'une éruption qui a paru hier soir sur les deux jambes et les cuisses et sur les avant-bras. Cette éruption est d'un rouge ardent, formée de papules acuminées, agglomérées en groupes, séparés par des intervalles de peau saine, et affectant une disposition assez analogue à celle de la rougeole. Sur les confins de l'éruption, les papules sont isolées les unes des autres, très-peu larges et pointues. Pas de fièvre, pas de toux, pas de coryza, pas de diarrhée. Légère rougeur des conjonctives. Pas d'albumine.

Le 7. A la face interne des deux cuisses, sur le tronc, le cou, la face, se trouvent des plaques rouges, irrégulières, de longueur variable, les unes très-larges, les autres beaucoup plus petites. Au centre, ces plaques offrent un aspect blanchâtre et un peu soulevé, comme dans la piqûre d'ortie. Prurit assez vif. Pas de fièvre. Bon appétit.

Le 8. L'éruption a presque disparu.

Le 9. L'éruption n'existe plus.

Le 18. Faire lever et graisser tout le corps.

Le 27. Un peu de mal de gorge. Quelques petites plaques pseudo-membraneuses sur les deux amygdales. Elles sont arrondies, très-minces, larges comme des grains de millet. Quelques ganglions sous-maxillaires. — Extrait de cubèbe, 0 gr. 50.

Le 28. Les lésions n'ont pas augmenté. Le cubèbe a provoqué le vomissement. On le supprime. Toux un peu rauque. — Gargarisme aluminé.

Dans la matinée, l'enfant a eu trois accès de suffocation qui commençaient par de la toux, puis elle devenait bleue et se levait sur son lit. Calme dans l'intervalle.

A une heure après le dernier accès, elle est calme; inspiration un peu sifflante; face un peu rouge sans cyanose. Toux et voix rauques. Respiration pure. Pas de tirage. Calme. Pas d'anxiété. Respiration un peu bruyante pendant le sommeil. — Ipéca. Reprendre le cubèbe.

L'enfant vomit bien.

Le 29. Elle a eu hier trois accès de suffocation, plusieurs cette nuit et trois ce matin. Les fausses membranes ont toujours le même caractère qu'hier, seulement, sur la partie inférieure de l'amygdale droite; les fausses membranes s'étendent en arrière et en bas. Ce matin, l'enfant est assez calme, l'inspiration est bruyante. Toux éclatante. Un peu de tirage. Pendant la visite, elle a eu un accès de suffocation de faible intensité. — Ipéca stibié. Cubèbe.

Dans la journée elle est tranquille. Elle vomit abondamment. Inspirations toujours un peu sifflantes. Un peu de tirage. L'air pénètre bien. Facies bon. 140 pulsations. 24 respirations.

Le 30. Les accès sont devenus très-fréquents hier dans la journée. Lorsqu'ils n'étaient pas trop rapprochés, l'enfant se relevait bien. Dans le cas contraire, elle restait un peu refroidie; la face était pâle, les lèvres cyanosées. Les accès n'étaient pas très-violents, mais sont devenus à la fin presque continus. En somme, on peut dire que la dypsnée était continue.

L'opération a été pratiquée à huit heures et demie. Pas d'expulsion des fausses membranes. Après l'opération, l'enfant a dormi deux ou trois heures. Ce matin elle est calme, la nuit a été aussi très-tranquille. Un peu de fièvre ce matin. L'enfant est assise sur son lit. L'air pénètre bien dans la poitrine. La gorge est dans le même état qu'hier. Un peu de diarrhée ce matin. — Cubèbe.

Le 30 au soir. Elle a mangé ses potages avec assez d'appétit. Journée calme. Une garde-robe en diarrhée jaune. Expectoration muqueuse; 164 pulsations; 52 respirations; facies bon; chaleur modérée: pas d'abattement.

Le 31. Elle a bien passé la nuit, mais elle a eu de la diarrhée. Crachats naturels, muqueux. Pas d'expulsion de fausses membranes. Pas de fièvre; pas d'oppression. Respiration très-pure. Il y a encore de petites taches diphthériques isolées sur les deux amygdales qui sont rouges, un peu gonflées.

On change la canule; le cou est un peu gonflé. Le trajet de la plaie lui-même est assez sain. L'enfant reste quelques instants sans canule. Au bout de quelques minutes, il sort par la plaie une fausse membrane. Son expulsion est suivie de crachats sanglants. Un autre lambeau de fausse membrane sort par la canule. Ces fausses membranes sont longues, rubanées, peu épaisses, non canaliculées. Elles viennent de la trachée. Les alentours de la plaie sont un peu rouges et durs profondément. La peau est souple, sauf sur les bords, qui sont un peu durs.

124 pulsations. Peau bonne. 36 respirations. Albumine assez abondant dans l'urine. — Suspendre le cubèbe.

Le soir, 156 pulsations. Peau chaude et sèche. Respiration pure. L'enfant est assise et joue sur son lit. Elle a mangé son potage, un peu de viande et un fruit cuit.

1ᵉʳ août. Un peu de fièvre. Peau chaude. Elle a mangé un peu de potage et de viande. Pas de diarrhée. Toux fréquente. Crachats muqueux un peu déchiquetés; respiration très-pure. L'enfant se plaint de son cou. La gorge est dans le même état. Pas de ganglions sous-maxillaires. La canule commence à noircir. Quand la canule est ôtée, la toux est stridente, sèche, comme si une fausse membrane obstruait la plaie. Expectoration sanglante. Induration des alentours de la plaie. L'enfant ne peut rester quelques instants sans canule. Pas de rougeur de la peau. Liséré rouge des bords de la plaie. Parois de la plaie en bon état. Le nez coule un peu; mucus incolore. L'aile gauche du nez est un peu rouge. — Limonade vineuse.

Albumine douteuse. Le soir, 140 pulsations. Peau toujours chaude. Pas d'oppression. Pas de diarrhée. L'enfant a mangé à déjeuner de la soupe, un peu de viande et de pain. 40 pulsations. Expectoration très-rare.

Le 2. L'enfant a assez bien mangé hier soir et seule. Nuit très-calme. Peu d'expectoration, mais muqueuse. 148 pulsations. Peau moins chaude qu'hier. Respiration très-pure, 36 respirations. Le facies est bon, quoique légèrement pâli. L'enfant est assise sur son lit et joue. Pas de fausses membranes depuis hier. La canule est légèrement noircie. Induration toujours très-prononcée des alentours de la plaie. Un peu de rougeur de la peau à la partie supérieure de la plaie, descendant un peu sur les bords. Un peu d'ulcération, large comme un grain de millet à l'angle supérieur de la plaie. Une petite plaque diphthérique existe sur l'arête inférieure des parois de la plaie. Le reste du conduit est sain. Ce conduit est parfaitement formé et dur, quoique les bords soient un peu renversés à l'intérieur. L'induration et la tuméfaction des environs de la plaie rendent toute cette région saillante comparée au reste du cou. L'air ne passe pas par le larynx. On essaye de laisser l'enfant quelques instants sans canule, mais il faut la remettre au bout d'une dizaine de minutes.

Le 3. 148 pulsations. Peau chaude et moite. La journée et la nuit ont été calmes. 40 respirations. Respiration pure. Expectoration muqueuse. Canule un peu moins noire. Un peu plus de rougeur des bords de la plaie. Ils sont durs, mais le gonflement n'a pas augmenté. L'induration persiste. La petite fausse membrane de la partie supérieure n'a pas augmenté. Appétit bon. Pas de diarrhée. Impossibilité de rester sans canule. Au moment où on la remet, l'enfant rend une fausse membrane irrégulière, longue de 3 centimètres, mince, sur la surface de laquelle se trouvent des vaisseaux petits et nombreux. — Quinquina, café.

Un peu d'albumine. L'albumine est évidente par l'acide nitrique, il se forme un précipité qui ne se dissout ni par la chaleur ni par un excès d'acide. Par la chaleur, pas de précipité.

Le soir, l'enfant pâlit un peu. 148 pulsations; 52 respirations.

Le 4. Elle a beaucoup toussé hier soir. Ce matin, chaleur et fièvre. 144 pulsations. Respiration pure. L'expectoration est toujours muqueuse. Un seul point noir sur la canule. La diphthérie de l'angle supérieur a disparu. Moins de rougeur et de gonflement et d'induration des environs de la plaie; l'intérieur a un aspect moins lardacé. On est obligé de remettre de suite la canule. L'enfant rend de suite de la fausse membrane en petits fragments. L'enfant est plus affaissée, elle pâlit. Le soir, 120 pulsations, 48 respirations. Respiration pure. L'asphyxie diminue. Depuis hier, la malade ne mange plus que son potage. Un peu d'albumine dans l'urine.

Le 5. Depuis avant-hier, l'enfant tousse quand elle prend ses potages. 132 pulsations. Elle pâlit et s'affaiblit. L'induration des alentours de la plaie a beaucoup diminué. La rougeur a disparu. Expectoration muqueuse avec quelques filets de sang. Il y a un point noir à la canule. Les parois de la plaie commencent à bourgeonner. Pas de diarrhée. Elle ne mange plus que son potage. 40 respirations. Elle respire plus facilement sans canule. Les aliments passent par la plaie. — Sirop de sulfate de strychnine, une cuillerée à café. Donner des potages épais. Continuer le quinquina.

Le 6. L'enfant a toujours de la difficulté à manger; les aliments reviennent un peu par la plaie, non par le nez. La canule est un peu noircie encore. La plaie a, du reste, meilleur aspect; l'induration périphérique diminu); les bords ont de la tendance à s'ulcérer; ils sont pâles, ainsi que les parois.

Toucher à l'acide phénique.

2 cuillerées de sirop de strychnine.

132 pulsations. Chaleur modérée. 60 respirations. Respiration pure. Toujours de la pâleur et de la faiblesse. Pas de diarrhée. Le soir, 132 pulsations, 48 respirations. Respiration pure. L'enfant ne prend que son potage.

Albumine plus abondante.

Le 7, 140 pulsations. L'enfant est restée hier sans canule jusqu'à dix heures du matin. Canule à peine noircie. Les environs de la plaie deviennent souples; les parois sont toujours un peu pâles. Respiration pure. Même appétit. Un peu d'albumine.

Le 8. 104 pulsations. Peau moins chaude. L'enfant est restée toute la journée sans canule. La plaie est en très-bon état. Les boissons passent encore par la plaie. Pas de diarrhée. L'albumine est très-abondante. Le soir, 84 pulsations. Peau bonne.

Le 9. Toute la nuit a été passée sans canule. La plaie bourgeonne, se rétrécit; l'air passe bien par le larynx et la voix devient nette. Il y a encore peu d'appétit, pas de fièvre; on ne peut avoir d'urine.

Le 10. L'enfant mange peu, les liquides passent toujours par la plaie. Elle tousse un peu en mangeant; elle refuse les aliments solides. La plaie est en bon état, se rétrécit; elle est un peu pâle et bourgeonne lentement. Pas de fièvre. Hier, une petite garde-robe en diarrhée. L'air passe bien par le larynx et la voix s'entend. Elle a passé encore les vingt-quatre heures sans canule.

Toucher la plaie au nitrate d'argent. Moins d'albumine. Le soir. L'enfant s'est levée dans la journée et s'en est bien trouvée.

Le 11. La plaie est toujours pâle. L'enfant s'est levée hier jusqu'au soir; elle a eu, hier soir en se couchant, un petit frisson; on a couvert son lit davantage. Elle mange toujours peu. Elle se lève de dix heures du matin à cinq heures du soir. Traces d'albumine.

Le 12. L'enfant tousse un peu moins. La plaie est toujours pâle.

Le 13. Toujours un peu de toux quand elle boit. Pas d'albumine.

Le 14. L'enfant va très-bien; la plaie est presque fermée, mais laisse encore passer de l'air. Voix presque revenue.

Le 15. Nuage albumineux.

Le 16. La plaie est complétement fermée, l'air n'y passe plus; il ne reste plus que quelques petits bourgeons.

Le 17. Exeat.

OBSERVATION IV.

Rougeole. — Croup. — Trachéotomie à la troisième période. — Accès de suffocation. — Paralysie du pharynx et des membres. — Ablation définitive de la canule le neuvième jour. — Cicatrisation complète de la plaie le vingt-deuxième jour. — Guérison.

Mathilde T....., âgée de 6 ans, entre, le 5 juillet 1868, salle Sainte-Mathilde, n° 7.

5 juillet. L'enfant a la rougeole depuis huit jours; l'éruption a paru le 28 juin. Les parents se sont aperçus le 4 qu'elle avait mal à la gorge; on lui a donné un vomitif. Elle a eu un accès de suffocation aujourd'hui. On l'amène à l'hôpital à quatre heures et demie; on l'a opérée immédiatement. Elle n'était pas cyanosée, mais l'inspiration était bruyante, le tirage énergique; l'air ne pénétrait pas dans la poitrine. Rien dans la gorge. Pendant l'opération, elle rend une énorme fausse membrane tubulée, épaisse, longue de 0,06, large de 0,02, et paraissant venir d'une des grosses bronches.

Le 6. Fièvre très-modérée, peau chaude et humide, pas d'oppression. L'apparence est bonne; toux grasse, crachats muqueux, opaques et assez abondants. Pas de fausses membranes dans la gorge; l'air pénètre bien dans la poitrine.

Le soir, 132 pulsations. Chaleur modérée; pas d'oppression. Canule silencieuse. L'enfant a bien mangé; elle est très-calme.

L'enfant porte *sur le corps une éruption rubéolique* encore très-bien marquée. Léger nuage albumineux dans l'urine.

Le 7. La nuit a été agitée; peu de sommeil; un peu d'oppression. Diarrhée hier soir. L'appétit a été assez bon. 144 pulsations; peau chaude, un peu sèche; 48 respirations. Expectoration rare, muqueuse et demi-liquide; elle contient un peu de pus. La canule est légèrement noircie. Il sort de la plaie du muco-pus sanguinolent assez liquide. Un peu d'induration profonde des environs de la plaie. Les parois de la plaie sont blafardes et recouvertes d'une couche grisâtre; on les touche à l'acide phénique. Après la réintroduction de la canule, un fragment de fausse membrane est expulsé. Respiration un peu obscure. Le soir, 136 pulsations, 60 respirations. Un peu plus d'oppression. La canule est sèche.

Le 8. La nuit a été calme; appétit bon. Un peu de diarrhée hier, mais pas ce matin. 124 pulsations; pas d'oppression. La plaie est un peu indurée profondément; la face interne est un peu grise. La canule est un peu moins noire qu'hier. Les parois de la plaie sont moins mortifiées. L'air passe un peu par le larynx. Il y a une plaque diphthérique à la lèvre inférieure, près de la commissure gauche. Une fausse membrane épaisse, très-irrégulière, venant du larynx, est rejetée; l'air passe ensuite plus facilement. Il n'y a rien dans la gorge. Le soir, 144 pulsations, 60 respirations; peu d'oppression. L'enfant est assise et calme sur son lit. Appétit bon; pas de diarrhée. Respiration pure. L'éruption rubéolique pâlit. Pas d'albumine dans l'urine.

Le 9. Pas de diarrhée; appétit bon; l'enfant mange seule (ce qui est remarquable pour un croup, à cette époque). La canule est encore moins noire, seulement une toute petite plaque.

Plaie en bon état; l'induration profonde des alentours a disparu; la peau est saine; les bords et les parois sont encore pâles; on les touche à l'acide phénique. Au niveau de la jonction des régions sus et sous-hyoïdiennes, un peu de rougeur de la peau, sans induration, avec quelques vésicules grosses comme celles de la miliaire, et remplies de pus. L'air passe par le larynx avec plus de facilité; la voix est encore éteinte. On essaye de laisser l'enfant sans canule. Pas de fièvre. Respiration pure; état général très-bon.

Le 10. Tout autour de la plaie, on remarque des vésicules purulentes; plusieurs ont de la tendance à s'ulcérer. La plaie est en très-bon état, mais un peu pâle ; on la touche au nitrate d'argent. L'enfant est restée sans canule hier pendant deux heures.

Le 11. La canule n'a pas été remise de toute la journée ; on l'a réintroduite pour la nuit et ôtée ce matin. Les boissons ne passent pas par la plaie, mais la salive et un peu d'aliments passent. Expectoration muqueuse, jaune et transparente. La plaie est en très-bon état, quoique un peu pâle ; elle bourgeonne vigoureusement ; on la touche au nitrate d'argent. Les petites vésicules de miliaire n'ont pas augmenté ; quelques-unes se sont crevées et ne laissent pas voir de fausses membranes. État général très-bon ; appétit satisfaisant ; pas de diarrhée.

Le 12. La malade a passé toute la journée sans canule ; on a remis celle-ci à six heures et demie, et, pendant l'introduction, l'enfant a rendu un petit débris de fausse membrane. La plaie est en très-bon état ; les bourgeons sont toujours exubérants et un peu pâles ; on les touche au nitrate d'argent. État général très-bon. Quand on ferme la plaie avec les doigts, l'air passe avec assez de facilité, et l'enfant peut parler d'une voix pres que normale. Un peu d'albumine dans l'urine.

Le 13. La voix revient. On cautérise au nitrate d'argent, à cause du bourgeonnement exubérant. État général bon. On ne peut laisser l'enfant sans canule la nuit.

Le soir. Elle a eu dans la journée deux petits accès d'oppres sion qui n'ont pas nécessité la remise de la canule.

Le 14. Elle est restée sans canule jusqu'au soir. État général très-bon. La plaie bourgeonne toujours. Nitrate d'argent.

Le 15. L'enfant a passé la nuit sans canule. Elle tousse toujours quand elle boit. Peau brûlante, fièvre intense. Rien dans la poitrine. La plaie est touchée au nitrate d'argent.

Le 16. Elle a été prise hier d'un accès de fièvre ; pouls, 128. L'enfant a vomi hier au soir en toussant après avoir mangé. *La canule n'a pas été remise.* Rien à l'auscultation. Respiration très-pure. Plaie en bon état, mais lente à se cicatriser. Le soir, 136 pulsations. Encore un vomissement après avoir mangé et sans tousser. Les liquides passent toujours par la plaie. Un peu de toux ; repiration pure.

Le 17. Encore de la fièvre.

140 pulsations. Les liquides passent toujours par la plaie. Pas d'oppression ; moins d'appétit. Pas de paralysie des mem

bres. Rien à l'auscultation. La plaie se rétrécit, bourgeons pâles.

Cautérisation au nitrate d'argent. Pas d'albumine.

Le 18. Toujours un peu de fièvre. L'enfant mange un peu. Elle est toujours faible, ne peut se tenir ni debout ni assise. Les mains sont très-paresseuses et peuvent à peine porter un gobelet; cependant l'enfant peut manger seule. Les liquides passent toujours par la plaie. Pas de diarrhée.

Sirop de strychnine, une cuillerée à café.

Lever l'enfant.

Le 19. 136 pulsations. L'enfant est assez calme. L'air passe bien par le larynx; la voix est claire. La plaie se cicatrise très-peu. Elle mange toujours avec un peu de peine.

Sirop de strychnine.

Le 20. Pouls fréquent, mais moins de fièvre; peau fraîche. 120 pulsations. La plaie ne se cicatrise pas vite.

Strychnine.

Le 21. Peu de fièvre. L'enfant est levée tout l'après-midi. La plaie continue à se rétracter.

Le 22. Elle est restée hier sans canule toute la journée; on l'a descendue au jardin; elle est moins faible quand elle est levée. Appétit bon. Pas de diarrhée. Peu de fièvre ce matin. La plaie continue à se rétracter; il y a toujours un gros bourgeon pâle qu'il faut cautériser.

Le 23. La fièvre diminue toujours. La plaie se cicatrise.

Le 24. La voix est très-claire. État général bon; pas de fièvre. La plaie est presque fermée; il ne reste qu'un gros bourgeon charnu.

Le 25. La plaie est presque fermée. État général bon.

Le 27. La plaie est complétement cicatrisée. Exeat.

OBSERVATION V.

Croup. — Trachéotomie à la troisième période. — Éruption scarlatiniforme. — Rejet de fausses membranes jusqu'au vingt-deuxième jour. — Ablation définitive de la canule le trente-deuxième jour. — Cicatrisation presque complète le trente-troisième jour. — Hémorrhagie par la canule le dix-huitième jour. — Guérison.

Lucien H....., âgé de 3 ans, entre le 6 avril 1867, salle Saint-Benjamin, n° 12.

L'enfant était malade depuis douze jours. Il avait, dit-on, un rhume. Depuis mercredi, 3 avril, l'enrouement s'est accompagné d'oppression, et la voix a commencé à s'éteindre ainsi que la toux. Depuis le 2 l'enfant n'a pas mangé. Il n'a pas eu de diarrhée ni de constipation.

Il est entré la nuit dernière à l'hôpital, ayant de la cyanose et de l'oppression.

L'opération est pratiquée à la troisième période; elle a été facile.

Le 7. Ce matin, réaction fébrile; pouls à 132; face colorée; respiration calme; peu d'expectoration. La respiration s'entend bien des deux côtés; elle est pure, sauf quelques râles trachéaux.

Le 8. Il y a à la partie antérieure de la poitrine un vésicatoire qui suinte beaucoup; sa surface est d'un rouge vif, sans fausses membranes. Hier, diarrhée verdâtre, comme des épinards hachés.

Pas trop de fièvre; peau douce; pouls peu fréquent; respiration calme; physionomie naturelle. Il rend des crachats épais, muqueux, sortant facilement. Il n'a pas eu de gonflements autour de la plaie. Il n'a pas rendu de fausses membranes dans la journée d'hier. Gorge saine. A l'auscultation on n'entend que dé gros rhonchus qui se passent dans la trachée.

Il n'y a pas de preuves de croup jusqu'à ce moment.

Le 9. Éruption scarlatineuse. L'enfant a bien mangé hier. La diarrhée a changé d'aspect; elle n'est plus verte. Pas de rejet de fausses membranes; toux assez fréquente. Il est resté un quart d'heure sans sa canule. La surface du vésicatoire n'est pas sèche, mais ne présente aucune trace de diphthérie.

Le 10. L'enfant est resté hier matin trois quarts d'heure sans canule. Hier soir il a fallu la remettre immédiatement. Le pouls était hier à 132; aujourd'hui à 126. L'enfant est sans canule ce matin, il respire avec un peu de difficulté.

L'éruption scarlatineuse persiste. Elle est cependant un peu plus pâle qu'hier. Il n'y a pas eu d'expulsion de fausses membranes. La plaie a bon aspect. Pas de gonflement. Le vésicatoire est en bon état.

On remet la canule, ce qui provoque de la toux. Rejet d'un débris de fausse membrane.

Le 11. Le vésicatoire va bien. Un peu de chaleur et de fréquence du pouls, 132 pulsations. La plaie est bonne, non gonflée,

Les urines ne contiennent pas d'albumine. L'éruption a presque disparu. Absolument rien dans la gorge.

Le 12. État satisfaisant, 126 pulsations. Pas de nouvelles fausses membranes. Il n'a pu rester hier sans canule. Ce matin on est obligé de la lui remettre à la suite d'un accès de suffocation. Râles trachéaux abondants,

Le 13. Le vésicatoire est sec. L'enfant n'a pas de fièvre. Peau douce. Seulement un peu de fréquence du pouls. La plaie est bonne. Les bourgeons charnus sont pâles, mais poussent bien. La plaie se rétrécit vite. La sécrétion est muco-purulente de bon aspect, jaune clair un peu liquide. Aucun gonflement, ni rougeur, ni douleur. Bon appétit. Un peu de diarrhée.

Le 14. Hier soir 108 pulsations. Ce matin 120. Chaleur modérée. La plaie est en bon état.

L'enfant est resté ce matin dix minutes sans canule, mais à la suite d'un accès de toux on a dû lui remettre. Il a rendu une fausse membrane. La respiration s'entend très-bien.

Le 15. Il n'y a que 96 pulsations. Pas d'oppression. Il a encore rendu une fausse membrane hier. La plaie est très-étroite. Elle bourgeonne beaucoup.

Le 16. Appétit bon. Plaie en bon état. On commence à le lever.

Le 17. 126 pulsations. L'enfant mange bien. On lui laisse toujours sa canule.

Le 18. Même état. Il joue. Il a encore rejeté une fausse membrane et ne peut rester sans canule.

Le 20. Il ne tousse pas d'habitude, cela n'arrive qu'au moment où on lui remet sa canule. Il mange bien.

Le 21. L'enfant va très-bien. Il rit et joue.

Le 22. Il va bien, il a été très-gai hier dans la journée.

Le 24. Il n'a pu rester ce matin qu'une demi-heure sans canule. Il a été pris de toux, de suffocation, et le sang est parti par la canule.

Le 27. Hier, dans un accès de suffocation violent, il a rejeté une fausse membrane. Aujourd'hui il va bien.

Le 30 avril. Il a de la conjonctivite à droite. — Collyre au sulfate de zinc,

Le 2 mai. L'enfant est resté hier une demi-heure sans canule. La plaie est en bon état.

Le 5. Hier il est resté à peu près une heure sans canule,
mais il se met de suite en colère, s'asphyxie, et le sang sort
par la plaie. On est obligé de la remettre.

Le 6. Il ne veut pas rester sans canule.

Le 9. On lui a enlevé hier sa canule. Il a été bien toute la
journée. Il est sorti. La plaie est presque fermée.

OBSERVATION VI.

Croup opéré à la troisième période. — Hémorrhagie après l'opération. — Gangrène de la plaie. — Paralysie diphthérique. — Ablation définitive de la
canule le neuvième jour. — Cicatrisation complète de la plaie le vingt-qua-
trième jour. — Guérison.

Marie Q....., âgée de 6 ans, entre le 30 novembre 1868
salle Sainte-Mathilde, n° 17.

L'enfant tousse depuis quatre jours. Depuis ce matin elle est
très-oppressée sans accès de suffocation; inspiration bruyante.

Amenée le soir à cinq heures et demie, en pleine troisième
période du croup; inspiration très-bruyante, tirage très-intense
sus et sous sternal; un peu de cyanose; absence de pénétration
de l'air; toux éteinte; voix un peu voilée, mais assez nette.

La gorge est saine, quoique les amygdales soient un peu
grosses. (Un médecin de la ville l'envoie à l'hôpital pour qu'on
lui fasse la section des amygdales.)

La trachéotomie est pratiquée immédiatement; l'opération
se passe bien; une canule n° 1 est introduite rapidement.
On a pris le n° 1, malgré l'âge de l'enfant, parce que Marie
est petite pour son âge. Un peu de sang coule après l'opération sous la canule, mais cet écoulement s'arrête promptement.
L'enfant est reportée dans son lit, elle respire bien et s'endort
tranquillement.

Au bout d'une demi-heure, on s'aperçoit qu'elle ne respire
pas, qu'elle est mourante; on ôte la canule interne en toute
hâte; on voit qu'elle est bouchée par un caillot sanguin; on
découvre alors que l'enfant a perdu une notable quantité de
sang. La canule nettoyée est remise; la respiration reprend,
mais le sang continue à couler largement par la canule et
sous la canule; l'enfant pâlit à vue d'œil, le pouls devient petit.

On applique des sinapismes aux cuisses, on place de petits morceaux d'ouate sous le taffetas-gommé, aussi près que possible de la plaie; l'hémorrhagie continue. Voyant l'enfant mourir, je retire complétement la canule et j'en remets une plus grosse, un n° 2.

L'hémorrhagie s'arrête rapidement. On laisse l'enfant sommeillant. Impossible de lui faire prendre un peu de bagnols. Elle serre les dents dès qu'on approche la cuiller.

Vers huit heures et demie, l'infirmière lui ôte sa chemise, qui était souillée de sang; sous l'influence de cette manœuvre, e sang repart immédiatement avec abondance, l'enfant est horriblement pâle, le pouls très-petit; la peau moite, presque roide, couverte d'une sueur visqueuse. On renforce l'ouate placée sous le taffetas en la refoulant le plus possible vers la canule; le sang diminue à l'extérieur, mais il continue à sortir par la canule; cependant au bout de quelques instants, l'écoulement se ralentit et l'enfant s'endort. Elle a l'air d'un cadavre. Au moment où elle se réveille, on lui fait avaler coup sur coup environ 40 à 50 grammes de rhum. Au bout de quelques moments, le sang s'arrête complétement. Le pouls se relève; l'enfant s'endort de nouveau.

Le 1ᵉʳ décembre. La nuit s'est bien passée. L'enfant a dormi. Elle a très-peu mangé ce matin.

Dans la nuit, elle a encore repris un peu de rhum. Ce matin il ne reste plus que la moitié d'un flacon de 125 grammes, qui hier soir était rempli. Il est probable que l'enfant n'a pas tout bu parce qu'elle se défendait pour boire, et qu'une certaine partie a été renversée.

156 pulsations. Bonne chaleur de la peau. 28 respirations. La pâleur a diminué beaucoup. Le facies est calme.

Pas d'albumine dans l'urine.

Le 2. L'enfant a été calme toute la journée et la nuit; elle a mangé avec assez d'appétit. Expectoration de bonne nature. Pouls fréquent. Peau chaude et moite. 44 respirations. Un peu d'oppression.

Toute la ouate qui était dans les environs de la canule pour arrêter l'hémorrhagie a été ôtée hier dans la journée, parce qu'elle commençait à donner une mauvaise odeur. Un peu d'induration sans rougeur des environs de la plaie. En changeant la canule, l'enfant rejette des débris de fausses membranes épaisses, jaunes. Les amygdales sont grosses et rouges, et présentent des fausses membranes épaisses, larges et irrégulièrement disposées.

Le soir, 160 pulsations, 52 respirations.

Le 3. La nuit a été un peu agitée. L'enfant a toussé assez fréquemment et a rejeté hier soir un débris de fausses membranes.

Induration des environs de la plaie avec rougeur. Tout autour de la plaie se trouve un liséré large de 2 millimètres formant une fausse membrane très-mince. Les parois de la plaie présentent des points grisâtres assez nombreux. La canule offre plusieurs taches noires. La plaie est très-large, béante. 144 pulsations.

Collodion autour de la plaie.

Toucher les fausses membranes avec l'acide lactique.

On laisse l'enfant sans canule, mais on est obligé presque aussitôt de la remettre. L'enfant rejette alors une fausse membrane large de 1 centimètre carré. 44 pulsations.

Le soir, 140 pulsations. Pouls bon. Peau un peu moite. L'enfant a bien mangé son potage, mais rien de plus. Respiration très-calme.

Le 4. L'enfant est toujours un peu abattue. Elle essaye de jouer, mais elle est obligée de cesser au bout de quelques minutes. Elle ne mange que des potages et un peu de chocolat le matin. Elle boit le vin très-difficilement. Pas d'oppression. Peau chaude et moite. Expectoration purulente, épaisse et verdâtre. La canule est encore plus noire qu'hier. Les environs de la plaie sont un peu tuméfiés, surtout à droite, avec rougeur de la peau. Sur les bords de la plaie, liséré pseudo-membraneux ayant une largeur de 2 millimètres plus large qu'hier et occupant tout le bord droit, ainsi que les deux angles. La plaie est longue, béante, très-large. Les parois sont recouvertes dans toute leur étendue d'un enduit gris.

On retire avec les pinces un peu de tissu cellulaire mortifié, et la plaie saigne au niveau du point arraché. Au moment où l'on introduit la canule, l'enfant rejette plusieurs débris de fausses membranes. — Collodion autour de la plaie. Toucher les bords et les parois avec l'acide lactique. Extrait de quinquina, café.

Sous l'influence de l'acide lactique, l'enduit des bords diminue rapidement.

Le 5. La plaie s'agrandit et devient béante. Les bords ont

durs et gonflés sans rougeur. Toutes les parois de la plaie sont recouvertes d'un enduit jaune épais. Le liséré du bord droit ne présente plus de fausses membranes, mais il est couvert de tissu mortifié. La canule est noircie fortement dans sa moitié supérieure. L'appétit revient. L'enfant boit un peu de vin. Chaleur modérée et moite. Peu de fièvre. — Collodion. Acide phénique.

On essaye de laisser l'enfant sans canule, mais il faut remettre celle-ci presque immédiatement; elle rejette alors un débris de fausse membrane.

Le 6. 140 pulsations. Peau très-moite. 40 respirations; pas d'oppression. Elle mange assez difficilement, mais on arrive à la faire manger. État général assez bon; facies encore pâle. Canule aussi noire. Les bords de la plaie se détergent; les parois sont toujours un peu grises. Pansement à l'acide phénique. Moins d'induration des environs de la plaie. Le collodion est appliqué sur les parties.

Le 7. L'enfant est resté sans canule hier jusque vers une heure et demie, heure à laquelle la sœur étant obligée de s'absenter, la canule a été remise par précaution. Un peu moins d'abattement; l'enfant s'est levée un peu dans la journée; elle mange toujours avec difficulté. Expectoration muqueuse, épaisse et opaque. Très-peu de fièvre; pas d'oppression. Toujours de la pâleur. Une certaine quantité d'aliments est rejetée par la canule; on trouve du chocolat dans la plaie. L'induration a disparu autour de la plaie qui est longue, béante et large, mais les parois sont roses et commencent à bourgeonner. La canule est presque nette; il n'y a plus que quelques petites taches noires altérant à peine le métal. L'air passe un peu par le larynx, mais il y a du tirage et du sifflement.

On touche encore les parois à l'acide phénique. L'enfant tousse en buvant. La paralysie du voile du palais et du pharynx est très-intense. L'appétit est assez bon. La plaie va bien; l'enfant est resté jusqu'à six heures du soir sans canule. A ce moment, elle respire assez difficilement et tousse un peu. A peine de fièvre. La canule est nette. Il y a beaucoup d'aliments dans la plaie et autour de celle-ci; les parois de la plaie sont encore pâles, mais commencent cependant à bourgeonner. Toujours du tirage lorsqu'on bouche la plaie; mais l'agitation à laquelle se livre l'enfant est pour beaucoup dans cette difficulté de respirer.

Sulfate de strychnine, une cuillerée à café.

Le 9. Elle est restée sans canule hier jusqu'à neuf heures du soir ; la canule est parfaitement nette. La plaie est en très-bon état, quoique un peu pâle. État général bon ; appétit satisfaisant. La paralysie est toujours intense.

Toucher la plaie au nitrate d'argent.

Le 10. L'enfant a bien passé la nuit sans canule ; la plaie est en très-bon état, se rétrécit, mais est encore un peu pâle. L'état général est bon ; la paralysie est au même point. Voix nette.

Le 11. Les aliments passent toujours par la plaie ; elle est en bon état. L'appétit toujours un peu faible.

Sulfate de strychnine, quatre cuillerées à café. Toucher la plaie au nitrate d'argent.

Le 12. Il y a un peu de fièvre aujourd'hui. La plaie est un peu pâle, mais elle a de la tendance à se rétrécir. L'appétit est assez bon. Respiration pure. La paralysie reste au même point.

Suspendre tous les médicaments.

Le 13. Elle tousse toujours en mangeant. La plaie est toujours un peu pâle. Il faut toujours la forcer à manger. Un peu de fièvre.

Le 14. L'enfant a toujours de la fièvre ; pas d'appétit. Même paralysie. 140 pulsations ; peau chaude. L'enfant tousse fréquemment ; elle est toujours triste et semble dépérir.

Le 15. Ce matin, un peu moins de fièvre, moins de toux en avalant. La plaie continue à se rétrécir. 144 pulsations.

Le 16. Moins de fièvre ; appétit meilleur. La plaie se rétrécit rapidement.

Le 17. L'appétit va mieux ; moins de fièvre. 132 pulsations, température normale. Toujours très-pâle. Plaie en bon état, se rétrécit beaucoup.

Vin de quinquina ferrugineux.

Le 18. Un peu de fièvre ; 164 pulsations. L'enfant mange un peu mieux. La plaie se rétrécit sans se guérir franchement ; l'enfant se lève un peu.

Le 19. La plaie est presque fermée.

Le 20. Toux un peu plus fréquente depuis quelques jours ; quelques râles sibilants et muqueux à la base gauche. Cœur sain ; peu de fièvre. La paralysie est presque au même point. La plaie est presque fermée. Exeat.

Le 24. Elle est amenée par ses parents. La plaie est entièrement fermée. Encore un peu de fièvre de temps en temps, mais l'appétit est bon.

OBSERVATION VII.

Croup. — Trachéotomie à la troisième période. — Emphysème sous-cutané. — Érysipèle de la plaie. — Ulcération consécutive. — Ablation définitive de la canule le dix-septième jour après l'opération. — Hémorrhagies consécutives. — Cicatrisation presque complète de la plaie le vingt et unième jour. — Guérison.

Charles S....., âgé de 4 ans, entre, le 6 avril 1867, salle Saint-Benjamin, n° 9.

Malade depuis onze jours. Début par enrouement et toux. On l'a fait vomir au début; une seconde fois le 2 avril, une troisième fois hier. La voix s'est éteinte progressivement; elle était encore assez nette le 5. Pas d'accès de suffocation. Il y a quatre jours, le 3 avril, il a eu une éruption de variole.

Il entre le 6 à deux heures. Pouls à 114; moiteur, pas de cyanose. Tirage léger, respiration peu bruyante; la voix est éteinte ainsi que la toux. Il aurait rendu le matin quelques débris membraneux avec son vomitif.

Le fond de la gorge est rouge. Plaque pseudo-membraneuse sur l'amygdale droite. A l'auscultation, on entend la respiration plus distinctement à gauche qu'à droite.

L'oppression croissant toujours, trachéotomie à dix heures du soir; opération facile.

Le 7. Ce matin, l'enfant paraît calme; il y a un peu de réaction fébrile. Il commence à avoir de l'expectoration muqueuse. 150 pulsations.

Urines non albumineuses ni avant ni après l'opération.

Le 8. Transpiration abondante hier toute la journée. L'enfant a vomi tout ce qu'il a pris, et rendu des débris de fausses membranes. Emphysème autour de la plaie. Fièvre ce matin; environ 120 pulsations; peau chaude et humide; respiration assez calme.

L'air pénètre bien dans la poitrine.

Le 9. Journée assez bonne. Moins de fièvre, mais des nausées et des sueurs; pas d'appétit. Hier soir, au moment de changer la canule, il est parti un jet de sang, et il a fallu la remettre immédiatement. L'enfant a rendu une fausse membrane; il n'a pas eu de diarrhée, il avait peu d'oppression. Ce matin, peau modérément chaude; 124 pulsations. Respiration peu fréquente. La figure est bonne. La place occupée hier par l'emphysème est rouge, et celui-ci a complétement disparu.

Plaie gonflée, d'un rouge érysipélateux au pourtour, avec gonflement œdémateux. L'enfant ne peut rester sans canule; immédiatement, quintes de toux avec expectoration sanglante. Le timbre du bruit canulaire est claquant et indique la présence d'une fausse membrane.

Le 10. On a changé la canule; la plaie est en bon état. L'enfant ne peut rester sans canule; il a encore rendu des fausses membranes dans la journée d'hier et ce matin. Le pouls était hier à 132, ce matin à 120; appétit bon. Pas d'oppression; la respiration est très-bonne.

Le 11. Hier, pouls fréquent; 146 pulsations. Impossibilité de rester un instant sans canule. Les urines ont été examinées, il n'y a pas d'albumine. La respiration est bonne; il n'a pas de ganglions; la plaie a bon aspect. Dès qu'on lui ôte sa canule, il rejette du sang. Il rend toujours des fausses membranes.

Le 12. Hier soir, 126 pulsations. L'enfant ne va pas plus mal; il a de forts accès de toux. les matières expectorées passent quelquefois par la bouche; il tousse en mangeant et en buvant. Ce matin, il n'y a que 120 pulsations. Expectoration souvent sanguinolente; pas de fausses membranes; il ne peut rester sans canule; il n'a plus rien dans la gorge; la respiration s'entend bien.

La plaie est un peu indurée au pourtour, à la partie supérieure. Accès de toux au moment où l'on ôte la canule.

Toucher la plaie avec le tannin.

Le 13. L'enfant n'a pas encore pu rester sans canule. Ce matin, pouls à 148, petit et faible. Il tousse toujours comme par quintes et rend du sang en assez grande abondance, et mêlé à de l'expectoration muqueuse. La plaie est un peu rouge sur les bords, sans dureté, sauf un peu à la partie supérieure.

Dès qu'on ôte la canule, les bords de la trachée se rapprochent, la respiration devient sifflante, le sang paraît sur les bords de la plaie, et on est obligé de remettre la canule avant même de pouvoir laver la plaie. Toux et oppression.

L'emphysème a disparu et ne s'est pas reproduit. L'air pénètre partout; respiration pure.

Le 14. 150 pulsations. L'enfant a transpiré beaucoup hier; chaleur et moiteur. Pour le reste, même état. A l'auscultation, gros râles et ronchus sonores. La toux est toujours quinteuse. Il n'y a plus rien dans la gorge; la canule excorie un peu le pourtour de la plaie.

Le 15. Même état général; 140 pulsations. Les efforts de toux sont très-violents, surtout quand l'enfant mange et boit; cependant il ne rend rien par la plaie; il ne peut toujours rester sans canule. La plaie est en bon état; il semble que la trachée se ferme au moment des inspirations : il se produit un sifflement très-marqué.

Le 16. Plaie gonflée, rouge au pourtour, d'un rouge érysipélateux. L'enfant peut rester quelque temps sans canule, sans rejeter de sang, ni de fausses membranes. Respiration très-difficile, bruyante et incomplète. La fièvre persiste; pouls très-fréquent. Un peu d'appétit, pas de diarrhée; les aliments passent toujours par la plaie.

Le 17. 132 pulsations. Teint un peu pâle. Deux vomissements hier, diarrhée ce matin. Impossibilité de rester sans canule. Toux fréquente; encore un peu d'hémorrhagie par la canule, ce matin.

Le 18. Il a vomi une fois et a eu, dans la journée d'hier, de la diarrhée qui a continué ce matin. 100 pulsations. La plaie est toujours excoriée au pourtour; l'épiderme est enlevé, le gonflement a diminué. On enlève la canule ; l'air passe mieux par le larynx; il n'est pas gêné comme d'habitude.

Le 19. L'enfant est resté presque toute la journée d'hier sans canule; il a toujours quelque chose de métallique dans la respiration quand on ferme la plaie.

Le 20. La canule a été ôtée une partie de la journée d'hier. Le malade a rejeté une fausse membrane. La plaie a de la tendance à se fermer. Le larynx n'est pas encore complétement libre; sifflement quand on ferme la plaie. État général bon; pas de fièvre.

Le 21. L'enfant est resté hier sans canule depuis la visite jusqu'à trois heures; on l'a remise facilement. Un peu de diarrhée.

Diascordium, 2. gr.

Le 22. L'enfant reste hier toute la journée sans canule. On l'a seulement remise le soir. Quatre selles en diarrhée hier et trois cette nuit. La plaie n'a plus de tendance à se fermer. — Sous nitrate de bismuth, 4 grammes.

Le 23. Toujours environ 124 pulsations. Il n'a pas vomi depuis deux jours. Depuis hier matin, pas de selles en diarrhée. Il y en a eu une ce matin. Les boissons continuent à provoquer la toux. Il est resté sans canule toute la journée d'hier.

La plaie ne bourgeonne pas, lorsqu'on la ferme, la voix est forte, et la respiration paraît se faire beaucoup plus librement par le larynx.

Le 24. L'enfant a passé toute la nuit sans canule. Il va bien. Une seule garde-robe en diarrhée hier.

Le 25. La plaie se ferme rapidement.

Deux petites selles hier.

Le 27. Un peu d'ophthalmie. — Collyre sulfate de zinc.

L'enfant sort le 27, et revient chaque matin à la visite jusqu'à la cicatrisation définitive de sa petite plaie.

OBSERVATION VIII.

Croup opéré à la troisième période. — Pas d'angine. — Erysipèle de la plaie — Bronchite pseudo-membraneuse. — Mort le troisième jour.

X***, âgé de 3 ans, entre, le 13 août 1868, salle Saint-Benjamin, n° 12. Il tousse depuis quatre ou cinq jours. Hier, toux rauque, oppression, voix naturelle. On lui a donné un vomitif qui a produit peu d'effet. Dans la nuit, l'oppression a augmenté, agitation; l'enfant sortait de son lit à tout moment.

La voix s'est éteinte ce matin. Pas d'accès de suffocation. Ce matin, l'enfant entre à l'hôpital en pleine troisième période du croup. Pâleur plombée, teinte violacée des lèvres; peau froide, visqueuse; pouls lent, presque insensible. Tirage sus et sous-sternal. L'air ne pénètre pas dans la poitrine. Inspiration sifflante. Prostration complète. La trachéotomie est pratiquée immédiatement, huit heures et demie du matin.

Pendant l'opération, un gros vaisseau est coupé; la trachée est promptement incisée. On essaye d'introduire sur l'ongle une canule n° 2, elle n'entre pas; une canule n° 1 n'entre pas

mieux. Le dilatateur est introduit, la canule entre immédai-
tement.

Quoique tout ceci se soit passé dans un temps très court,
l'enfant perd une notable quantité de sang. Il est froid; les
inspirations se font à intervalles très-écartés. Après quelques
minutes de frictions, sinapismes, projection d'eau froide à la
face; la respiration revient. Il n'y a pas eu d'anesthésie. Au
bout d'une demi-heure environ, l'enfant revient; la réaction
s'opère; il a chaud; le pouls est fréquent. Il demande à boire,
mais refuse de manger. Il reste oppressé toute la journée;
presque toujours assoupi, quelquefois agité.

Le soir, 172 pulsations; chaleur modérée; face un peu rouge;
assoupissement; oppression; 64 respirations; canule un peu
bruyante, un peu d'expectoration muqueuse. La respiration
s'entend bien à l'auscultation; elle est dominée par le ronflement canulaire.

Le 14. L'enfant a refusé de manger hier soir et ce matin.
Toujours beaucoup d'oppression. La nuit a été très-agitée. La
canule a été bruyante, mais sans laisser passer de crachats.

Ce matin, l'enfant est assoupi. 156 pulsations. Chaleur douce
de la peau. Les alentours de la plaie sont tuméfiés et douloureux, sans rougeur.

La tuméfaction existe surtout à la partie inférieure, descend
jusqu'à la partie supérieure du sternum dont elle efface la
fourchette. La plaque de la canule laisse son empreinte sur la
peau. D'ailleurs pas de rougeur. Sur le bord droit de la plaie,
la peau a été tiraillée par le gonflement des tissus et laisse à
découvert la couche sous-cutanée sur une longueur de 1 centimètre, et sur toute la hauteur de la plaie. Sur le bord gauche
au contraire, la peau est renversée dans la plaie. Pas d'induration ni superficielle ni profonde des environs de la plaie. La
respiration s'entend bien dans la poitrine, sauf à la base gauche
en arrière, où l'on entend quelques râles sous-crépitants. L'enfant peut rester une demi-heure sans canule. Pas de fausses
membranes dans la gorge. Une selle en diarrhée noire. — Extrait de cubèbe, 1 gramme.

Pas d'albumine.

Le 15. 148 pulsations; chaleur modérée; agitation et assoupissement hier et pendant la nuit. Le malade a un peu mangé
hier (potage et viande). Une selle en diarrhée jaune. Canule
gargouillante, sans expectoration.

Ce matin, 36 respirations; canule un peu bruyante; peu d'oppression; quelques râles muqueux. Le gonflement du tissu cellulaire est devenu énorme; il occupe les environs de la plaie, remonte le long des mâchoires jusqu'aux oreilles, descend jusqu'à la partie inférieure du sternum. Il est mou et sans emphysème, sans rougeur, excepté au-dessous de la plaie, où il y a induration superficielle et profonde avec rougeur. Le bord droit de la plaie est couvert de diphthérie. La plaie est très-élargie, béante et enfoncée. Canule non noircie. — Toucher la plaie à l'acide phénique. Laisser sans canule le plus possible. Cubèbe.

Un peu d'albumine dans l'urine.

Le 16. Il a été un peu agité et oppressé hier dans la journée et la nuit. La canule a été remise à six heures du soir, parce qu'il semblait que l'enflure gagnait et que la plaie avait de la tendance à se refermer. Il a rendu dans la journée des fragments de fausses membranes larges de 2 centimètres. Il a mangé un peu de potage et de viande.

Ce matin, 168 pulsations; 56 respirations; pas de diarrhée. Peau douce; chaleur modérée. Il y a beaucoup d'écoulement muqueux par le nez. La tuméfaction du tissu cellulaire descend sur la poitrine jusqu'au-dessous du sein droit; du côté gauche, elle ne s'est pas étendue. La tuméfaction qui existait hier est recouverte d'une rougeur vive avec induration, avec bord bien tranché. Tout autour de la plaie sont des phlyctènes larges et remplies de liquide séreux; on les voit surtout à la partie supérieure et inférieure, et surtout du côté gauche de la plaie. Toutes les parties rouges sont douloureuses à la pression. L'intérieur de la plaie est gris, son calibre est fortement dilaté. Quelques râles muqueux dans la poitrine. La face est un peu grise. La canule n'est pas noircie. — Toucher la plaie avec l'acide phénique. Quinquina. Café. Cubèbe. Glycérolé d'amidon.

Laisser l'enfant sans canule. Un peu d'albumine.

Le 17. L'enfant n'est resté que trois heures sans canule hier à cause d'une toux fréquente qui est survenue et qui cyanosait la face. Il a été agité et oppressé la journée et la nuit; il n'a rien pris, pas même du bouillon. 172 pulsations. Pouls extrêmement petit. Peau un peu froide. 48 respirations. Canule un peu bruyante. Expectoration nulle. Pas de diarrhée. Canule noire. La face est plombée, pâle. La rougeur et la tumé-

faction ont un peu diminué d'intensité et ne se sont pas étendues. La plaie elle-même est très-large, béante, les bords et
les parois sont décolorés et gris. Expectoration séreuse qui
n'est rejetée qu'après l'introduction des pinces dans la trachée. Il y a quelques râles muqueux. Respiration rude et sèche. — *Ut supra*.

Décès à onze heures.

Autopsie. — La peau, au niveau du cou et de la partie antéro-
supérieure de la poitrine, ainsi que le tissu cellulaire correspondant, sont indurés et infiltrés de lymphe plastique. Les tissus qui entourent la trachée sont tous indurés. Les amygdales
et le palais sont sains; sur toute la face interne du larynx,
existe une fausse membrane à peu près détachée. On en trouve
des débris dans la trachée et les grosses bronches. La muqueuse de la trachée est pâle, rugueuse, très-épaissie. Les
petites bronches sont rouges, quelques-unes contiennent du
pus. Le tissu pulmonaire est sain, sauf un peu d'affaissement à
la base du poumon droit. Le lobe supérieur des deux poumons
est emphysémateux, exsangue. Dans la plèvre, épanchement
et adhérences.

OBSERVATION IX.

Croup opéré à la deuxième période. — Angine diphthérique. — Accès de suffocation. Erysipèle de la plaie. — Abcès pré-trachéal, — Mort le troisième
jour.

Antoine W..., âgé de 4 ans, entre, le 30 août 1868, salle
Saint-Benjamin, n° 10. Il est malade depuis trois jours ; la
voix et la toux devenaient rauques depuis deux jours. Un accès de suffocation dans la nuit du 29 au 30. Un vomitif a été
donné cette nuit, un autre ce matin ; ils ont agi abondamment.
Il est entré à neuf heures et demie du matin, ayant beaucoup
de tirage, quoique calme et sans asphyxie. L'opération a été
pratiquée immédiatement. Elle a été très-longue. Il y a eu une
hémorrhagie abondante ; mort apparente. L'enfant a été ra-
nimé par des frictions et des lotions vinaigrées. Il est resté
longtemps à se réchauffer, malgré les boules d'eau chaude.
Agitation toute la nuit, oppression, canule bruyante. Il a
mangé un peu hier soir. Le nez a coulé toute la journée d'hier.
132 pulsations ce matin ; peau chaude, sèche ; 64 respirations ;
canule bruyante, peu d'expectoration, prostration complète.

L'air pénètre assez mal dans toute la poitrine, surtout du côté gauche. — Extrait de cubèbe, 1 gr.

La canule est changée dans la journée ; elle est saine. La plaie est en bon état, sans induration ni rougeur. Bords mous, mais ne se renversant pas ; expectoration purulente très-abondante. La canule, remise, rejette un petit débris de fausse membrane.

Le soir, canule pleine, bruyante ; expectoration purulente abondante, 152 pulsations, 56 respirations.

1er septembre. Agitation toute la journée et toute la nuit, pas de sommeil ; expectoration toujours extrèmement abondante et purulente ; 2 garde-robes normales. L'enfant n'a mangé qu'un peu de potage, et encore à grand'peine. La canule est restée gargouillante toute la journée ; 136 pulsations, pouls assez fort, chaleur modérée, 48 respirations, canule gargouillante, facies assez bon, rougeur des bords de la plaie ; induration profonde de la peau, qui est pourtant mobile, mais la plaie est largement béante ; les parois sont couvertes de pus, mais en assez bon état. La canule est un peu noircie. Expectoration muco-purulente très-liquide ; râles sifflants et muqueux nombreux des deux côtés.—Continuer le cubèbe. Rhum 40 gr.

2 sept. Hier au soir, la canule a été très-sèche ; l'enfant a été très-agité et très-oppressé. La nuit, il a été très-oppressé, et la canule est restée sèche. Pas de diarrhée. Il ne mange qu'un peu de potage et non sans résistance. 136 pulsations, peau un peu chaude et sèche. Le facies n'est pas mauvais ; il est seulement un peu abattu et un peu pâle. 44 respirations. Ce matin, la canule est gargouillante. Expectoration très-liquide et contenant un peu de sang ; canule légèrement noircie. Les environs de la plaie sont rouges, dans une étendue de 6 centimètres de chaque côté. La peau est douloureuse ; le tissu cellulaire sous-cutané est induré ; la plaie est largement béante ; les parois sont couvertes de pus. Des deux côtés, il y a de gros râles muqueux ; à gauche, il y a de plus, des râles sibilants. Il y a encore dans la gorge des débris de fausses membranes. On recouvre la peau malade d'une couche de collodion. Le soir, 148 pulsations ; peau chaude. Il est sans canule depuis ce matin. Face un peu cyanosée.

3 sept. L'enfant a été très-agité, assez oppressé, sans appétit, avec une selle en diarrhée. Expectoration séro-purulente, très-abondante. Ce matin, 144 pulsations, peau chaude, 60 respira-

tions, canule un peu gargouillante. L'enfant est très-abattu. Teint un peu gris de la face, pas de rejet de fausses membranes. Il est resté sans canule jusqu'à trois heures ; le collodion a bien tenu ; l'érysipèle ne s'est pas étendu. Les parties recouvertes par lui paraissent moins rouges. Odeur infecte de la plaie. Le collodion est détaché ; les parties situées au-dessous sont moins rouges, mais toujours indurées et moins douloureuses. A l'angle inférieur de la plaie se trouve une petite plaque de diphthérie ; les parois sont toujours recouvertes d'un enduit grisâtre, épais. On les touche avec l'acide phénique. La plaie est toujours largement béante. Même expectoration, canule fortement noircie. L'air pénètre un peu mieux dans la poitrine. Râles sibilants assez nombreux, mais moins de râles muqueux ; face pâle, plombée, lèvres cyanosées. Mort à sept heures du soir.

Autopsie. — Les amygdales sont saines ; le larynx ne contient pas de fausses membranes. On trouve sous la muqueuse du larynx un vaste décollement occupant toute la partie située entre le ventricule et le cricoïde. Sur la moitié gauche du larynx, ce décollement forme un foyer dont les bords sont tomenteux et constitués par du tissu cellulaire en voie de destruction ; il communique en haut avec le ventricule gauche du larynx, et, en bas, il vient s'ouvrir au-dessous du cricoïde, dans la plaie des parties molles, au devant de la trachée. Sur la partie antérieure de la trachée, existe un vaste foyer communiquant avec la plaie de la peau d'une part, et celle de la trachée, d'autre part. Il forme une sorte d'entonnoir dont le bout serait dirigé vers la plaie de la peau. Il est limité en haut par le bord inférieur du thyroïde, et s'étend au-dessous, sur une surface de 6 centimètres ; il dépasse de beaucoup la partie inférieure de la plaie trachéale. Il semble que la canule ait dû être placée plusieurs fois au devant de la trachée.

Deux incisions ont été faites sur les voies aériennes. La première commence à 1 ou 2 millimètres de l'angle supérieur du thyroïde, fend ce cartilage dans son entier, ainsi que le cricoïde, et entame trois ou quatre anneaux. La seconde, faite beaucoup plus bas, part du bord inférieur du cricoïde et descend de 3 centimètres sur la trachée. Ces deux incisions sont séparées par une languette formée par la trachée. Au-dessous de la plaie, existe une petite ulcération arrondie, due probablement à l'extrémité de la canule. Pas de fausses membranes dans la trachée ni dans les bronches, mais seulement un peu de pus dans les premières divisions bronchiques. Dans les lobes inférieurs, un peu de congestion, un peu d'emphysème dans les lobes supérieurs. Le cœur est normal, la peau des environs de la plaie est saine.

OBSERVATION X.

Croup opéré à la troisième période. — Accès de suffocation. — Diphthérie de la plaie — Erysipèle de la plaie et de tout le corps. — Ablation définitive de la canule le 9e jour. — Cicatrisation complète le vingt-deuxième jour. — Pas d'albuminurie. — Guérison.

Louis B..., âgé de 4 ans, entre, le 11 février 1867, salle Saint-Benjamin, n° 10. Cet enfant, malade depuis trois jours, avait été pris d'un enrouement. Il toussait depuis deux jours. On lui a fait prendre en ville un vomitif; il a rendu des mucocosités grises. Il a passé une nuit très-pénible, avec accès de suffocation, et a été amené à l'hôpital, cyanosé, en troisième période et asphyxiant à la suite d'un accès de suffocation. La trachéotomie n'a pas été difficile; quelques fausses membranes ont été rendues pendant l'opération. La canule étant sortie, l'enfant a perdu beaucoup de sang.

Enfant fort bien portant, il a perdu une sœur du croup. Pouls faible, accéléré; 140 pulsations; respiration embarrassée après l'opération, mais calme actuellement. L'enfant tousse peu. Somnolence, pas d'écoulement nasal. Les ganglions sous-maxillaires ne sont pas engorgés. Un peu de diarrhée.

12 février. Fièvre, respiration calme. L'enfant tousse fréquemment; il expectore des crachats sanguinolents, légers, fluides. Hier, il a rendu une fausse membrane. La plaie est saignante. Il a de l'écoulement nasal; pas de gonflement sous-maxillaire, pas de plaques diphthériques au fond de la gorge. Il a rendu une fausse membrane au moment où on a remis la canule. Pas d'albumine dans l'urine, mais beaucoup de sels.

Le 13. Il crache toujours du sang pur quand il tousse. Les bords de la plaie sont indurés; le fond de la plaie est tapissé de fausses membranes; la plaie a mauvaise odeur. Il a de la fièvre, il tousse beaucoup en mangeant, et crache beaucoup de sang. — Chlorate de potasse sur la plaie. Vin.

Le 14. Il est resté, hier, une demi-heure sans canule. La plaie rend toujours du sang et fort peu de crachats. Le gonflement de la plaie est toujours considérable ; l'œdème s'étend jusqu'au-dessous de la mamelle droite d'un côté, et de l'autre jusqu'aux oreilles ; la surface de la plaie est couverte de fausses membranes grises adhérentes. Le gonflement est mollasse superficiellement, dur aux parties profondes. Le pouls est fréquent, dur, plein ; la peau est chaude. L'enfant se tient facilement assis sur son lit, et la respiration est calme, régulière, peu fréquente. La toux est rare. L'enfant mange avec appétit, et tousse chaque fois qu'il avale. Une seule selle est en diarrhée ; l'air pénètre bien dans les poumons. A droite, il y a un ronflement qui n'existe pas à gauche.

Le 15. Il rend toujours beaucoup de sang. Le gonflement est moindre ; la rougeur a diminué. Ce gonflement s'étend jusqu'à l'œil. L'enfant rend toujours des fausses membranes ; il a beaucoup de fièvre ; il mange un peu. Selles noirâtres. On le nourrit en le forçant. Il tousse mal. Il y a un décollement en haut, le long de la trachée. Pouls, 168 ; canule sèche ; mouvements respiratoires, au nombre de 48 par minute ; ronflement des deux côtés. Pas d'albumine dans l'urine.

Le 16. Pouls fréquent. La plaie saigne toujours. Crachats sanglants, peu abondants, muqueux. La figure est plus pâle et moins bouffie. Peau chaude et humide ; pouls encore fréquent, mais moins tendu qu'hier. La respiration est calme, non fréquente, non oppressée ; le gonflement est généralement moindre ; la rougeur s'étend et forme un érysipèle qui suit des deux côtés le trajet des cordons ; le gonflement est mollasse, plus dur à la partie supérieure qu'à la partie inférieure ; la plaie est toujours pseudo-membraneuse. L'air pénètre bien dans la poitrine.

Le 17. La respiration est bonne ; 130 pulsations. Le gonflement a diminué ; la plaie saigne toujours un peu. Pas d'expectoration. Il est resté, hier, huit heures sans canule.

Le 18. Pouls peu fréquent. La peau n'est pas chaude ; il a rejeté une fausse membrane, hier soir. L'érysipèle s'est étendu ; il se promène. La plaie a un peu meilleur aspect, quoiqu'il y ait des fausses membranes à l'intérieur. Il crache beaucoup moins de sang ; il n'en a craché, hier, qu'au moment où on a remis la canule.

Le 19. Pouls fréquent, 150 ; respiration bonne. Le gonflement a diminué autour de la plaie; l'érysipèle est à la même place qu'hier. L'enfant a craché plus de sang; l'air pénètre par le larynx, la voix reparaît.

Le 20. Pouls fréquent, 144. L'enfant a vomi sa soupe ce matin. Teint jaune. L'érysipèle s'étend sur le bras droit, dans l'aisselle, sur l'épaule. Pouls plein, fort. La plaie est bonne. Diarrhée. — Quinquina et bismuth.

Le 21. Diarrhée verte. L'érysipèle continue à progresser; la fièvre est la même; l'érysipèle arrive à l'avant-bras.

Le 22. L'érysipèle continue à s'étendre sur l'avant-bras; il n'a pas progressé sur le tronc. 138 pulsations. L'enfant vomit toujours ce qu'il mange. 2 selles par jour; langue sèche, un peu fuligineuse.

Le 23, l'érysipèle est descendu sur la main. Moins de fièvre; diarrhée. La plaie ne se cicatrise pas. Il vomit tout ce qu'il prend, même le vin. Pouls plein. La diarrhée est très-claire et très-foncée.

Le 24. Toujours un peu de fièvre, 120 pulsations; langue sèche. L'érysipèle a disparu à l'épaule et gagne l'avant-bras.

Le 25. L'avant-bras droit est gonflé : érysipèle bulleux, phlycténoïde, jusqu'au poignet; moins de chaleur, pouls fréquent, un peu de pâleur et de maigreur. La plaie n'a pas mauvais aspect, mais ne se referme pas. (Cet érysipèle coïncide avec une épidémie d'érysipèle dans les salles de chirurgie.)

Le 26. Pouls mou, 114 pulsations. L'enfant est pâle, jaune; le gonflement du bras n'a pas augmenté. Il est plus pâle. Hier soir, un peu de subdelirium.

Le 27. 114 pulsations, toujours un teint jaune; langue sèche, poisseuse. Il a été plus calme hier. L'enfant continue à rendre par la plaie ce qu'il mange. L'érysipèle a gagné toute la main et les doigts.

Le 28. Moins de fièvre; pouls, 120. L'enfant a moins vomi hier; il a été calme. Une seule selle. La langue est toujours poisseuse, un peu plus humide pourtant. L'érysipèle a gagné les doigts de la main droite. Pas d'albumine dans l'urine.

Le 1er mars, pouls à 132; moins de chaleur et meilleure figure. Hier soir, il n'avait que 116 pulsations; il n'a vomi qu'une fois. L'érysipèle a pâli un peu; il y a encore beaucoup de gonflement. Ce soir, le pouls est à 132.

Le 2. Ce matin, 100 pulsations, pas de chaleur. La langue devient plus humide, encore un peu poisseuse. Hier, il a vomi deux fois, et il a encore beaucoup de diarrhée très claire. La rougeur du bras a presque cessé ; il reste beaucoup de gonflement ; la plaie est presque fermée. Peau bourgeonnante. — Lavement ratania.

Le 3. Moins de fièvre, pouls à 144. La main est moins rouge et moins gonflée. Respiration pure. L'enfant n'a vomi qu'une fois hier, et a eu deux selles en diarrhée ; il mange un peu et demande à se lever ; il se sert bien de son bras, qui conserve encore du gonflement œdémateux.

Le 4. La plaie est presque fermée ; la main est encore œdémateuse, mais sans rougeur ; la diarrhée et les vomissements continuent.

Le 5. Il a vomi une fois. Une selle. La plaie est fermée. Pouls à 120, sans chaleur. L'érysipèle est guéri.

Le 6. Toujours la langue un peu sèche ; pas de diarrhée, pas de vomissements depuis hier matin ; toujours de la fréquence du pouls, 125 pulsations. L'érysipèle s'est terminé par desquamation. Il y a encore de l'œdème.

Le 7. Il a été moins bien hier : diarrhée et vomissements ; fréquence du pouls et chaleur. Ce matin, il va mieux : pouls à 114 ; il mange assez bien. Il a le moral affecté ; il est triste. On le rend à sa famille.

OBSERVATION XI.

Croup. — Trachéotomie à la troisième période. — Phlegmon gangréneux des bords de la plaie. — Néphrite albumineuse. — Ulcérations laryngées et trachéales. — Mort le seizième jour.

Marie-Zoé H..., âgée de 5 ans, entre, le 6 mars 1865, salle Sainte-Mathilde, n° 18. Cette enfant, bien portante habituellement, forte, grasse, très-raisonnable, est malade depuis quatre jours seulement.

La voix et la toux se sont modifiées peu à peu de plus en plus. La respiration est devenue gênée dans la journée du 4.

Le 5, au matin, l'enfant paraît avoir eu un accès de suffocation. On a employé inutilement plusieurs vomitifs.

Au moment de l'entrée, le 6 mars, à sept heures du soir, on a constaté l'état suivant :

Pâleur générale de la face ; lèvres décolorées, mais non violacées; dyspnée considérable; beaucoup de tirage; toux presque éteinte; le bruit respiratoire s'entend très-mal, surtout à gauche; dans toute l'étendue de la poitrine on entend seulement le sifflement laryngien; rien à la gorge; pas de tuméfaction des ganglions ni du tissu cellulaire. L'enfant est assez abattue, sans qu'il y ait un affaiblissement bien marqué. L'opération est pratiquée une heure après l'entrée, l'asphyxie s'établissant. L'ouverture de la trachée est faite en deux temps. Il s'écoule peu de temps; l'introduction de la canule est assez facile.

Aussitôt après l'opération, soulagement très-marqué; l'enfant reprend un peu de gaieté. Au moment de l'introduction de la canule, rejet de plusieurs fausses membranes assez longues.

7 mars. La nuit a été bonne. Ce matin, respiration calme, état satisfaisant sous tous les rapports. Dans la journée, rejet de quelques petites fausses membranes. Le soir, changement de canule.

Le 8 Pendant la nuit, rejet de plusieurs fausses membranes longues et épaisses. Ce matin, peu de fièvre, un peu d'abattement et une légère dyspnée qui n'existait pas hier. Rien du côté de la poitrine. Appétit très-modéré. Gonflement des bords de la plaie très-marqué, surtout dans la partie supérieure. Les crachats sont plus liquides, plus purulents qu'hier. Nouveau changement de canule et rejet de deux fausses membranes assez épaisses.

Le 9. Le gonflement des bords de la plaie est considérable. La plaie elle-même s'est recouverte d'une fausse membrane, mince, molle, se détachant assez facilement. L'état général est un peu meilleur. L'enfant est un peu moins affaissée et un peu moins oppressée; pulsations, 140. Le nombre des respirations est variable, 56 en moyenne. Appétit assez bon. On cautérise la plaie avec le glycérolé de tannin.

Le 10. Exactement le même état.

Le 11. Depuis hier soir, les bords de la plaie sont plus rouges et peut-être un peu plus durs. La canule est retirée noire à chaque pansement; rejet de quelques petites fausses membranes; quelques râles muqueux aux bases des poumons; état général satisfaisant; pas beaucoup d'oppression; affaiblissement moyen.

Le 12. La plaie est toujours très-gonflée. Depuis hier matin, il s'écoule par la canule un liquide sanieux d'une odeur extrèmement fétide. La plaie est elle-même d'un gris noirâtre, d'une odeur gangréneuse. Le gonflement est dur, surtout dans la partie supérieure ; abattement assez marqué des forces ; pâleur du visage ; fièvre modérée. L'enfant se nourrit d'une manière suffisante. Elle prend par jour 3 potages au chocolat assez abondants et une suffisante quantité de vin. Cautérisation de la plaie avec le fer rouge ; un seul cautère est éteint dans la plaie. Il est toujours impossible de laisser l'enfant sans canule ; les bords de la plaie se rapprochent au bout d'un quart d'heure, quand la canule est enlevée. Le soir, fièvre vive, un peu de dyspnée ; râles sonores et quelques râles muqueux mêlés dans toute l'étendue de la poitrine. Même état des forces.

Le 13. État général un peu meilleur ; moins de fièvre, moins de dyspnée. Un certain degré de gonflement du tissu cellulaire sous-maxillaire qui existait depuis deux jours a disparu. La cautérisation ne paraît pas avoir modifié beaucoup la plaie, qui est recouverte d'une eschare brune. La gangrène ne paraît pas arrêtée. On renouvellera la cautérisation dès que l'eschare sera tombée, si la gangrène paraît devoir s'étendre encore.

Le 14. Hier, à sept heures du soir, on a pratiqué une forte cautérisation de la plaie au fer rouge. La gangrène avait fait des progrès dans sa partie supérieure où elle s'était étendue au-dessus des téguments.

Aujourd'hui, le gonflement de la plaie a un peu diminué. La cautérisation paraît avoir été utile. A la partie supérieure de la plaie, l'eschare empêche de voir l'état des tissus sous-jacents. A la partie inférieure, la plaie est blafarde et non gangréneuse. L'état général à peu près le même. Abattement et peu d'appétit. On a été obligé de forcer l'enfant pour la faire manger. Quelques râles sonores et muqueux dans toute l'étendue des poumons.

Le 15. Aujourd'hui, la plaie s'est détergée sur toute sa surface ; elle est rosée, d'assez bon aspect. L'état général est satisfaisant : l'enfant a bien dormi cette nuit ; cependant l'appétit n'est pas encore bien revenu. Râles muqueux assez abondants dans le côté gauche de la poitrine. Le pouls est assez vigoureux, mais un peu fréquent. L'examen des urines par la chaleur et l'acide nitrique révèle l'existence d'une grande quantité d'albumine.

Le 16. Le gonflement et l'induration des bords de la plaie ont complétement disparu. La surface de la plaie est un peu blafarde, mais ne présente rien de fâcheux. La bouffissure du visage a disparu. Hier, l'enfant est restée toute la journée sans canule. La nuit a été calme et bonne. Ce matin, en mangeant du chocolat, elle a eu une quinte de toux, et il est revenu une petite quantité de chocolat par la plaie trachéale. Pas de dyspnée; pas de fièvre; le pouls est très-fort, vibrant, mais très-dépressible.

Le 17. Même état. La plaie est toujours un peu blafarde. On la panse avec du vin de quinquina.

Le 18. La journée d'hier a été assez bonne. Le pansement de la plaie au vin de quinquina a bien fait. La plaie est bonne d'aspect. L'enfant paraît un peu plus bouffie; il y a œdème des mains. Un peu moins de fièvre, 112 pulsations. Quelques gros rhonchus mêlés de quelques râles muqueux dans toute l'étendue de la poitrine. Les forces paraissent conservées. L'enfant rejette une partie de ses aliments par la plaie.

Le 20. La respiration est bonne. Il y a quelques rhonchus dans la poitrine. L'enfant va bien, sauf la paralysie qui est toujours aussi intense. — Teinture de noix tonique, 6 gouttes.

21 janvier. Depuis deux jours et deux nuits, l'enfant est sans canule. Elle reste toujours un peu bouffie. La respiration est assez calme. La plaie commence déjà à se fermer. La respiration se fait en partie par le larynx. Il existe toujours dans la poitrine des râles sonores mêlés de râles crépitants assez nombreux.

Le 22. Hier soir, la respiration de l'enfant est devenue beaucoup plus gênée. Les lèvres de la plaie s'étaient rapprochées, et le larynx ne paraissait pas encore tout à fait débarrassé. La toux était rauque et la respiration un peu sifflante. On a été obligé de remplacer la canule, ce qui s'est fait du reste sans la moindre difficulté.

Ce matin, l'enfant respire bien, mais elle est plus bouffie encore que de coutume.

Rappelons ici que cette enfant n'a jamais cessé de présenter de la bouffissure générale à un degré plus ou moins marqué depuis le jour de son entrée à l'hôpital. Râles sibilants et ronflants mêlés de râles muqueux en assez grand abondance dans toute l'étendue de la poitrine.

Le 23. Morte hier soir, à dix heures.

Le 24. *Autopsie*. Rien à noter à la gorge ; l'épiglotte est volumineuse, comme infiltrée par une matière gélatineuse qui infiltre également un peu les replis aryténo-épiglottiques. Il est probable que ce sont ces lésions qui empêchaient l'enfant de rester sans canule, quand la plaie menaçait de se fermer. Elle étouffait par suite de cet œdème de la glotte. La muqueuse du larynx est rouge, très-injectée. Cette rougeur et cette injection s'étendent à toute la muqueuse de la trachée et à celles des grosses bronches. Elles diminuent aussi dans les bronches de moyenne grosseur. Sur la portion susglottique de la muqueuse du larynx il existait encore une petite fausse membrane que l'on a pu détacher facilement. Au niveau de l'insertion postérieure de la corde vocale inférieure du côté gauche, on voit une ulcération allongée, de forme irrégulièrement rectangulaire (7 à 8 millim. de long sur 2 millim. de large). Les bords de l'ulcération sont taillés à pic. Elle intéresse toute l'épaisseur de la muqueuse, et son fond est formé par le muscle thyro-arythénoïdien. Du côté droit, exactement au même endroit, il existe aussi une ulcération, mais linéaire et beaucoup moins profonde (2 millim. de long). Dans cette portion susglottique, la muqueuse du larynx est un peu exulcérée dans certains points. L'ulcération a également détruit la muqueuse avoisinant les bords de la plaie trachéale. Cette destruction a eu lieu dans l'étendue de 1 à 2 millimètres.

Trachée, grosses bronches très-rouges et très-injectées. Les bronches de moyenne grosseur et les parties bronches présentent beaucoup moins de rougeur ; elles contiennent une assez grande quantité de mucus trouble, mais non purulent. Congestion et œdème de la partie postérieure des poumons. A la partie postérieure du lobe inférieur gauche, noyau de pneumonie de la grosseur d'une petite noix. On n'a pu parvenir à l'insuffler, tandis que l'insufflation a fait disparaître plusieurs points de congestion très-marqués d'affaissement pulmonaire qui existaient dans le poumon droit et dans le reste du poumon gauche. Rien de particulier du côté du cœur. Quelques caillots cruoriques dans les cavités droites. Rien de remarquable du côté du foie ni de la rate.

Les reins sont volumineux, un peu globuleux. Leur surface extérieure, après l'enlèvement de la capsule fibreuse, est très-injectée. Les étoiles de Verhyen sont très-apparentes. Dans certains points, cette surface a une couleur blanc jaunâtre.

A la coupe, la substance corticale a une coloration jaunâtre.
Sur certains points, les pyramides sont très-rouges et injectées.
Les reins paraissent évidemment malades. Ils présentent les
lésions du premier degré de la maladie de Bright, ce qu'a
confirmé le microscope.

OBSERVATION XII.

Croup. — Trachéotomie à la troisième période. — Diphthérie de la plaie.
Ulcération de la trachée. — Mort le quatrième jour.

Augustine G..., âgée de 18 mois, entre, le 22 janvier 1865,
salle Sainte-Mathilde, n° 9. Cette enfant est malade depuis deux jours. (Renseignements très-incomplets; ils sont donnés par le père, retenu hors de la maison toute la journée à
cause de son travail.) On a donné deux vomitifs sans amélioration. L'enfant est apportée à l'hôpital dans un état d'asphyxie
très-prononcée; elle était mourante, et l'on a fait l'opération à
la hâte; celle-ci n'a rien présenté de particulier; elle a été rapide; il y a eu un écoulement de sang insignifiant. Le danger
semblait si grand, qu'on n'a pas songé à examiner la poitrine
et la gorge.

Amélioration rapide après l'opération; la cyanose a disparu;
l'enfant a paru contente. Pendant la journée, respiration très-
fréquente; cependant, pas beaucoup d'abattement. L'enfant a
pris un peu de potage.

23 janvier. Inspiration toujours aussi fréquente; 60 inspirations. Pouls extrêmement fréquent; il est difficile de le compter;
cependant bonne physionomie. Fausses membranes peu épaisses
sur les amygdales. Léger gonflement des ganglions sous-
maxillaires; dans la poitrine, des ronflements; audition du
bruit canulaire; on a changé la canule. Plaie en bon état. La
respiration parait se calmer beaucoup; la canule n'est pas
noircie.

Le 24. Hier, respiration très-fréquente, fièvre assez vive,
abattement un peu marqué. Aujourd'hui, un peu moins de
dyspnée. L'enfant paraît un peu moins abattue. La plaie s'est
recouverte d'épaisses fausses membranes diphthériques, d'une
couleur blanc jaunâtre, qui revêtent la plaie dans toute son
étendue. Quelques ronflements dans la poitrine; propaga-

tion du bruit canulaire; on entend mal le bruit vésiculaire.

Sur les deux amygdales, fausses membranes peu épaisses.

Le 25. La plaie saigne facilement; elle est toujours recouverte de fausses membranes. On a badigeonné la plaie avec le glycérolé de tannin.

Le 26. Même état général et local.

Le 27. Décès, dans la nuit du 26 au 27, par empoisonnement diphthérique.

Autopsie. — Fausses membranes sur l'amygdale droite; rien dans le larynx; la muqueuse du larynx rouge et injectée; pas de fausses membranes.

La muqueuse bronchique est également rouge, injectée, et recouverte, dans certains points, d'un détritus blanchâtre, qui paraît formé par des mucosités et des fausses membranes ramollies. A un centimètre au-dessous de l'extrémité inférieure de l'incision, au point où portait l'extrémité inférieure de la canule, existe une ulcération de la trachée, comprenant toute l'épaisseur de la muqueuse, de la grandeur d'une pièce de 20 centimes. Congestion marquée de la partie postérieure du poumon; quelques caillots dans le cœur. Rien ailleurs.

OBSERVATION XIII.

Croup opéré à la troisième période. — Broncho-pneumonie. — Pleurésie gauche. — Gangrène de la plaie. — Ulcération de la trachée par la canule. — Mort le onzième jour.

Eugène N..., 5 ans, entre, le 2 juillet 1868, salle Saint-Benjamin, n° 29.

L'enfant serait malade depuis trois jours et très-oppressé depuis le matin de son entrée à l'hôpital. Tels sont les seuls renseignements que l'on ait pu obtenir.

Le 3. Arrivé cette nuit, opéré à onze heures du soir; il a bien dormi et a mangé ce matin. 160 pulsations, 40 respirations irrégulières, nez un peu humide et rouge, pas de ganglions. Figure bonne; quelques râles sibilants, peau chaude et humide; rien à la gorge, pas d'albumine dans l'urine; il a mangé le matin une panade qu'il a gardée; il toussait à chaque cuillerée.

Le soir. L'enfant a bien mangé au déjeuner, mais il n'a pu conserver ses aliments. Il est calme ; figure reposée. 148 pulsations, chaleur douce ; il crache facilement ; crachats muqueux assez épais. 48 respirations, quelques râles muqueux et rouflants.

Le 4. Hier soir, l'enfant a bien dîné et n'a pas vomi ; ce matin, également ; la nuit a été bonne ; il tousse beaucoup ; 146 pulsations, peau chaude et humide. Dans la soirée, canule très-sifflante, sans qu'il y ait eu expulsion de fausses membranes ; l'expectoration est toujours abondante, moins épaisse qu'hier. Un peu d'écoulement muqueux transparent par le nez, et un peu de rougeur autour des narines. La plaie est en bon état, un peu saignante et un peu d'induration profonde. On fait le changement de canule ; après la réintroduction de la canule, la respiration devient sifflante, comme s'il y avait une fausse membrane derrière la canule ; les pinces, introduites, ne ramènent rien. Quelques râles sibilants, pas d'albumine dans l'urine.

Le soir. 72 respirations, oppression ; 160 pulsations, peau sèche. A l'auscultation, inspiration un peu rude, pas de râle.

Le 5. La nuit a été très-agitée, la canule est en bon état ; l'enfant tousse toujours beaucoup ; expectoration un peu liquide, transparente, non sanguinolente ; il mange bien, bon appétit, pas de diarrhée, un vomissement hier soir, mais il n'y en a pas eu ce matin. Un peu d'induration sous-cutanée des alentours de la plaie ; l'intérieur de la plaie est bon, quoique légèrement grisâtre. Pansement à l'acide phénique. La respiration a été moins sifflante ; quelques râles sibilants dans la poitrine ; pas d'albuminurie.

Instillations d'eau de chaux.

La canule étant remise, il se produit un sifflement très-fort produit comme par une fausse membrane.

Le 6. La nuit a été meilleure que la précédente ; l'enfant mange un peu, par force. Un peu de toux, pas de diarrhée ; expectoration muqueuse transparente. L'enfant ne rend pas de fausses membranes ; la canule se noircit, les parois de la plaie se mortifient un peu, induration profonde autour de la plaie. Pansement à l'acide phénique. Pas d'albumine, peu d'expectoration de fausses membranes.

Le soir. 164 pulsations, oppression plus grande, peau chaude et moite, 80 respirations, canule bruyante, quelques râles sibilants dans la poitrine; on est obligé d'insister beaucoup pour le faire manger : pas d'albumine.

Le 7. 152 pulsations, beaucoup d'oppression, pouls petit; toute la nuit, l'enfant a été très-oppressé, il a beaucoup toussé. Le mucus rendu par la plaie est sanguinolent, louche. La plaie s'arrondit et les bords se taillent à pic, l'induration profonde persiste, les parois de la plaie sont tapissées d'une couche blanchâtre, formée de tissu cellulaire mortifié; les parties molles non couvertes de cet enduit sont un peu blafardes. La plaie s'élargit, forme entonnoir; la respiration est pure, l'air ne passe pas suffisamment par le larynx. Pas de rejet des aliments par le nez; l'appétit est moins bon, pas de diarrhée, pas d'albumine dans l'urine.

Le soir, moins d'abattement; l'enfant est assis sur son lit et joue. 64 respirations, 168 pulsations, chaleur moite.

Le 8. 148 pulsations; peau très-chaude et moite, oppression assez intense; 52 respirations; la canule est gargouillante, bruyante, l'expectoration est peu abondante, mais filante et transparente. Pas de diarrhée; toux assez fréquente, surtout la nuit; peu d'expectoration; de gros ronflements dans la poitrine qui se confondent avec le bruit de la canule. La canule est fortement noircie; la plaie est toujours large, ulcérée, et recouverte de débris de tissus cellulaires mortifiés; les alentours sont toujours indurés, sans lésion de la peau; la plaie est touchée à l'acide phénique. L'air ne passe pas encore par le larynx; pas d'albumine.

Le soir. 156 pulsations; 68 respirations; canule bruyante; peu d'expectoration; à gauche, en arrière, râles sous-crépitants, très-nombreux et très-fins dans toute la hauteur du poumon.

A droite, râles sibilants peu nombreux, sonorité normale.

En avant et à gauche, râles sibilants et muqueux; le facies pâlit.

Le 9. L'enfant a été agité toute la nuit. La canule est très-noire en haut comme à la pointe, ce *qui fait supposer une ulcération de la trachée par la canule.* Les bords de la plaie sont toujours durs profondément et couverts de débris mortifiés. La plaie s'élargit de plus en plus.

Dans toute la hauteur à gauche, il y a quantité de râles fins et serrés. Pas d'albumine dans les urines.

Le soir. 80 respirations, 172 pulsations; peau chaude et moite.

Les râles sous-crépitants sont très-abondants et très-fins dans toute la cavité gauche, en arrière. En avant et dans l'aisselle, râles sibilants.

Le 10. Agitation très-grande pendant la nuit; il a bien mangé hier et ce matin. Oppression, fièvre intense. Les râles sont toujours très-abondants, mais plus gros au sommet; respiration fréquente; pouls très-fréquent, peau chaude et moite; canule bruyante.

Expectoration peu abondante; sérosités purulentes brunâtres, fétides. Canule toujours fortement noircie; plaie très-large; parois recouvertes de débris grisâtres de tissu cellulaire mortifié; alentours rouges, indurés; odeur fétide.

Le 11. Il est fort oppressé. La canule est noire. La plaie est moins dure, mais sa face interne est toujours rendue bien grise par le pus. On y voit quelques débris de tissus cellulaires mortifiés et adhérents. Pas de dureté, de gonflement, ni de rougeur de la plaie; les bords sont moins béants. Un peu de salive passe par la plaie. Hier il est resté une demi-heure sans canule.

Pas d'albumine.

Hier la plaie a été touchée au nitrate d'argent; aujourd'hui on la reprend à l'acide phénique. En somme la plaie est meilleure; les parois, quoique grises encore, laissent apercevoir un peu de rose. Les débris mortifiés sont moins abondants. La dureté et la rougeur des alentours ont disparu presque complétement. 68 respirations; teinte un peu cyanosée; garde-robes normales. Il mange bien, mais il éprouve toujours de la peine à commencer son repas. Pas de paralysie de sa déglutition.

Matité dans le fosses sus et sous-épineuses gauches; souffle intense dans les parties correspondantes; râles sous-crépitants très-fins, très-serrés et très-éclatants dans toute la hauteur en arrière et à gauche; quelques râles muqueux.

Le soir. L'oppression augmente; 188 pulsations. Peau très-chaude, très-humide; 84 respirations; canule sèche et sifflante. L'auscultation n'est pas modifiée; soif vive.

Le 12. Beaucoup d'agitation et d'oppression; pas de sommeil. Il mange assez bien; pas de diarrhée; la face est grise. 76 respirations. Au-dessus de la cloison des narines et sur la lèvre inférieure, des ulcérations arrondies, à bords taillés à pic, à fond grisâtre, avec fausses membranes. Canule pleine, bruyante ; peu de toux.

L'expectoration est très-peu abondante, filante et transparente. Hier il est resté jusqu'à trois heures moins un quart sans canule. Aujourd'hui la canule est noire.

L'induration de la plaie continue à diminuer. Elle est toujours large, ses bords un peu roses. Les parois sont toujours grises, recouvertes de débris de tissus mortifiés. On les touche à l'acide phénique. Il passe de la salive par la plaie, les aliments n'y passent pas. Toujours du souffle et de la matité dans les fosses sus et sous-épineuses. Dans le reste de la poitrine, râles moins abondants qu'hier. Le souffle s'entend dans le creux de l'aisselle. Le larynx est peu perméable. Pas de diarrhée. —Bagnols ; vin de quinquina.

Le 13. Très-agité et oppressé toute la nuit.

Ce matin oppression extrême ; face décolorée et froide, muqueuses presque blanches, pouls presque insensible, peau du corps chaude et moite. 72 respirations. Pas d'albumine.

Quelques instants après la visite, il meurt dans un accès de suffocation.

Autopsie, le 14 juillet.

Gorge saine. A l'extérieur de la plaie de la trachée, les tissus qui l'entourent sont indurés, grisâtres, très-irréguliers ; à l'intérieur, la plaie est inégale, ulcérée, grise, contenant des petits ilots de tissus échappés à la mortification. Au-dessous de la plaie trachéale se trouve une large ulcération occupant tout le tour de la trachée, mesurant 2 centimètres et demi de hauteur. Dans la plus grande partie de son étendue la muqueuse est détruite ainsi que les anneaux de la trachée, mais la tunique cellulaire paraît épaissie. A sa partie antérieure, point où portait la canule, les parois de la trachée sont constituées seulement par une membrane très-mince, transparente, qui sépare la cavité aérienne du médiastin. L'ulcération est très-irrégulière et à fond grisâtre couvert de parties mortifiées.

Le larynx et la trachée dans leur partie non ulcérée, ainsi que les bronches, sont très-rouges. Pas de fausses membranes nulle part.

Le poumon droit est parfaitement sain. La plèvre gauche est rugueuse, rouge, couverte de fausses membranes récentes, peu épaisses, demi-transparentes, qui occupent le lobe inférieur du poumon gauche ainsi que la scissure interlobaire. Le lobe

inférieur du poumon gauche est violet à l'extérieur et induré.
La coupe présente les caractères les plus manifestes de la
broncho-pneumonie.

Le tissu est moitié gris et violet et les bronches laissent couler du pus. Les petites bronches se trouvent entourées de points
grisâtres, avec des points violacés d'affaissement pulmonaire.

Le tissu du poumon est dense, friable ; grains purulents
nombreux sur la surface pleurale.

L'état fœtal, l'affaissement pulmonaire, les grains purulents,
se trouvent à la partie inférieure du lobe supérieur gauche.
Le reste du lobe supérieur est emphysémateux.

Cœur. Les cavités contiennent du sang noir fluide.

Reins. Sains.

Foie. Sain.

OBSERVATION XIV.

Croup. — Trachéotomie à la troisième période. — Incision vicieuse de la trachée. — Emphysème pendant l'opération. — Mort le deuxième jour.

Albert P..., âgé de 4 ans et demi, entre, le 8 novembre
1859, salle Saint-Benjamin, n° 21.

Pas de renseignements. L'enfant serait malade depuis quatre
(jours toux ou coryza). Il est très-fort et bien constitué. A son entrée, la figure n'était pas cyanosée. Sifflement laryngé assez
intense. Pas de dépression sternale. L'air pénètre bien. Léger
engorgement ganglionnaire à droite, du volume d'une petite
noisette. Le nez coule assez abondamment. On lui donne
0 gr. 20 d'émétique, qui provoquent de la diarrhée et ne font
pas vomir.

Le 9. Depuis ce matin l'enfant s'agite, il a eu plusieurs accès
de suffocation. A huit heures la figure est cyanosée, la dépression sternale considérable. L'opération est décidée. Elle
est longue et laborieuse, le cou est très-gras.

On arrive sans trop de peine sur l'aponévrose qui recouvre
la trachée. Déjà celle-ci paraît à une profondeur considérable. Après avoir incisé cette aponévrose, on tombe sur une
couche graisseuse de près de 1 centimètre d'épaisseur, et à
chaque coup de bistouri une pelote de graisse vient faire hernie et recouvre la partie qui avait été incisée. A travers cette

couche, on essaye de ponctionner la trachée, mais on ne peut l'atteindre sûrement, et les pelotes graisseuses empêchent de retrouver immédiatement l'ouverture que l'on croit avoir pratiquée. On retranche, à l'aide de ciseaux, l'une de ces boules graisseuses. Écoulement de sang à la suite. Ce n'est qu'au bout de quelque temps, après quelques tâtonnements, et après avoir inutilement tenté de fixer la trachée avec l'ongle et glissé le bistouri sur l'index, qu'apercevant les mouvements de va-et-vient de la trachée dans la plaie, on la ponctionne largement. L'hémorrhagie s'arrête immédiatement après l'ouverture de la trachée, mais l'enfant revient assez difficilement; on le fustige énergiquement, et il finit cependant par respirer avec plus de calme. On le réchauffe avec des sinapismes, des boules; un peu d'emphysème s'étant produit au moment de l'ouverture de la trachée. Il n'a pas augmenté par la suite de l'opération.

L'enfant a été à peu près deux heures à se remettre; au bout de ce temps la respiration était calme et tranquille. Il a rendu peu de sang par la canule. La peau était chaude et moite; le pouls toujours petit et fréquent. Il boit avec avidité. Refus de manger. Abattement. Le nez coule abondamment. Le soir, il est en pleine réaction. L'opération a produit un calme vraiment étonnant. La respiration est ample, elle n'est qu'à 40.

L'enfant refuse toujours la nourriture.

Pas d'albumine dans les urines avant l'opération. Pas d'albumine le soir, mais les urines sont fortement chargées de sels.

Le 10. Pouls très-petit. Il est presque impossible de le compter. 52 inspirations. Teint gris plombé. Le nez coule beaucoup. Lèvres violacées. Soif très-vive. Peau chaude et sèche. Refus absolu de prendre de la nourriture. Respiration pénible; anxiété; agitation continuelle. A l'auscultation, on entend assez bien la respiration. Quelques râles sibilants en arrière. La canule ne rend presque rien. Pas de dépression sternale; pas d'emphysème dans la poitrine. Le nez laisse couler un liquide spumeux très-abondant. Hier il avait rendu par le nez un débris pseudo-membraneux. Pas de selles ni d'urine depuis hier.

L'enfant s'empoisonne plutôt qu'il ne s'asphyxie. L'emphysème du cou a presque entièrement disparu. On change la canule. Teinte grisâtre de la trachée. Les tissus voisins sont pâles et livides. On n'aperçoit pas de fausses membranes. — Kina et café.

Il meurt le 10 novembre à midi.

Autopsie. — Fausses membranes d'un gris blanc sur les amygdales, qui sont ramollies et en même temps infiltrées de pus. Fausses membranes sur la luette et sur la face supérieure du voile du palais, elles sont épaisses et s'accompagnent de l'hypertrophie de la muqueuse. Fausses membranes sur les parois latérales du pharynx avec hypertrophie de la muqueuse. Larynx et épiglotte couvertes de fausses membranes grises, adhérentes; l'incision trachéale commence au quatrième anneau, qu'elle intéresse en partie et va jusqu'au neuvième, de sorte qu'il y en a cinq et demi d'atteints.

L'ouverture est trop large. Deuxième incision à droite de la première, un peu oblique, à 2 millimètres de la grande, et n'ayant pas plus de 3 millimètres sur le cartilage. La muqueuse est un peu intéressée dans l'étendue de 2 millimètres. Cette incision devait être oblitérée par le refoulement de la canule.

Léger décollement à droite de la trachée, de 1/2 centimètre à peu près. Infiltration d'air dans le tissu cellulaire du médiastin, médiocrement abondante.

Liquide sale, séro-muqueux dans les bronches, sortant même par l'ouverture de la plaie.

Congestion pulmonaire à la base gauche. Carnification du lobe inférieur droit.

Le corps thyroïde couvrait les trois premiers anneaux de la trachée, et l'incision partait de son extrémité inférieure. Couche graisseuse abondante entre la trachée et les muscles; de la trachée aux muscles vers la partie inférieure, il existait 2 centimètres et demi sur le cadavre. Le tronc brachio-céphalique monte très-haut et se bifurque au niveau du neuvième anneau de la trachée, de sorte que l'incision trachéale descend en dessous; il forme une thyroïdienne assez volumineuse qui va très-obliquement à droite, et c'est entre ces deux artères qu'a été faite l'incision. Si aucune d'elle n'a été intéressée, c'est grâce aux mouvements d'élévation et d'abaissement de la trachée.

Reins anémiés. Caillot dans le cœur droit. Foie et rate sains. Le sang n'a pas de couleur sépia.

OBSERVATION XV.

Croup. — Trachéotomie à la troisième période. — Emphysème.
Mort le deuxième jour.

Albert M..., âgé de 4 ans, entre, le 5 avril 1865, salle Saint-Benjamin, n° 9.

Il est apporté à l'hôpital dans un état d'asphyxie très-prononcée. Pas de renseignements sur sa maladie; on sait seulement qu'il est malade depuis huit jours. Rien à la gorge, pas de gonflement des ganglions sous-maxillaires.

L'opération est pratiquée immédiatement. Au moment de l'incision des couches avoisinant la trachée, on ouvre de grosses veines qui donnent lieu à une hémorrhagie assez abondante. La trachée est incisée en deux temps. L'introduction de la canule offre quelques difficultés. Après son introduction, l'enfant est dans un état d'asphyxie complète. Il ne fait que quelques respirations peu profondes. Il a de légers mouvements convulsifs, et tout paraît fini. La respiration artificielle par des mouvements imprimés au thorax, et la flagellation, ne peuvent le ranimer.

Pour tous les internes de l'hôpital présents à l'opération, l'enfant était réellement mort. Cependant, pour n'avoir rien à se reprocher, on tente la respiration artificielle au moyen d'une grosse sonde d'argent introduite dans la canule. Après avoir insufflé de l'air 30 à 40 fois environ, l'enfant exécute tout à coup lui-même une très-légère inspiration. On continue les insufflations avec persévérance. Après 40 à 50 secondes, l'enfant fait une seconde inspiration. On continue encore les insufflations, et seulement au bout de 5 à 6 minutes la respiration se rétablit d'une manière un peu régulière. Mais ce ne fut qu'après une demi-heure de frictions avec des linges chauds que l'on put dire que l'enfant était sauvé.

Pour tous les assistants c'était une véritable résurrection.

Un quart d'heure environ après l'opération, comme la respiration restait encore assez embarrassée, qu'il existait un râle trachéal très-marqué, on excita la muqueuse bronchique avec une sonde en gomme élastique. L'enfant eut quelques quintes de toux qui amenèrent le rejet de deux ou trois fausses membranes.

Pendant la journée, l'enfant reste affaissé, sa respiration demeurant très-fréquente.

6 avril. Respiration toujours très-accélérée. Dans la poitrine, on entend de gros râles ronflants, quelques râles muqueux. Le bruit canulaire, qui est très-fort, empêche de faire une auscultation précise. Bruit strident de fausse membrane très-accusé.

On cherche avec une pince à enlever cette fausse membrane. On enlève seulement plusieurs petits fragments. On change la canule avec un peu de peine. On est obligé d'employer le dilatateur.

Vers une heure de l'après-midi, la sœur du service s'est aperçue que l'enfant est bouffi. A la visite du soir, on a constaté l'emphysème de la face et du cou. On a changé la canule et on en a mis une plus longue. La respiration est toujours très-fréquente. L'enfant s'affaisse de plus en plus et succombe pendant la nuit.

Autopsie, le surlendemain de la mort. L'emphysème occupe le cou, la face et toute l'étendue de la poitrine au-dessous d'une ligne passant par le mamelon.

Le sternum étant enlevé, on constate que le tissu cellulaire du médiastin est distendu par une grande quantité d'air. L'emphysème gagne la racine des poumons. Il existe sous la plèvre et entre quelques-uns des lobules du poumon droit. A gauche, l'emphysème s'arrête à la racine du poumon; il n'y a pas d'emphysème interlobulaire. Si on insuffle les poumons par la plaie trachéale, l'air après avoir distendu ces viscères, passe sous la plèvre pulmonaire au niveau de leur racine infiltre le tissu cellulaire du médiastin et sort par les déchirures faites à ce tissu par l'ablation du sternum. Il est donc évident que l'emphysème a été dans ce cas la conséquence des déchirures de la vésicule pulmonaire au niveau de la racine du poumon droit. L'air passant par cette déchirure a gagné la racine du poumon, s'est infiltré de là dans le médiastin et a remonté ensuite dans les régions du cou et de la face.

La plaie de la trachée ne présentait rien de particulier. Sur les amygdales, existait une petite fausse membrane peu étendue, mais assez épaisse et très-adhérente. Toute la surface de la muqueuse respiratoire, du larynx aux derniers ramuscules bronchiques, aussi loin que l'inspection pouvait être faite, était recouverte d'une fausse membrane très-épaisse, d'adhérence variable suivant les points, tantôt très-consistante, tantôt plus ou moins ramollie et dans ce cas très peu adhérente.

D'une manière générale, elles étaient peu adhérentes. Bien au-dessous, la muqueuse était rouge et injectée sans ulcération. Congestion générale des poumons marquée surtout à la partie postérieure des lobes inférieurs.

Cœur fortement rétracté, contenant quelques petits caillots cruoriques et un peu de sang liquide.

Forte congestion des viscères abdominaux.

OBSERVATION XVI.

Croup. — Trachéotomie à la fin de la deuxième période. — Trachée profonde. — Incision faite trop bas. — Emphysème sous-cutané. — Abcès du médiastin. — Mort le lendemain le l'opération.

Augustine A...., âgée de 7 ans, entre le 28 février 1859, salle Sainte-Mathilde, n° 14.

L'enfant a eu une maladie il y a un an, mais la mère ne peut dire ce que c'était. Malade depuis une huitaine de jours, elle a eu des douleurs dans les bras et dans les jambes.

Elle a depuis vendredi, mal à la gorge ; la toux est très-fréquente et éteinte depuis hier matin ; la voix est éteinte, l'enfant ne peut parler que bas. La respiration est gênée, râclante. Fièvre tous les jours. Diarrhée abondante.

Elle ne peut prendre aucun aliment, elle rejette tout aussitôt par des efforts de toux. Soif vive.

On l'opère le soir à neuf heures. Elle était dans un état de dyspnée continue sans accès de suffocation ; elle était à la fin de la deuxième période.

L'opération n'a rien présenté de particulier jusqu'au moment où l'on est arrivé au devant de la trachée.

On s'est aperçu alors que l'incision trachéale serait un peu trop bas ; on a débridé en haut, et en débridant on a ouvert une grosse veine qu'il a fallu lier. Ensuite on a ponctionné la trachée, grandes difficultés pour introduire la canule par suite du décollement des parties environnantes. A quatre heures du matin on s'aperçut que l'enfant respirait mal ; on envoya chercher l'interne de garde qui reconnut que par suite du peu de longueur de la canule et de l'emphysème consécutif, celle-ci était ressortie de la trachée et s'arc-boutait sur les parties voisines. Pendant une heure on essaya vainement d'introduire des canules de forme et de calibre différent; on finit par introduire une sonde en gomme pour replacer les canules internes trop courtes.

1er mars. On change la canule à l'aide du dilatateur de Marjolin.

L'introduction de la canule étant très-difficile, par suite de la profondeur à laquelle se trouve la trachée, on emploie une sonde comme guide d'après le procédé de Gerdy. Grandes difficultés.

La trachée, au lieu de descendre verticalement dans le médiastin, paraît dirigée en arrière, de sorte que la canule ressort continuellement et ne peut être maintenue dans la trachée dont elle atteint seulement l'ouverture artificielle sans y pénétrer de plus de quelques lignes.

En maintenant la canule avec le doigt, l'enfant peut bien respirer, mais, dès qu'on se contente de l'attacher à l'aide des cordons, le plus petit effort d'expiration la repousse au dehors.

On parvient à adapter une canule plus longue. Malgré la canule, la respiration se fait difficilement.

Pas de signes d'intoxication. Emphysème assez considérable. Elle meurt à huit heure du soir.

Autopsie, le 3 mars 1859.

Fausses membranes sur les amygdales, la luette, l'épiglotte et le larynx, d'un gris verdâtre, épaisses, adhérentes, formant une surface continue. Au-dessous, la muqueuse est d'un rouge violacé, sans gangrène.

Fausses membranes blanches, minces, molles, peu adhérentes dans la trachée et les deux ou trois premières divisions bronchiques.

L'incision trachéale ne commence qu'au niveau du cinquième anneau de la trachée; elle a une étendue, en bas, de 2 centimètres, et se trouve un peu sur les parois latérales.

Au niveau de la partie inférieure de l'incision, le tronc brachio-céphalique veineux la croise perpendiculairement.

Aucun de ces vaisseaux n'est lié, cependant, en avant de la trachée et des vaisseaux, et, au-dessous d'eux, dans le médiastin antérieur, infiltration purulente descendant jusqu'à 2 ou 3 centimètres au-dessous du sternum.

Les poumons sont congestionnés. Reins et rate sains. Caillots dans le cœur.

OBSERVATION XVII

Angine diphthérique. — Croup. — Trachéotomie à la deuxième période. — — Double incision de la trachée. —Abcès du médiastin. — Mort le deuxième jour.

X..., âgé de 17 mois, entre, le 9 mars 1865, salle Saint-Benjamin.

Cet enfant était en nourrice. La mère l'a vu il y a quatre jours parfaitement bien portant. D'après les renseignements de la nourrice, il serait tombé malade la veille seulement.

Le 9 mars. Au moment de l'admission, dyspnée assez intense, voix éteinte en partie, toux rauque. Sur les amygdales, une plaque diphthérique de la grandeur d'une pièce de 20 centimes. — Ipéca, insufflation de tannin et d'alun.

Pendant la journée la dyspnée a augmenté beaucoup, malgré ces moyens. Dans l'après-midi, deux accès de suffocation très-forts; à la fin du dernier, l'interne de garde, appelé en toute hâte, a pratiqué la trachéotomie. L'opération a été longue et laborieuse. Il a été fait deux incisions à la trachée, la première, pratiquée sur le côté, et perdue au milieu de tissus non sectionnés, n'a pu être retrouvée quand on a voulu l'agrandir avec le bistouri boutonné. L'enfant a perdu peu de sang. Après l'opération, soulagement immédiat. Au moment de l'introduction de la canule, rejet de quelques petites fausses membranes.

Le 10. Ce matin, beaucoup d'agitation, fièvre vive, rejet d'un liquide séreux par la canule. Le nez coule beaucoup, cependant on n'aperçoit pas de fausses membranes.

Rien dans la poitrine. On n'entend que le bruit canulaire. Cependant, dyspnée considérable.

Le 11. L'état de l'enfant s'est aggravé d'une manière continue. L'agitation, la fièvre ont augmenté. Il a succombé ce matin.

Autopsie, le 12. Le tissu cellulaire péri-trachéal est dilacéré, infiltré d'une certaine quantité de sérosité purulente. A côté de l'incision principale de la trachée, on en voit une seconde d'un demi-centimètre environ de longueur, qui est recouverte par un lambeau de tissu cellulaire. Ce qui explique qu'on n'ait pu la retrouver avant l'opération. Fausses membranes peu abondantes dans les bronches. A gauche, on n'en trouve pas ; à droite, il en existe par place, dans un assez bon nombre de bronches de moyen et de petit calibre. Les bronches contiennent du mucus rougeâtre peu abondant. Leur muqueuse est injectée. Carnification de tout le lobe inférieur du poumon droit. Cette portion du poumon gagne le fond de l'eau ; sa coupe est lisse, non granuleuse.

Dans les autres parties du poumon droit et dans le poumon gauche sont disséminés des noyaux de grosseur variable de carnification, présentant les caractères décrits ci-dessus. Tous ces noyaux sont peu friables, encore assez souples. Il est probable qu'on aurait pu en insuffler un grand nombre. Les bronches qui s'y rendaient ne présentaient rien de particulier. Pour nous, nous considérons ces lésions comme le premier degré d'une broncho-pneumonie.

OBSERVATION XVIII

Croup opéré à la troisième période. — Emphysème. — Broncho-pneumonie. — Abcès du médiastin. — Mort le troisième jour.

Christine F..., âgée de 3 ans et demi, entre, le 3 novembre 1859, salle Sainte-Mathilde, n° 19.

L'enfant est malade depuis le 31 octobre 1859 au soir. Début par toux et vomissements glaireux. La toux, médiocrement fréquente dans les premiers jours, a augmenté depuis hier ; en même temps, elle devenait rauque et prenait le caractère croupal. Pas d'accès de suffocation, pas d'écoulement du nez ni d'engorgement ganglionnaire.

L'enfant se plaint seulement de la gorge. Perte d'appétit, fièvre peu vive. Constipation. Vomissement bilieux et glaireux depuis deux jours. Le traitement a consisté en vomitifs avec sirop d'ipéca, qui a produit plusieurs vomissements. — Tisane des quatre fleurs.

Le 4 novembre. Pas de suffocation.

Elle a beaucoup vomi à la suite de l'ipéca. Cette nuit, 1 gr. 50 de perchlorure de fer.

La luette et les amygdales sont couvertes de fausses membranes. Les bords sont rouges, ulcérés, taillés à pic. Les gencives et les lèvres saignent facilement; la toux est un peu grasse; le teint est grisâtre. (Continuer le perchlorure de fer. Émétique, 0,20.) Albumine en assez grande quantité.

Le 5. Pas d'accès de suffocation; le bruit trachéal est un peu plus intense. La peau est un peu plus marbrée. Pouls fréquent et petit. Peu de dyspnée; la dépression sternale est peu prononcée. Toujours les ganglions engorgés. 156 pulsations, 52 respirations. Elle ne prend que du lait. Pas de diarrhée; moins de fausses membranes dans le fond de la gorge. Toux encore très-éclatante (véritable aboiement). Beaucoup d'albumine.

L'intoxication est assez avancée relativement à la période à laquelle se trouve le croup. Teinte grisâtre très-prononcée. — Émétique 0,20; perchlorure de fer 3 ou 4 grammes.

Le 6. Opération hier à une heure de l'après-midi. L'enfant a perdu très-peu de sang; elle a rendu des fausses membranes.

L'opération fait cesser le bruit laryngé, mais la respiration reste fréquente; 96 inspirations, pouls petit et très-fréquent. Pas de toux.

Cette enfant est manifestement intoxiquée et c'est avec peine qu'on s'est décidé à l'opérer.

Il est difficile de dire à qu'elle période elle était, puisqu'il n'y a pas eu d'accès de suffocation. Elle était entre la deuxième et la troisième période.

La dyspnée a toujours monté d'une manière continue. Le soir, à neuf heures, on s'est aperçu que le cou gonflait et on a été obligé de desserrer les cordons de la canule.

Emphysème sur les côtés du cou. En même temps, l'engorgement ganglionnaire du côté gauche du cou paraît avoir augmenté. La respiration est assez calme; l'enfant rend par sa canule du muco-pus de bonne nature. L'emphysème peut être dû à ce que la canule à biseau que l'on a employée ne descendait pas assez bas; l'air peut pénétrer entre la partie antérieure du biseau de la canule et la paroi antérieure de la trachée. De sorte que la moitié inférieure du biseau peut être libre dans la trachée, et la partie moyenne de ce biseau est coupée transversalement par le bord correspondant de la trachée.

L'enfant ne paraît pas très-oppressée. On change la canule, l'aspect de la plaie est assez bon; mucus grisâtre abondant, pas trop liquide. Depuis que la canule est ôtée, la malade respire moins facilement et la plaie saigne.

L'emphysème augmente beaucoup; la tuméfaction du cou s'étend jusqu'aux ganglions sous-maxillaires toujours engorgés.

On enlève un petit débris de fausse membrane.

Pouls très-fréquent, peau chaude et sèche.

Elle se tient assez bien assise, quoique d'habitude elle reste couchée et affaissée sans mouvement. Elle prend très-difficilement les aliments.

Elle ne boit pas de travers. L'air pénètre très-bien. On entend à l'auscultation le retentissement du bruit de la canule.

Elle respire assez bien après le changement de la canule; un quart d'heure après, la respiration semble cependant un peu plus accélérée.

La gorge se nettoie un peu, le nez paraît plus humide, il y a comme un petit voile blanc à l'entrée des narines, le nez se prend. Supprimer le perchlorure de fer.

Le 7. Chaleur de la peau moins vive, moins brûlante. Pouls encore fréquent, 156 pulsations. La canule s'emplit rapidement. Crachats muqueux et épais. Elle ne veut rien prendre. La respiration est assez fréquente, 72 respirations; il y a encore un peu d'emphysème. Le teint est moins gris, un peu plus coloré; on change la canule, elle est un peu noircie; la plaie n'a pas un mauvais aspect; le pus devient un peu sanguinolent dès qu'on a ôté la canule. L'enfant ne respire pas du tout par le larynx, cependant si l'on persiste quelque temps à fermer la plaie, ce calme renaît et l'enfant respire assez bien. Beaucoup d'albumine. Café.

Le 8. Hier elle est restée quinze heures sans canule; respiration très-rapide, les ailes du nez se dilatent fortement. Pouls très-petit et très-fréquent. Elle ne mange pas; râles abondants en arrière des deux côtés. Julep émétisé à 0,15; supprimer le café.

On lui enlève la canule; les bords de la plaie sont rosés, nullement couverts de fausses membranes et d'assez bon aspect; la peau chaude, le pouls petit; les ailes du nez se dilatent fortement à chaque mouvement respiratoire.

Refus absolu de prendre des aliments; elle s'assied cependant sur son lit.

L'emphysème qui a diminué existe cependant encore; râles

assez abondants en arrière des deux côtés à la base. On ne peut guère appliquer de vésicatoire ; on donne : Émétique 0,15 sinapismes. L'émétique produit une diarrhée verte très-abondante et ne cause aucun vomissement.

L'enfant reste abattue ; le soir elle est froide, pâle, lèvres violettes. La respiration très-fréquente, se fait en partie par l'ouverture de la plaie, en partie par le larynx.

Du reste la fréquence augmente à peine quand on ferme l'ouverture trachéale.

On la voit le soir à neuf heures. Râles abondants en arrière de chaque côté.

Elle meurt le soir, à onze heures.

Le 10, *autopsie.* — Pas de fausses membranes sur les amygdales ; larynx débarrassé, il n'y a plus dans les ventricules que des débris pseudo-membraneux blanchâtres, minces ou peu adhérents ; au-dessous, rougeur de la muqueuse.

Pas de fausses membranes dans le reste de l'arbre aérien, mais bronchite avec mucus et quelques noyaux de broncho-pneumonie, à la base des poumons, surtout à droite.

L'incision trachéale commence au troisième ou quatrième anneau et en intéresse quatre ou cinq. Elle est largement béante, les bords en sont érodés, ulcérés, et la muqueuse s'enlève facilement ; sur le bord inférieur de l'ouverture, légère érosion de la muqueuse, l'ouverture trachéale est également plus érodée en ce point. Trachée décollée à la partie antérieure dans une étendue d'un demi-centimètre.

Infiltration purulente dans le tissu cellulaire du médiastin avec induration de ce tissu. Caillot fibrineux dans la cavité droite du cœur.

Reins très-exsangues ; la substance médullaire a disparu dans certains points.

Foie et rate sains.

OBSERVATION XIX.

Croup opéré à la troisième période. — Diphthérie et gangrène de la plaie. — Cautérisation au fer rouge. — Abcès du médiastin. — Pneumonie. — Mort le neuvième jour.

Jules M....., âgé de 4 ans, entre. le 22 mars 1865, salle Saint-Benjamin, n° 22. Cet enfant est bien portant habituelment ; malade depuis la nuit dernière seulement. Hier, à sept heures du soir, il était bien portant. Entre dix ou onze heures du soir, la toux est devenue rauque, l'enfant est devenu très-oppressé. On l'a fait vomir et un médecin, appelé à sept heures du matin, a cautérisé vigoureusement la gorge. L'enfant a été apporté à neuf heures ; il était à l'agonie : face violacée, respiration très-difficile et déjà rare ; yeux éteints. L'enfant paraît avoir perdu connaissance. Pouls presque insensible.

L'opération est pratiquée immédiatement avec la plus grande rapidité possible. Il s'écoule peu de sang. Malgré l'introduction de la canule, l'enfant respirait à peine. Pendant une demi-heure, on a été obligé de le flageller, de l'électriser, de le frotter avec des linges chauds pour le faire revenir. Enfin, la respiration est devenue plus fréquente et plus régulière, mais ce n'est qu'au bout de trois ou quatre heures que la figure est devenue moins bleuâtre. Dans la soirée, fièvre intense.

Le 23 mars. La fièvre continue toujours vive. L'enfant ne rend rien par la canule. Respiration un peu sèche ; dans la poitrine, quelques ronflements. On change la canule sans difficulté ; elle n'est pas noircie. Hier, la gorge était recouverte, dans toute son étendue, d'une pellicule blanche, d'apparence pseudo-membraneuse qui n'était évidemment que le résultat de la cautérisation au nitrate d'argent, car, ce matin, elle avait disparu. La gorge est seulement un peu rouge et tuméfiée ; sur l'amygdale droite, on voit encore une plaque d'un blanc jaunâtre. Pas d'engorgement des ganglions et du tissu sous-maxillaire. La respiration est fréquente, 60 environ. Rien dans les urines.

Le 24. L'enfant paraît assez bien ; il est assis sur sou lit et joue ; il est gai. La respiration est assez fréquente, 68 inspirations ; le pouls est à 140. Quelques ronflements anx bases. La plaie est un peu grise. On laisse l'enfant sans canule ; au bout de deux ou trois minutes, on est rappelé pour remettre la canule, l'enfant ne pouvant plus respirer.

Le 25. Sur la partie postérieure de la lèvre inférieure et du côté gauche, on voit une petite plaque diphthérique. L'examen de la gorge montre les amygdales et la luette en grande partie recouvertes de fausses membranes épaisses, adhérentes, au-dessous desquelles la muqueuse paraît rouge, exulcérée.

Les fausses membranes sont très-ramollies ; l'état général de l'enfant est très-bon ; la respiration est peu difficile. Il joue sur son lit.

Le 26. La plaie a revêtu un aspect grisâtre ; elle sent très-mauvais ; il y a évidemment un foyer de gangrène superficielle. L'enfant refuse absolument de manger. Il ne boit que du lait, pas de vin, pas d'aliments solides. La fièvre est assez vive, mais la respiration est calme, bien qu'un peu fréquente.

On lave la plaie, avec un pinceau chargé d'alcool, plusieurs fois par jour, le tannin n'étant d'aucun effet.

Le 27. Depuis deux jours, l'épiderme de la périphérie de la plaie se soulevait. Aujourd'hui, il s'est détaché, et le germe est recouvert de fausses membranes, ainsi que le fond de la plaie. On badigeonne avec le glycérolé de tannin. L'enfant refuse toute nourriture ; il ne prend que du lait. Un peu d'albumine dans les urines.

Le 28. La plaie a meilleur aspect qu'hier. La fausse membrane est modifiée par le tannin. L'enfant continue à ne pas vouloir manger, et ne prend toujours que du lait ; les crachats qu'il rejette contiennent un peu de sang. Hier, il est resté trois heures sans canule. Hier aussi, on a touché six fois la plaie avec le tannin. C'est à lui que l'on rapporte l'amélioration de la plaie ; il n'a pas été douloureux.

Le 29. L'enfant a encore assez bonne mine, mais il ne veut pas absolument manger ; il ne prend que du lait. Il est gai, joue volontiers. La plaie s'ulcère un peu depuis hier, surtout à son angle inférieur. La diphthérie du pourtour de la plaie est guérie et ne se développe plus, le fond de la plaie et les bords de la trachée ont très-bon aspect, mais à l'extérieur on trouve une gangrène superficielle des trois quarts inférieurs et même de tout le pourtour de la plaie ; on peut détacher quelques petites eschares superficielles. L'enfant tousse beaucoup. Pas de fièvre. L'état général est satisfaisant.

Le 30. On a éteint quatre cautères dans la plaie ; le résultat n'est pas satisfaisant : une partie du corps thyroïde a été détruite ; la plaie est agrandie, et l'on aperçoit le fond de la trachée qui est largement ouverte. Depuis hier, avant la cautérisation, l'enfant tousse quand il boit, et les liquides passent un peu par la plaie. Les eschares ne sont pas encore détachées, de sorte qu'on ne sait au juste dans quel état se trouvent les parties sous-jacentes et si la gangrène est arrêtée ou non. On a été obligé d'employer quatre cautères, parce que la plaie était fongueuse.

Le 31. Mort ce matin, à sept heures.

1er avril, *Autopsie*. Infiltration purulente dans le tissu cellulaire intermusculaire, dans l'étendue de 1 centimètre de chaque côté de la plaie ; cette infiltration s'étend en bas dans le tissu cellulaire du médiastin. A la partie postérieure de la fourchette sternale, l'os est dénudé, rugueux, dans l'espace d'une pièce de 50 centimes environ ; dans ce point, il y a évidemment tendance à la formation d'un séquestre ; tout autour la périoste a sécrété une couche osseuse de nouvelle formation.

La muqueuse trachéale est très-rouge, granuleuse, et paraît avoir été le siége d'une inflammation très-vive.

La muqueuse bronchique est également très-rouge et très-injectée. La partie postérieure des lobes inférieurs des deux poumons est hépatisée. Dans certains points cette hépatisation arrive jusqu'à l'hépatisation grise ; tout autour des portions hépatisées, congestion pulmonaire très-prononcée ; quelques tubercules disséminés dans le poumon gauche, ganglions bronchiques volumineux et tuberculeux. L'hépatisation était nettement caractérisée par l'état granuleux et l'impossibilité d'insuffler le poumon.

OBSERVATION XX.

Angine diphthérique. — Croup opéré entre la deuxième et la troisième période. — Abcès du médiastin. — Diphthérie bronchique. — Mort le troisième jour.

Pierre-Théodore A....., âgé de 4 ans, entre le 29 novembre 1858, salle Saint-Benjamin, n° 12. Malade depuis huit jours ; la mère a appelé un médecin le 27 ; il a prescrit six sangsues aux jambes, un vomitif.

Oppression très-vive dans la nuit du 28 au 29.

Asphyxie lente sans accès de suffocation.

Opéré entre la deuxième et la troisième période, dès son arrivée. Difficulté pour introduire la canule.

30 novembre. La veille on a remarqué des fausses membranes à la partie postérieure des amygdales. L'enfant est pâle, se tient assis malgré une chaleur vive et un pouls très-fréquent et mou. Nez sain. Le cou n'est pas gonflé, à peine un

petit ganglion du côté gauche. Expectoration muco-purulente assez abondante par la canule.

Hier dans la journée, la respiration était très-pénible, la canule était sèche. Instillation d'une solution de chlorate de soude, à la suite de laquelle l'expectoration s'est établie à partir de minuit. Les deux amygdales sont couvertes d'une plaque jaune, assez adhérente et épaisse. On entend l'air pénétrer malgré le retentissement du bruit de la canule. — Julep au chlorate de potasse. Bouillon.

1er décembre. Beaucoup de diarrhée glaireuse. Des fausses membranes sont rendues. On change la canule. Cautérisation au nitrate d'argent des bords de la plaie. — 2 grammes extrait de kina. 1 gramme, extrait de ratania en potion.

Le 2. Urines bourbeuses, épaisses, s'éclaircissant par un premier degré de chaleur, et se précipitant par une chaleur un peu plus élevée. Par l'acide froid, il se forme un changement peu appréciable, mais cette même urine chauffée ne s'éclaircit pas, et il reste un précipité floconneux. La plaie est largement ouverte. On laisse l'enfant sans canule.

Phlegmon considérable de la plaie avec bulle érysipélateuse. L'air pénétre assez bien dans les bronches. Il rend un peu de muco-pus par la plaie, mais pas de fausses membranes.

Il se tient facilement assis sur son lit. Pouls à peine à 120, assez résistant, pas trop de chaleur. Beaucoup de diarrhée (douze fois), très-liquide, couleur de la potion.

Un peu d'appétit. Potion au nitrate d'argent, 0,05. Deux lavements de nitrate d'argent de 0,10 chacun.

Mort dans la journée à quatre heures.

Autopsie. — Incision de la trachée de 0,02 de longueur, inclinée à droite inférieurement. Incision postérieure de la trachée et un peu latérale droite correspondant à la partie inférieure de l'incision antérieure. L'extrémité inférieure de l'incision est à une distance à peine appréciable de la carotide primitive.

Abcés rétro-trachéal et rétro-œsophagien mesurant 0,05 à 0,06 de longueur. Le pus en est bien lié, mais disséminé dans les mailles du tissu cellulaire.

A l'ouverture de la trachée et du larynx, on trouve des fausses membranes, se détachant facilement, non continues à elles-mêmes et s'étendant jusqu'aux dernières ramifications bronchiques. Il y en avait une très-épaisse qui oblitérait presque les cordes vocales.

Rien dans les reins.

OBSERVATION XXI.

Croup opéré à la troisième période.— Angine diphthérique. — Accès de suffocation.— Hémorrhagie consécutive à l'opération.— Diphthérie de la peau. — Gangrène de la plaie.— Paralysie diphthérique. — Ablation définitive de la canule le dix-septième jour. — Rejet des fausses membranes jusqu'au onzième jour.— Cicatrisation complète le vingt-cinquième jour.

Emile L......, âgé de 2 ans et demi, entre le 10 septembre 1868, salle Saint-Benjamin, n° 16.

Le 6 août, l'enfant a eu des convulsions. Depuis hier, il tousse et a la toux rauque; pas d'accès de suffocation. On lui a donné un vomitif, qui n'a produit aucun résultat. A l'entrée, enfant pâle, un peu bouffi; peau modérément chaude et moite; 116 pulsations. Inspiration légèrement bruyante. Un peu de tirage sous-sternal.

Quelques ganglions aux deux angles des mâchoires. Nez un peu humide.

Fausses membranes jaunes, assez épaisses, peu larges sur les deux amygdales et sur le pharynx. L'air pénètre bien dans la poitrine; 28 respirations.— Ipéca. Extrait de cubèbe, 0,50.

11 septembre. La nuit a été tranquille, quoique l'inspiration fût toujours un peu bruyante. L'enfant a dormi jusqu'à trois heures du matin, il a été un peu oppressé à cette heure, et s'est rendormi jusqu'à six heures et demi. A ce moment, il s'est réveillé avec un accès de suffocation bien caractérisé. Il est devenu noir et s'est redressé sur son lit. L'opération a été pratiquée à sept heures moins le quart; l'enfant était pâle, les lèvres un peu bleuâtres, la respiration bruyante, le murmure vésiculaire absent; tirage intense sus et sous-sternal. L'opération s'est faite rapidement, quoique avec un peu de sang. Il y a eu après par la canule et par la plaie une hémorrhagie qui est devenue assez inquiétante. On a fait avaler à l'enfant un gobelet rempli de vin de Bagnols. L'hémorrhagie s'est arrêtée aussitôt. Après l'opération, il est resté calme et a dormi pendant une demi-heure. Puis la fièvre l'a pris et il est demeuré dans un état d'assoupissement mêlé d'agitation.

Au moment de la visite, 128 pulsations. Pouls développé, peau modérément chaude et moite; 72 respirations; canule un peu sifflante; l'air pénètre très-bien dans la poitrine.

Le 12. La journée et la nuit se sont bien passées; il a bien mangé; pas de diarrhée. Depuis ce matin, l'oppression a augmenté, il est un peu agité. Fièvre intense; 144 pulsations. Peau chaude; 62 respirations. Accès de toux fréquents; la canule est un peu sifflante. Un peu de pâleur; on change la canule, elle est nette. La plaie est en très-bon état. Le tissu cellulaire à la partie inférieure est un peu pâle. Les bords sont très-souples, ainsi que les parties environnantes; les pinces introduites dans la plaie provoquent l'expulsion de quelques produits membraneux.

La réintroduction de la canule ne produit pas d'expulsion de fausses membranes; quelques râles muqueux aux deux bases; le nez coule un peu.

Le soir, 100 respirations; expectoration abondante, purulente; 152 pulsations. Chaleur modérée et moite; canule un peu gargouillante; respiration pure. La canule est enlevée. Quand on la remet, l'enfant rejette un fragment de fausse membrane, mais la respiration n'est pas encore libre. La toux est sifflante comme lorsqu'il y a de la fausse membrane derrière la canule. Les pinces introduites ne ramènent rien. — Instillations d'eau tiède.

Le 13. L'oppression a continué hier soir jusque vers neuf heures, mais malgré cela, il était assez calme. Il a bien dormi la nuit; 108 pulsations. L'appétit continue à être bon. Pas de rejet de nouvelles fausses membranes; le bruit sifflant de la canule n'a pas continué. L'enfant tousse fréquemment, crache peu, mais il y a dans le crachoir un gros crachat de bonne nature. Respiration pure; le haut de la canule est un peu noirci. Induration légère des alentours de la plaie; les parois sont un peu pâles; les bords de la plaie sont mous. La plaie laisse échapper un pus un peu grisâtre. — Quinquina, café.

Le 14. Il a été agité et oppressé toute la nuit et toute la journée; il a beaucoup moins mangé que le jour précédent. Il tousse beaucoup; expectoration fluide, mais muco-purulente peu abondante. La canule est fortement noircie à sa partie supérieure. Les alentours de la plaie sont indurés dans une largeur de 2 centimètres. Liséré rouge autour des bords; l'induration est plus considérable à la partie supérieure.

A l'angle supérieur de la plaie et un peu sur le côté droit se trouve une ampoule large comme une pièce de 50 centimes, sous laquelle se trouve de la diphthéric. Les parois de la plaie sont un peu grises, un peu de diphthérie sur l'arête supérieure. On touche la plaie avec l'acide phénique, et la plaque diphthérique est recouverte de glycérolé de tannin; la respiration est extrêmement agitée. L'enfant tousse à tout instant, et il est impossible de compter ses respirations.

Chaleur modérée de la peau, pouls fréquent, respiration pure. Le soir, 128 pulsations; la toux est toujours très-fréquente, mais l'enfant est plus calme. Il a mangé un peu mieux.

Le 15. Oppressé la journée et la nuit; agitation. La toux est très-fréquente. Elle a toujours été sèche et sifflante comme s'il y avait des fausses membranes. Mange peu, pas de diarrhée. Dès qu'on l'approche, il s'agite, et la toux devient plus fréquente. Peu de fièvre, mais on ne peut compter ni son pouls ni sa respiration à cause de son agitation. Respiration pure, sauf quelques râles muqueux; la plaie est noircie fortement à sa partie supérieure. Odeur fétide de la plaie; elle est un peu noire; l'induration de la plaie est prononcée, surtout à la partie supérieure et à la partie inférieure, endroits auxquels la tuméfaction est un peu mamelonnée. Rougeur qui est étendue à l'angle inférieur et supérieur, et aussi sur les bords. La fausse membrane de l'angle supérieur ne s'est pas étendue. Les parois sont un peu grises. On les touche à l'acide phénique. On met du glycérolé de tannin sur la fausse membrane.

Le soir, 124 pulsations; les crachats sont moins abondants, plus fluides, spumeux. Canule un peu sèche et sifflante.

On apprend par la mère que l'enfant est sujet à l'oppression presque tous les matins; en s'éveillant il est oppressé et tousse.

Le 16. Toux fréquente, sifflante, sèche. Oppression très-grande cette nuit; canule très-sèche, des instillations ont été faites. La canule a été changée et l'enfant soulagé a bien dormi le reste de la nuit. Il mange avec difficulté, boit très-peu; pas de paralysie de la gorge; 108 pulsations. Peau modérément chaude; 76 respirations. Faciès un peu pâle et bouffi. Respiration un peu plus calme qu'hier. A l'auscultation, il y a quelques râles muqueux à droite. Canule fort noircie à sa partie supérieure, et un peu à son extrémité inférieure, ce qui fait supposer une ulcération de la trachée. Odeur fétide de la plaie, même rougeur des bords. La plaque de diphthérie de la partie supérieure ne s'est pas étendue, mais on aperçoit le long des bronches de l'angle inférieur de la plaie, un liseré formé par de la diphthérie. Les parois de la plaie sont grises, elles exhalent un peu grisâtre, fétide. L'arête supérieure des parois contient aussi de la diphthérie. La plaie est touchée au nitrate d'argent.

Le 17. Toujours un peu oppressé pendant la journée et pendant la nuit. 125 pulsations, peau un peu chaude. Accès de toux toujours fréquents; impossibilité de compter ses respirations. Il est resté sans canule jusqu'à dix heures du matin. Hier, il a mangé : à midi, de la viande et du potage; le soir, du potage et un œuf; ce matin, une panade. La canule est toujours noire aux deux bouts. L'induration des alentours de la plaie est un peu moindre, ainsi qu'à l'angle supérieur et inférieur. A l'angle inférieur de la plaie, existe une plaque noire de tissu cellulaire mortifié; il y en a autant dans l'angle supérieur comme à l'angle inférieur. La plaie est touchée avec du nitrate d'argent; le glycérolé de tannin est encore appliqué. Quelques râles sous-crépitants à la base droite.— Supprimer le cubèbe.

Le soir. 136 pulsations; chaleur modérée. La respiration a été beaucoup plus calme, moins la toux. 72 respirations. L'enfant est un peu pâle. Appétit irrégulier.

Le 18. La journée s'est bien passée. Le soir, vers sept heures, il a été oppressé et a beaucoup toussé. Vers onze heures, un peu d'agitation. Le reste de la nuit s'est bien passé : 112 pulsations, chaleur modérée. Ce matin, toux fréquente et rauque, 3 ou 4 respirations calmes, suivies d'une série de respirations saccadées, terminées par la toux. Il est resté une heure sans canule; il a fallu la remettre avec rapidité, car l'enfant s'asphyxiait. Il a assez bien mangé; n'a pas eu de diarrhée.

Pâleur. État général meilleur. L'induration des alentours de la plaie continue à diminuer; il n'en reste plus que très-peu aux angles. Liseré rouge autour des bords. Les bords sont irréguliers et sinueux. Sur l'angle supérieur, la plaque de diphthérie existe toujours. Les eschares de la plaie commencent à se détacher; on peut en retirer avec les pinces de larges fragments. La plaie se montre alors très-élargie, anfranctueuse, mais de bon aspect. Il ne reste plus que quelques fragments de tissu gangrené. On touche encore les parois au nitrate d'argent; le glycérolé de tannin est appliqué sur la plaque de diphthérie. La canule est moins tachée; elle est moins noire. Dans la journée, l'enfant dort tranquillement. 108 pulsations, 56 respirations.

« Il y a neuf mois, dit la mère, l'enfant a fait une maladie de trois mois, pendant laquelle il avait des boutons blancs dans la gorge; on l'a gargarisé longtemps; il n'allait pas à la garde-robe, on le purgeait et on le faisait vomir souvent; il avait maigri beaucoup. Il a repris très-vite. »

Le 19. Toujours même agitation et même oppression le soir; d'ailleurs, nuit bonne à partir de onze heures du soir. Assez bon appétit; pas de diarrhée; toujours un peu pâle. Le matin, toujours même respiration; quelques inspirations suivies de calme, plusieurs rapides, avec un peu de toux; pas de fièvre. Sur la canule, il n'y a qu'un point noir vers le milieu et un petit à l'extrémité inférieure. Les derniers fragments d'eschares s'éliminent, les parois bourgeonnent, mais il y a une perte de substance considérable, un peu de décollement des bords. Le soir, 120 pulsations.

Le 29. Canule à peu près saine; la diphthérie a disparu tout à fait de la plaie; le fond de la plaie est bien détergé. Il n'y a plus qu'un tout petit point où l'eschare ne soit pas détachée. Le reste bourgeonne. La plaie est vaste, anfractueuse; la perte de substance est considérable; l'air commence à passer par le larynx.

Le 21. L'enfant est resté sans canule jusqu'à dix heures. Ce matin, la plaie suppure franchement.

Le 22. Depuis deux ou trois jours, l'appétit a diminué; depuis hier, les aliments sortent par la plaie et par la canule. L'enfant est resté hier sans canule jusqu'à dix heures et demie du matin. Le soir, il encore resté une demi-heure sans canule. Hier soir, en la remettant, l'enfant a rejeté *un petit débris de fausse membrane.*

Le même fait s'était déjà présenté il y a cinq ou six jours. La plaie est pâle, a peu de tendance à la cicatrisation; l'air passe un peu mieux par le larynx. Quelques râles sibilants très-peu nombreux et pas de fièvre. Pâleur très-grande. 120 pulsat. Depuis deux ou trois jours, la fièvre a augmenté un peu. Le soir, il se lève et se trouve bien; il est un peu triste. Ce matin, en remettant la canule, il a rejeté encore *un débris de fausse mem-*

brane large d'un demi-centimètre carré, mince et de nouvelle formation. Il fait donc encore de la fausse membrane ; ce rejet ayant lieu deux jours de suite.

Le 23. Il est resté hier levé jusqu'à cinq heures du soir. Ce matin, pas de fièvre ; il est resté sans canule jusqu'à onze heures. Plaie dans le même état, bourgeonnant peu. On la touche au nitrate d'argent.

A onze heures, il y a eu de l'oppression, et on a été obligé de se servir du dilatateur pour remettre la canule.

Le 24. Hier, la journée s'est moins bien passée. Il n'a pas voulu manger et n'a pas voulu rester levé. La paralysie du palais augmente. 128 pulsations. Peau fraîche. Resté sans canule hier jusqu'à une heure. La plaie bourgeonne ; toujours un peu pâle. — Toucher au nitrate d'argent ; sirop de sulfate de strychnine, une cuillerée à café.

Le 25. 132 pulsations, pas de chaleur, la paralysie est toujours intense. Les aliments passent abondamment par la plaie ; la plaie est toujours pâle. L'enfant est resté sans canule jusqu'à deux heures. Cautériser la plaie. — Toucher la plaie avec l'acide phénique plusieurs fois.

Le 26. L'enfant s'affaiblit depuis deux ou trois jours. Quand il se lève, il est toujours affaissé, la tête penchée. Mange peu. Quelques râles sous-crépitants à la base droite. La plaie bourgeonne mieux ; elle est un peu moins pâle. Les vides se comblent ; l'air passe assez bien par le larynx, quoique avec sifflement. Reste sans canule le matin, de neuf heures à midi, le soir, de cinq à six heures. — Toucher la plaie au nitratre d'argent et à l'acide phénique.

Les liquides avalés passent toujours par la plaie. Le soir, l'enfant est levé ; il reste assis et se lève de temps en temps. Il tient sa tête plus droite. On lui fait faire un tour dans d'autres salles ; il marche très-bien et n'est pas fatigué. Toujours pâle.

Le 27. Il est resté sans canule jusqu'à sept heures et demie, hier soir. On la lui a remise pour la nuit. La plaie est en bien meilleur état ; elle bourgeonne activement et se rétrécit rapidement. Encore un peu de tirage ; cependant, l'air passe bien. On continue à causériser la plaie et à la toucher à l'acide phénique. Il y a un changement de la plaie très-évident, depuis qu'on la touche avec cette solution.

Le 28. L'enfant est resté sans canule jusqu'au soir. La plaie continue à bien aller ; on la touche au nitrate et à l'acide phénique. L'enfant est moins abattu et tient bien sa tête ; sa paralysie n'augmente pas. L'air passe presque complétement par le larynx.

Le 29. Il a passé la nuit sans canule ; il n'a pas été oppressé, mais il a vomi une partie de son dîner. Paralysie au même point ; pas d'albumine dans l'urine. — Sirop de sulfate de strychnine, une cuillerée à café.

Le 30. L'enfant tousse toujours beaucoup ; il a passé la journée et la nuit sans canule sans être oppressé. Par moments, cependant, la respiration est bruyante. A l'auscultation, rien d'anormal. La plaie est presque fermée.

1er octobre. L'enfant tousse beaucoup, râles sibilants et muqueux dans la poitrine. La plaie va très-bien.

Le 2. L'état général est bon. Tousse toujours un peu. La plaie va très-bien.

Le 3. Etat général bon. Beaucoup de toux. Les boissons passent par le nez. Quelques râles sibilants dans la poitrine. Plaie bonne. — Looch avec kermès 0, 05.

Le 4. Même toux. Plaie presque fermée ; elle ne forme plus qu'un très-petit pertuis par lequel l'air passe à peine.

Le 5. L'air passe un peu par la plaie.

Le 6. Hier soir il a eu un peu de fièvre, n'a pas voulu manger ; ce matin, il est beaucoup mieux. La plaie est fermée ; la paralysie va mieux.

Le 7. L'enfant tousse toujours beaucoup ; même fièvre ; l'appétit est diminué ; la paralysie s'améliore. Les boissons ne passent plus par le nez et ne font plus que provoquer un peu de toux. — Exeat.

Le 9. L'enfant tousse toujours, est un peu triste.

On n'est pas venu le chercher.

Pas de fièvre ni diarrhée. Peu d'appétit. Il tousse toujours quand il boit. — Potion : extrait de quinquina, café.

Le 10. L'enfant tousse encore beaucoup, mais n'a point de fièvre ; facies très-bon.

Le 13. La nuit il fait quelquefois un peu de bruit en dormant. La croûte qui recouvrait la plaie est tombée ; la cicatrice n'est pas encore bien formée ; les tissus sont un peu mous et humides. Cependant la plaie est fermée et ne laisse rien passer. Appétit bon. L'enfant tousse encore fréquemment. Inspiration un peu obscure et expiration prolongée, comme s'il était emphysémateux. — Pansement au cérat.

Le 14. La plaie a de la tendance à s'ouvrir, cependant l'air n'y passe encore. Pas de fièvre; appétit assez bon, mais toujours toux pénible ; pas de diarrhée. — Potion : kermès 0, 05 centigrammes; pansement au styrax.

Le 15. L'enfant tousse toujours beaucoup. Bon appétit ; pas de fièvre.

Le 16. Depuis deux jours, l'enfant commence à parler tout haut, seulement la paralysie commence à augmenter. Les liquides qui ne repassaient plus par le nez, repassent depuis hier. L'enfant tousse toujours beaucoup. La plaie est en bon état ce matin, et il n'y a plus de tendance à l'ulcération. La sonorité de la poitrine est exagérée, l'expiration est prolongée, quelques râles sous-crépitants à la base gauche. L'enfant mange assez bien, pas de diarrhée. — Continuer le kermès et le pansement au tyrax.

Le 17. Toux, paralysie au même point.

Le 18. Rien de nouveau. La paralysie paraît s'améliorer un peu. Toux toujours la même.

Le 21. L'appétit diminue.

Le 22. Moins d'abattement; appétit un peu meilleur. La voix est claire depuis plusieurs jours. Plaie complétement cicatrisée. Encore un peu de paralysie; même toux.

La mère de l'enfant qui, retenue à l'hôpital par un autre enfant, n'avait pu venir chercher celui-ci, vient le prendre aujourd'hui.

OBSERVATION XXII.

Croup opéré à la troisième période.—Gangrène de la plaie et du vésicatoire. Mort le sixième jonr.

Elisa M....., âgée de 4 ans, entre, le 30 novembre 1868, salle Sainte-Mathilde, n° 16. L'enfant est malade depuis le 23 fièvre, écoulement par le nez.

Hier soir, on s'est aperçu qu'elle devenait oppressée et que l'inspiration devenait sifflante. Pas d'accès de suffocation. On l'a fait vomir ; on a cautérisé la gorge ; on a appliqué un vésicatoire au devant de la poitrine. A l'entrée, 148 pulsations; peau chaude ; tirage violent; absence du murmure vésiculaire ; inspiration fortement sifflante; ganglions sous-maxillaires tuméfiés à droite ; écoulement nasal ; la trachéotomie est pratiquée immédiatement. A peine la trachée est-elle ouverte, qu'un flot de sang se précipite, mais la canule est introduite rapidement. Léger écoulement sanguin pendant quelques instants après l'opération. On l'arrête avec des applications de rondelles d'agaric.

Elle se relève très-bien après l'opération. La respiration s'entend bien et purement. 168 pulsations; peu de chaleur; 31 respirations.

1er décembre. L'enfant a bien dormi cette nuit, quoique un peu oppressée; elle rend quelques crachats. La canule n'est ni sèche ni bruyante. L'enfant a pris un peu de potage ce matin et bu un peu de lait. 152 pulsations; pouls un peu petit; peau chaude, très moite; oppression; 40 respirations. Un peu d'écoulement sanguin par la narine droite; quelques râles muqueux disséminés; le vésicatoire est en bon état.

Le 2. Elle a été oppressée hier toute la journée. Elle a pris son potage assez facilement, et a passé une assez bonne nuit. 156 pulsations; peau un peu chaude; 44 pulsations; pupilles très-dilatées; la respiration est un peu gênée; les ailes du nez se dilatent fortement; la face est un peu rouge. On n'entend à l'aucultation que le gargouillement de la canule. Le nez coule toujours, mais l'écoulement n'est plus sanguinolent. Sur l'orifice de la narine droite, il y a une petite fausse membrane.

Un peu de gonflement mou autour de la plaie, avec une très-légère induration des bords; la plaie est d'ailleurs en bon état.

Légères taches noires sur la canule; le vésicatoire est un peu enflammé; l'enfant n'a pas rendu de fausses membranes. Le fond de la gorge est couvert de membranes épaisses. Les crachats sont épais, muqueux, de bonne nature. — Panser le vésicatoire avec le glycérolé de bismuth.

Le soir. 164 pulsations; 48 respirations; canule pleine; peau chaude et moite, face colorée.

Le 3. Elle est oppressée quand elle est éveillée, mais son sommeil est très-calme. Elle n'a mangé que des potages. 152 pulsations. Peau chaude et moite; l'expectoration est muqueuse; le vésicatoire est un peu enflammé; la plaie est en bon état, il y a seulement une légère induration profonde des alentours. A l'angle supérieur de la plaie, il y a une très-petite plaque blanche; la canule est à peine noircie. On met autour de la plaie une couche de collodion comme préservatif; 48 respirations. On n'entend dans la poitrine que le bruit de la canule.

Le soir. 112 pulsations; chaleur modérée; peu d'oppression; peu d'appetit; peu d'expectoration; canule toujours un peu bruyante.

Le 4. La nuit a été assez calme; toujours ae oppression. Les ailes du nez se dilatent pendant les inspirations. La canule est assez fortement noircie sur la partie supérieure et surtout à la courbure inférieure. La plaie est un peu grise sur ses parois; il s'en échappe une odeur fétide. Les environs sont à peine rouges; la peau est souple ainsi que le tissu sous-cutané.

Le vésicatoire se recouvre à sa partie supérieure d'une fausse membrane épaisse que l'on peut soulever parfaitement avec une pointe.

Encore un peu d'écoulement non sanguinolent par le nez. La plaie laisse couler un pus grisâtre presque séreux. — Collodion autour de la peau; acide phénique sur les parois; acide lactique sur le vésicatoire.

160 pulsations; pouls très-petit; peau chaude et moite; 56 respirations.

Le 5. Oppression et fièvre toute la journée. Ce matin, fièvre, oppression; gros râles dans toute la poitrine, plus éclatants et secs à la base droite; pas de matité apparente; la canule est très-fortement noircie; enduit grisâtre épais sur les parois de la plaie; la peau et les bords sont sains. La fausse membrane a disparu du vésicatoire qui est sec, ulcéré, et on voit de petites taches noires se former sur la surface. La contour est saillant, presque taillé à pic et entouré d'un bord rouge. Le nez est en meilleur état. Très-peu d'expectoration. L'enfant ne veut pas manger. — Collodion autour de la plaie; toucher la plaie avec l'acide phénique; vin aromatique sur le vésicatoire. Rhum.

152 pulsations; peau chaude et moite; 60 respirations.

Le 6. Emportée mourante par ses parents, hier à 2 heures.

OBSERVATION XXIII.

Croup.—Trachéotomie à la troisième période.—Mort apparente peudant l'opération.—Bronchite pseudo-membraneuse.—Mort le deuxième jour.

Albert B....., 4 ans et demi, entre, le 21 novembre 1868, salle Saint-Benjamin, n° 20.

L'enfant est souffrant depuis quinze jours. Depuis trois jours il a mal à la gorge. Hier matin, la toux est devenue rauque et la voix éteinte; l'oppression a commencé. Un médecin appelé a prescrit l'ipéca et des insufflations de tannin. Pendant la nuit, accès de suffocation nombreux. On l'apporte le matin en pleine troisième période.

On le place un moment sous l'appareil à inhalations; mais l'enfant s'affaiblissant de plus en plus, la trachéotomie est pratiquée à neuf heures et demie du matin.

L'enfant cesse de respirer au début même de l'opération; il faut le faire asseoir quelques instants; l'opération est reprise, la trachée incisée, mais le sifflement ne se fait pas entendre; le doigt introduit dans la plaie fait reconnaître cependant que la trachée est ouverte; pour plus de sûreté, la plaie est agrandie avec le bistouri boutonné; la respiration ne se fait pas mieux; la respiration se suspend; la canule est introduite, l'air ne passe pas, mort apparente; des insufflations sont faites à travers la canule; d'abord infructueuses, elles sont suivies d'inspirations spontanées et l'enfant revient; mais la respiration se gêne de nouveau; la canule est alors retirée; le dilatateur introduit fait voir une large fausse membrane qui obstrue entièrement la plaie de la trachée; elle est arrachée avec les pinces; elle est longue de 3 centim. large de 2 centim. et adhérente à sa partie inférieure; la canule est remise et la respiration se fait très-bien.

Le 21. Après l'opération, l'enfant reste abattu et endormi pendant une demi-heure, les yeux fixes comme dans une convulsion, mais sans contracture des extrémités; les sinapismes posés sur les cuisses l'ont réveillé, et, après une demi-heure, il est revenu à lui et a bu du bagnols avec plaisir; la fièvre l'a pris, ainsi que l'oppression qui a augmenté jusque vers une heure de l'après-midi; à partir de ce moment l'oppression a cédé et la fièvre beaucoup diminué: l'enfant s'est assis sur son lit et a mangé avec plaisir du potage et du poulet.

Le 22. Nuit assez bonne, malgré un peu d'agitation et d'oppression; depuis cinq heures du matin la canule est devenue bruyante; peu d'expectoration; 170 pulsations; peau chaude et sèche; pouls vibrant; d'ailleurs peu d'abattement; l'enfant est assis sur son lit; 68 respirations; canule très-bruyante; respiration un peu abdominale; quelques râles muqueux en arrière et à droite; facies assez bon.

On change la canule : un peu d'expectoration liquide et purulente sur la compresse; la canule est parfaitement nette; plaie très-souple, seulement un peu de tuméfaction molle de l'angle inférieur; pas de rougeur de la peau; expectoration purulente, un peu grise; on introduit la pince à plusieurs reprises pour provoquer la toux, et l'enfant rejette quelques crachats; la canule est retirée avec facilité. — Limonade vineuse; bagnols; extrait de cubèbe, 0,50.

Le 23. L'oppression a continué toute la journée et la nuit avec beaucoup d'agitation; l'enfant va en s'asphyxiant de plus en plus.

Décès ce matin, à cinq heures et demie.

Opposition à l'autopsie.

OBSERVATION XXIV.

Bronchite.— Diarrhée.— Rougeole. — Croup.— Trachéotomie in extremis.— Mort apparente pendant l'opération. — Broncho-pneumomie reconnue au moment de l'opération.—Bronchite pseudo-membraneuse.—Tuberculisation des poumons et des ganglions bronchiques.— Mort le lendemain de l'opération.

Jules B....., âgé de 2 ans, entre, le 24 octobre 1868, salle Saint-Benjamin, n° 19. — Malade depuis huit jours; toux fréquente, souvent accompagnée de suffocation, fièvre; appétit bon, constipation.

A l'entrée, un peu de toux sèche, 168 pulsations; peau chaude et sèche; oppression, 52 respirations; râles muqueux très-abondants dans le côté droit, quelques-uns à la base gauche; sonorité normale; langue humide; ventre souple et indolore; enfant maigre, chétif. — Ipéca.

Le 25. Râles muqueux assez éclatants dans le côté droit, surtout à la base, quelques-uns plus fins dans le tiers supérieur; à gauche et en arrière, quelques râles muqueux; dans l'aisselle et en avant mêmes râles; pouls développé; l'enfant n'a pas vomi avec l'ipéca. — Vésicatoire à droite.

Le 26. Toujours de la toux; la diarrhée diminue; nuit meilleure.

Le 27. Pas de diarrhée. L'enfant ne mange pas; il est un peu oppressé par moment. Râles muqueux assez fins et abondants dans toute la hauteur à droite et un peu à la base gauche;

sonorité exagérée à droite. L'enfant n'a pas encore vomi avec l'ipéca. — Sirop d'ipéca stibié.

Le 28. La respiration est obscure dans le côté droit surtout. Râles très-abondants à la base, pas de matité; il existe aussi des râles en avant et à droite avec obscurité de la respiration. Rien à la gorge. — Vésicatoire en avant, à droite.

Le 29. Beaucoup de toux; anorexie; pas de diarrhée. 24 pulsations, pas de chaleur. Râles sous-crépitants disséminés aux deux bases, un peu plus nombreux. Dans l'aisselle droite, sonorité normale.

Le 30. 116 pulsations, peu de chaleur; râles toujours très-nombreux dans tout le côté droit, assez gros en avant et en arrière, plus fins dans l'aisselle; à gauche, quelques râles assez fins à la base.

Le 31. Toux très-fréquente, peu de sommeil la nuit. 132 pulsations. Râles sous-crépitants très-abondants, mais peu fins dans tout le côté droit; à gauche, on ne les trouve qu'aux bases. Pas de diarrhée, appétit assez bon. — Extrait de quinquina, café. Oxymel scillitique et sirop d'ipéca, 15 gr. de chaque.

1er novembre. 120 pulsations. Toujours beaucoup de toux; très-peu d'appétit; pas de diarrhée. Râles toujours assez abondants.

Le 2. Toux toujours assez fréquente; peu d'appétit, pas de diarrhée.

Le 3. Tousse encore un peu; un peu de diarrhée; encore des râles à droite.

Le 5. Encore des râles abondants, les uns gros, les autres fins dans toute la hauteur. Respiration obscure sans matité. Le vésicatoire s'est ulcéré.

Le 7. Il n'y a plus de râles à gauche; quelques-uns encore à droite à la base.

Le 11. L'enfant a de la diarrhée jaune depuis quelques jours. Le soir, 120 pulsations, peau un peu chaude; encore quelques râles fins disséminés.

Le 12. Un peu moins de diarrhée. Le soir, 140 pulsations, peu de chaleur; l'enfant pâlit un peu.

Le 22. Depuis avant-hier, l'enfant mange moins, avec nausées parfois. Un peu de diarrhée et d'abattement; pouls fréquent, mais peu de chaleur; 152 pulsations. — Ipéca.

Le 24. Éruption rubéolique intense qui a paru hier soir. Fièvre vive, 156 pulsations.

Le 25. L'enfant tousse beaucoup sans être très-oppressé. 132 pulsations. Diarrhée; toux laryngée, fréquente. Rien à l'auscultation. L'éruption est dans son plein; le ventre un peu gros. — Phosphate de chaux, 4 gr.

Le 26. La toux a continué à être rauque toute la journée, sans autre chose qu'un peu d'oppression, sans tirage. Le soir, l'oppression a augmenté; l'enfant toussait en mangeant. La nuit a été agitée; oppression. Plusieurs accès de suffocation, augmentant d'intensité chaque fois, avec calme dans l'intervalle. Ce matin, à sept heures, il y en a eu un extrêmement violent; l'enfant est resté quelques secondes sans respirer : on l'a cru mort; cependant, la respiration est revenue, mais l'oppression est restée.

Appelé à l'arrivée à l'hôpital, je constate que l'enfant est en pleine troisième période et presque mourant. Teinte violette des muqueuses, face plombée, murmure vésiculaire absent, sauf quelques râles muqueux à la base droite. Pouls absent.

La trachéotomie est pratiquée immédiatement; l'opération se fait rapidement, mais à peine la trachée est-elle ouverte que l'enfant ne respire plus. La canule est introduite, la respiration artificielle pratiquée, la flagellation de la face et de l'épigastre avec une compresse imbibée d'eau fraîche. La respiration revient au bout de quelques instants; l'enfant se remet bientôt. A l'auscultation, l'air pénètre bien dans la poitrine, mais il y a à la base droite, en arrière, des râles sous-crépitants très-fins, très-serrés, qui indiquent l'existence d'une broncho-pneumonie évidemment antérieure à l'opération. L'enfant est reporté dans son lit. — Bagnols, dont il prend très-peu; sinapismes.

Il a de la peine à se débarrasser des crachats; des pinces sont introduites pour titiller la trachée; peu de résultat. Vers dix heures et demie du matin, la respiration se fait mieux. L'enfant demande à boire. 172 pulsations; pouls petit, peau très-chaude; 52 respirations. Canule bruyante, mais sèche. — Limonade vineuse.

Le soir. L'oppression a continué toute la journée. Canule sèche et sifflante; pas d'expectoration. Pouls insensible, 72 respirations. Teint plombé. Mêmes râles à la base droite, en arrière, avec diminution du son dans le tiers inférieur. Dans toute l'aisselle droite, râles sous-crépitants fins. Abattement extrême. L'enfant refuse de manger. — Inhalations de vapeur d'eau; bagnols, limonade vineuse.

Le 27. Décès ce matin à huit heures.

Autopsie. Amygdales saines, fausses membranes sur tout le larynx, la trachée et les grosses bronches; elles sont ramollies par places; à d'autres, elles sont conservées, mais non adhérentes.

Le poumon droit présente, dans toute la partie postérieure de son lobe inférieur, les altérations de la broncho-pneumonie au premier degré, sans points purulents. A la partie antérieure et supérieure de ce lobe, l'hépatisation passe au troisième degré. Tubercules miliaires assez nombreux disséminés dans ce lobe. Ganglions bronchiques tuberculeux.

Poumon gauche fortement congestionné à son lobe inférieur.

OBSERVATION XXV.

Croup opéré à la troisième période.— Accès de suffocation.— Broncho-pneumonie.—Laryngo-bronchite généralisée et suppurée.—Albuminurie.—Mort le deuxième jour.

Auguste D..., âgé de 6 ans et demi, entre, le 25 octobre 1868, salle Saint-Benjamin, n° 10.

Le 25 octobre. L'enfant tousse depuis deux ou trois jours; depuis hier matin, la voix s'est voilée, sans que la toux soit devenue rauque ; la nuit a été très-agitée ; beaucoup d'oppression .Au milieu de la nuit, il a sauté à bas de son lit; les parents prétendent qu'il n'était pas plus oppressé et qu'il n'est pas devenu bleu. On lui a donné cette nuit un vomitif, qui a produit peu d'effet.

L'enfant est amené à l'hôpital, à neuf heures du matin, dans un état d'asphyxie très-avancé : lèvres bleues, face cyanosée, écume sur les lèvres ; tirage violent sus et sous-sternal, absence complète du murmure respiratoire, inspiration sifflante, prostration complète, refroidissement des téguments, pouls petit.

La trachéotomie est pratiquée immédiatement. Les veines du cou sont turgescentes : une d'elles est ouverte; la canule est introduite rapidement, mais le sang, qui coule abondamment dès que la trachée est dilatée, continue à sortir par la plaie, la bouche, la canule, dès que celle-ci est mise en place. L'enfant ne se réveille pas. On lui fait prendre un grand verre plein de bagnols ; il faut d'abord le lui donner avec une cuiller, parce qu'il serre les dents ; mais, dès qu'il sent le goût du vin, il boit le reste avec plaisir. De l'ouate est introduite autour de la plaie, sous la rondelle de taffetas gommé. Au bout de très-peu de temps, l'hémorrhagie s'arrête à l'extérieur, mais l'enfant reste oppressé, un peu froid, sans se réveiller. La face est fouettée énergiquement ; sinapismes aux jambes, nouvelle dose de bagnols. Il se réchauffe enfin ; la réaction se fait vers dix heures du matin. La fièvre augmente vers onze heures du matin, et l'oppression aussi. Il reste dans cet état jusque vers quatre heures du soir ; à cette heure, la fièvre diminue ; il prend très-bien son potage et un peu de poulet. Vers sept heures et demie, il a commencé à tousser ; la toux dure une partie de la nuit ; cependant, il a dormi assez bien, se réveillant de temps à autre pour tousser.

Le 26. Facies bon ; peau chaude, un peu moite ; 168 pulsations ; oppression, 44 respirations ; canule un peu bruyante ; expectoration très-abondante, formée de quelques crachats épais et muqueux, et surtout d'un pus jaune et de bonne nature qui sort en grande quantité par la canule ; pas de rejet de fausses membranes. A l'auscultation, respiration pure ; l'air pénètre partout. La canule est changée ; canule nette. Plaie en bon état, environs légèrement tuméfiés ; la peau est un peu tiraillée à droite, et laisse découvert le tissu sous-cutané. Pus jaune abondant dans la plaie.

Quand on remet la canule, on entend en arrière le bruit strident de la fausse membrane. Les pinces introduites en ramènent quelques fragments ; mais, le bruit continuant, on ôte la canule, ou introduit le dilatateur, et on aperçoit une large fausse membrane flottant au fond de la trachée ; les pinces la ramènent par fragments de $0^m,01$ de longueur ; elle est rubanée ; un de ses bouts adhère à la partie supérieure de la trachée.

La canule est remise ensuite, et l'on entend encore le bruit strident. — Extrait de cubèbe, 0,50.

Urines. — Par la chaleur, pas de précipité ; par l'acide nitrique, précipité, qui se réduit par la chaleur ; par le tannin, précipité abondant et insoluble.

A dix heures et demie, 160 pulsations ; canule pleine, bruyante ; 36 respirations. Il mange bien et seul son potage, un morceau de viande et des pruneaux. Le soir, 152 pulsations ; peau chaude et sèche ; moins d'oppression, 40 respirations ; canule toujours pleine. La journée a été assez agitée. Ce soir, l'enfant est assez calme. Beaucoup de pus sort par la bouche.

Le 27. L'oppression a été extrême cette nuit ; agitation très-grande. Décès à six heures du matin.

Autopsie. Les poumons sont augmentés de volume, et, à l'ouverture de la poîtrine, ils ne s'affaissent pas ; ils contiennent une grande quantité d'air. Les amygdales sont saines ; la face postérieure de l'épiglotte et les parois du larynx sont tapissées de fausses membranes qui réduisent la cavité laryngienne à une portion très-étroite. Ces fausses membranes sont très-ramollies, en voie d'élimination. La trachée est rouge, dépolie ; sa surface est couverte d'un pus très-abondant ; il en est de même des grosses et des petites bronches. Aux deux bases et en arrière, la coupe du poumon est marbrée et présente de nombreux points d'affaissement pulmonaire. De quelque côté que l'on sectionne le poumon, on voit du pus sourdre de tous les orifices bronchiques. Les parties antérieures du poumon sont flasques, exsangues et dilatées. Cœur sain, sang normal.

OBSERVATION XXVI.

Croup.—Trachéotomie à la troisième période.— Bronchite pseudo-membraneuse.—Débridement de la plaie.—Mort le deuxième jour.

Blanche S..., âgée de 4 ans, entre, le 31 mars 1868, salle Sainte-Mathilde, n° 15.

Le 1er avril. Entrée hier au soir, à neuf heures, cette enfant a été opérée à minuit, à la troisième période. Elle a un peu de fièvre ce matin, mais la nuit a été calme. Respiration facile.

Le soir, pouls fréquent, chaleur modérée ; oppression assez intense, quoique la coloration de la face soit bonne ; 56 respirations. On entend une fausse membrane qui vient claquer à la partie postérieure de la canule. La canule est changée : une grosse fausse membrane sort de la plaie ; elle forme, dans sa partie supérieure, un cylindre long de 0m,02, paraissant appartenir à une grosse bronche ; puis elle se continue en un long ruban.

Le 2. L'enfant est très-oppressée, pâle ; la respiration est bruyante, sifflante, et semble indiquer la présence de fausses membranes.

La plaie étant très-petite, et ne pouvant admettre qu'à grand'peine une canule n° 1 qui est insuffisante pour l'âge de l'enfant, un débridement est pratiqué à l'angle supérieur de la plaie, et l'on introduit une canule n° 2. Le sens dans lequel est opéré le débridement est commandé par la direction de la plaie, qui est un peu basse.

Après l'introduction de la canule, l'enfant n'est pas soulagée. L'air pénètre bien dans la poitrine ; on entend seulement quelques gros râles secs à gauche et en arrière. Fièvre intense.

Le soir, l'enfant asphyxie ; elle est pâle, agitée, se lève fréquemment et change de place. Lèvres cyanosées, tirage assez intense ; respiration obscure, sifflante, mêlée de quelques gros râles ; extrémités froides, pouls misérable. Décès le 2 avril, à huit heures du soir.

Autopsie, trente-six heures après la mort. Fausses membranes dans les divisions bronchiques des lobes inférieurs des deux deux poumons. Les divisions des lobes supérieurs sont intacts. La trachée est entièrement couverte de fausses membranes.

L'incision comprend les deux anneaux supérieurs de la trachée, le cartilage cricoïde et le thyroïde, jusqu'à 1 millimètre et demi des cordes vocales inférieures. Du reste, elle est sur la ligne médiane.

Le lobe supérieur du poumon de chaque côté est intact. Les lobes inférieurs sont gorgés de sang noir.

Emphysème des deux côtés.

OBSERVATION XXVII.

Croup opéré *in extremis*. — Impossibilité d'ôter la canule bien qu'il n'y ait plus de fausses membranes. — Ulcération de la trachée. — Occlusion de la glotte par la tuméfaction de la muqueuse. — Mort le onzième jour.

Alphonse H..., âgé de 23 mois, entre, le 9 janvier 1859, salle Saint-Benjamin, n° 12.

Cet enfant est très-fort, très-gras ; il a toujours été bien portant et a toujours eu une excellente hygiène.

Quoique âgé de 23 mois, il ne se nourrit que de soupes et

de laitages; il a toutes ses dents, excepté les dernières molaires. Il y a quelques années, un de ses frères est mort du croup.

La maladie de celui qui nous occupe a débuté le samedi 1er janvier. Le 4, un médecin appelé déclare que cet enfant a une angine; il prescrit un vomitif et pratique une cautérisation.

Le 5 et le 6. Même traitement.

Le 7. L'enfant va mieux, et le médecin lui permet de sortir.

Le 8. Reprise des accidents. Le médecin annonce alors qu'il y a croup. Il applique 3 sangsues au cou, donne un vomitif avec ipéca et émétique et prescrit du calomel.

Dans la nuit, l'enfant éprouve une agitation très-grande et a quelques accès de suffocation.

Le 9, à dix heures du matin, on l'amène dans la salle. Tout le système cutané est violacé; les yeux sont hagards; la tête est portée en arrière, le pouls est insensible. Nous jugeons l'urgence telle que nous opérons sans interroger les parents et sans ausculter l'enfant. Dans l'opération, on parvient sans difficulté jusque sur la trachée, quoique le sujet soit très-gras et qu'il nous ait fallu écarter plusieurs veines.

Arrivés sur la trachée, nous y apercevons un gros réseau veineux que nous cherchons à écarter; mais il y a tellement urgence de faire respirer l'enfant, que la ponction est pratiquée : le sang s'écoule en nappe, et nous introduisons un dilatateur ordinaire. Nous le remplaçons par le dilatateur de M. Marjolin, et nous débridons en haut dans l'écartement des bronches. Nous introduisons une petite canule; l'enfant revient difficilement à la vie. On le fustige; on pratique l'insufflation ; cependant le sang ne parait pas s'hématoser; on stimule alors les contractions du diaphragme à l'aide de l'électricité. Les pôles d'une machine de Breton sont successivement portés sur les attaches diaphragmatiques, et le muscle entre immédiatement en contraction. Au bout d'un quart d'heure, la respiration s'établit assez pour qu'on puisse sans danger abandonner l'enfant à lui-même. Au bout d'une demi-heure, il est redevenu frais et rose. Durant l'opération, l'anesthésie n'a pas existé.

L'enfant a parfaitement conservé le souvenir de ce qu'il a souffert, et il ne peut pas voir des hommes s'approcher de son lit sans s'agiter et se débattre; c'est même ce qui, dans le cours

de la maladie, a rendu difficiles les changements de canule.
Souvent nous avons dû nous éloigner, pour qu'il pût se calmer.
La journée de l'opération se passe bien. Le soir, il y a eu une
réaction assez franche avec chaleur à la peau, pouls assez fréquent.

L'enfant prend du vin et du bouillon. Un peu de diarrhée.

Le 10. Pouls fréquent, peau chaude, teint rosé. L'air pénètre
bien. On entend le retentissement du bruit de la canule avec
un peu de sibilance. Diarrhée. Rien dans le nez ni dans la
gorge. Nul gonflement des ganglions ; nul symptôme d'intoxication. Aucune fausse membrane n'a été rendue. On change la
canule et on en met une plus volumineuse. Le soir, la peau
est chaude ; le pouls est difficile à saisir à cause de l'agitation
incessante de l'enfant. La canule, sortie spontanément, a été
immédiatement replacée.

Le 11. Un peu d'agitation cette nuit. Peu de crachats, quoique la canule ne soit pas sèche. Moins de fièvre qu'hier. Très-
léger précipité d'albumine dans les urines par la chaleur et ne
disparaissant pas par l'acide. Les urines sont troubles ; pas de
fausses membranes. L'air pénètre difficilement ; on entend de
gros rhonchus avec le retentissement de la canule. L'enfant
rend un petit lambeau de fausse membrane. Un peu d'albumine dans les urines. — Sirop de kina ; chlorate de potasse ;
instillation d'eau tiède.

Le 12. Les crachats sortent plus facilement. L'enfant tousse
peu.

La plaie est un peu blafarde et ne présente pas trop d'inflammation. On change la canule toujours à l'aide du dilatateur. C'est la même canule qui sert, et l'enfant reste sans canule pendant qu'on la nettoie ; mai il s'agite et commence à
s'asphyxier au bout de peu de temps. Etat général assez bon ;
un peu de diarrhée ; moins de fièvre ; absence d'albumine. —
Kina. Chlorate de potasse. Bismuth.

L'enfant mange des potages au tapioca et boit du lait.

Le 13. Pas de symptômes d'intoxication ; crachats muco-
purulents peu abondants ; pas de toux ; un peu d'agitation la
nuit. Absence de diarrhée et de fièvre le soir. On change la
canule. On essaye, mais en vain, en bouchant la plaie, de faire
respirer l'enfant par le larynx.

Le 14. Tousse davantage depuis hier ; pâleur du visage ; les
boissons ne reviennent pas par le nez ; la respiration n'est pas

gènée; on n'entend dans la poitrine que le retentissement de ce qui se passe dans la canule.

L'enfant ne peut encore respirer sans canule et le dilatateur est nécesaire pour la remettre. Pas d'albumine.

Le 15. Mange peu; moins de tristesse; selles naturelles; pas de fièvre; la cravate n'est mouillée que par une matière liquide qui sort par la canule. On en retire beaucoup moins de crachats. Pas d'albumine. On change la canule.

Le 16. Il avale bien sans tousser; un peu de diarrhée; bourgeons pâles sur la plaie; on les cautérise. Pas d'albumine.

Le soir, la respiration est toujours plus accélérée que le matin. Il y a jusqu'à 60 inspirations.

Le 17. Pouls fréquent; 132 pulsations; peau chaude; la respiration n'est pas trop accélérée; agitation pendant la nuit; quelques instillations d'eau tiède dans la canule ont facilité l'expulsion de gros crachats, la plaie présente dés bourgeons très-pâles; albumine en faible quantitité. L'enfant ne peut encore rester sans canule; il suffoque au bout de quelques instants et il redoute beaucoup moins le moment où on va la remettre.

Le 18. Pas de diarrhée; agitation très-grande ce matin; mange toujours un peu des potages et du lait; on le laisse vingt minutes sans canule; albumine dans les urines.

Le 19. Fièvre; 140 pulsations; peau chaude et sèche; respiration gênée et fréquente, pénible. Depuis hier, diarrhée très-forte que la ratania, le kina et le bismuth n'ont pu arrêter; abattement considérable; il refuse de se promener à bras dans la salle, ce qui auparavant était pour lui son seul moyen de distraction. La canule rend du pus liquide; le dilatateur est encore nécessaire pour la remettre; la plaie est couverte de bourgeons charnus un peu pâles et saignant facilement; les bronches sont remplies de gros rhonchus sonores peu humides. — Julep et lavement de ratania.

Le 20. Pouls petit, fréquent; peau froide; la peau est violacée; abattement considérable; refus de prendre quoi que ce soit; il s'éteint le soir à neuf heures, lentement, sans agonie.

Le 22. *Autopsie* trente-sept heures après la mort. Absence de fausses membranes dans tout le trajet des voies aériennes. L'ouverture de la trachée ne présente rien de particulier; la glotte est fermée au niveau des cordes vocales par la muqueuse hypertrophiée ; la trachée a une circonférence de 3 centimètres au niveau de l'incision.

A 1 centimètre au-dessous de l'incision et à 2 centimètres et demi au-dessous de la bifurcation trachéale, ulcération d'une hauteur de 1 centimètre, plus profonde dans toute la moitié antérieure de la trachée ; là, dans sa moitié inférieure, cette ulcération a complétement détruit les cartilages dans une étendue de 5 millimètres, de telle sorte qu'en ce point l'extrémité de la canule se trouvait directement en rapport avec le tronc artériel brachio-céphalique au niveau de la bifurcation.

Muco-pus très-abondant dans les bronches.

Tissu pulmonaire parsemé de granulations grises, ressemblant à première vue à des granulations tuberculeuses, mais qui ne sont que des granulations purulentes, et appartiennent à cette forme de pneumonie désignée, par MM. Rilliet et Barthez, sous le nom de pneumonie lobulaire avec granulations purulentes ; adhérences anciennes de la plèvre droite ; rien au cœur ; reins ne présentant rien d'anormal ; rien dans les autres organes.

La canule qui avait servi à cet enfant avait une courbure et une longueur ordinaires.

OBSERVATION XXVIII.

Croup opéré à la deuxième période. — Spasme de la glotte. — Impossibilité d'ôter la canule. — Rougeole. — Mort le cent cinquante-quatrième jour.

Edmond M..., âgé de 2 ans, entre, le 14 juillet 1868, salle Saint-Joseph.

L'enfant n'a jamais eu d'autres maladies.

Hier, il a été pris de toux rauque, et, ce soir, sa respiration est bruyante ; toux rauque, presque éteinte ; voix sonore ; léger soulèvement des fausses côtes ; pas de tirage cervical ni abdominal ; on entend la respiration des deux côtés ; rhonchus sonores à droite ; cependant le bruit respiratoire est moins sensible à droite ; pas de signes d'asphyxie ; on trouve sur l'amygdale droite une petite plaque grisâtre très-limitée.

Pouls, 128 pulsations ; respiration, 32.

Température, 37°,8.

Ipéca, 0,50 ; extrait de cubèbe, 1 gr. 25.

Le 15. L'enfant a eu hier soir deux accès de suffocation. Ce matin, on l'a opéré après le second accès ; le tirage cervical et abdominal était considérable. L'opération, qui fut rapidement faite, mais occasionna une grande perte de sang, lui apporta un soulagement immédiat ; une fausse membrane est sortie par la plaie avant l'introduction de la canule.

Avant l'opération. P., 160. R., 32. T., 37°,8.

Après l'opération. P., 132. R., 46. T., 38°.

Le soir.   P., 164. R., 32. T. non indiqué.

Le 16. Après une journée calme, l'enfant fut pris d'agitation. En changeant la canule, il a perdu du sang autant que pendant l'opération ; pas de sommeil ; toux fréquente ; canule gargouillante ; rien à l'auscultation.

P., 124. R., 48. T. 39°,4.

Il n'a pas pris de cubèbe hier par oubli).

Le soir. P., 144. R., 48. T., 39°,4.

17. Respiration silencieuse ; journée bonne. On a changé ce matin la canule qui a rendu un peu de pus et était légèrement noircie. Le gargouillement, plus prononcé qu'hier, masque le murmure qui s'entend sans râles au-dessous.

Le matin. P., 120. R., 44. T.. 38°,6.

Le soir.   P., 150. R., 42. T., 39°,4.

Le 18. L'enfant va bien et se nourrit ; la respiration est fa-cile ; peu de toux ; la plaie n'a pas mauvais aspect ; la canule noircit, mais dans la partie qui est en contact avec la plaie. Pendant la visite, l'enfant a eu des symptômes d'asphyxie, à cause de l'absence de la canule ; avec le murmure vésiculaire, on entend quelques bulles de râles muqueux ; pas de diarrhée.

P., 116. R., 36. T., 38°,6.

Soir. P., 152. R., 48. T., 39°,8.

Le 19. Redoublement fébrile dans l'après-midi ; peu de toux ; pas de diarrhée ; la plaie a bon aspect ; il se nourrit ; la respiration est facile ; quelques rhonchus seulement.— Suppression du cubèbe.

P., 120. R., 44. T., 38°,2.

Soir. P., 150. R., 30. T., 38°,8.

Le 20. Quelques rhonchus graves dans la poitrine ; un peu de tuméfaction des bords de la plaie ; l'enfant continue à s'alimenter ; toux plus fréquente ; pas de fausses membranes.

P., 132. R ? T., 38°,2.

Soir. P., 152. R., 44. T., 39°,4.

Le 21. La canule gargouille beaucoup et donne issue à du muco-pus; respiration pure avec quelques rhonchus; il continue à s'alimenter.

P., 120. R., 40. T., 39°,2.

Soir. P., 144. R., 36. T., 39°,4.

Le 22. L'enfant a passé la journée dehors et a continué à manger.

P., 96. R., 34. T., 38°,4.

Le 23. P., 108. R? T., 38°,8.

Soir. P., 126. R., 32. T., 39°,2.

Le 24. L'enfant ne peut rester un instant sans canule. Il s'alimente bien et cependant la plaie est un peu grisâtre. — Rhum, 30 grammes.

P., 100. R., 36. T., 37°,6.

Soir. P., 120. R., 48. T., 38°,2.

Le 25. *Statu quo.* L'enfant s'alimente un peu moins; cependant la plaie va bien.

P.? R.? T., 37°,8.

Soir. P., 100. R., 32. T., 38°.

Le 27. Soir. P., 100. R.? T.?

Le 28. La plaie va bien; l'état général est bon.

1er août. Quand on retire la canule, l'enfant asphyxie, l'inspiration ne peut se faire que très-incomplétement par la plaie et le larynx; l'expiration est facile.

Le 9. L'enfant est sans canule depuis un quart d'heure. Il y a un peu de tirage encore. Il dort.

Le 13. Il ne peut rester sans canule.

Le 18. L'enfant a vomi son déjeuner. La canule gargouille et donne jour à des mucosités épaisses.

Le 24. Il peut rester sans canule, et il parle d'une voix claire.

Le 25. Il est resté toute la journée et la nuit sans canule, et il respire très-bien. Cependant la respiration est un peu rude.

Le 26. Hier soir à quatre heures, l'enfant fut pris d'asphyxie rapide pendant son repas. Il fallut l'opérer de nouveau, la plaie étant extrêmement rétrécie. La canule gargouille. Hémorrhagie ce matin par la plaie.

P. 168. R.? T.?

Le 27. P. 116. R.? T.?

L'enfant va bien, est assis sur son lit, la peau est fraîche.

Le 28. Il va bien.

P. 100.   R.?   T.?

8 septembre. On introduit une canule à ouverture au niveau de la courbure supérieure, permettant à l'air de passer par le larynx.

Le 13. La canule gargouille beaucoup. Après plusieurs tentatives d'introduction de la canule à soupape, on a été forcé de s'abstenir. Il est vrai que l'enfant semble enrhumé. Respiration un peu sifflante à l'auscultation.

P. 100.

Le 14. P. 100.

Le 16. P. 96.

Même bruit respiratoire. Un peu de râle trachéal. État général bon.

5 octobre. L'enfant est sans canule au moment de la visite et peut courir très-bien. Il n'a pas de spasme de la glotte, la respiration est peu gênée, mais il ne peut rester plus d'un quart d'heure sans canule.

Le 10. P. 88.

Peau fraîche et bon appétit. Langue un peu saburrale. Un peu de toux. La canule gargouille. Pas de signe de bronchite. — Huile de ricin, 10 grammes.

9 novembre. Hier, sans apparence de fièvre, il a vomi avant son déjeuner. Ce matin, aucun symptôme nouveau. Il a mangé sa soupe volontiers. Apyrexie.

Le 10. N'a pas mangé hier. A peu joué.

L'enfant accuse des douleurs de ventre. Il est cependant souple. Pas de diarrhée. Quelques taches très-douteuses.

P. 112.   R.?   T. 38°.

Soir.   P. 112.   R.?   T. 38°.

Le 11. L'enfant a mangé hier. Son indisposition n'a pas eu de suite.

P.?   R.?   T. 37°,4.

21 novembre. On met une canule à boule de Lüer, avec laquelle il peut parler.

Le 27. Exeat.

Le 30. *L'enfant est rentré* pour une éruption qui a paru hier dans la journée, sans avoir été précédée d'une toux plus fréquente. Quelques éternuements seulement.

Ce matin, un peu de coryza, une légère injection des conjonctives. Tout le masque est marqué de aches rubéoliques, qui font défaut. sur le corps. Pilier antérieur droit un peu rouge. Rudesse de l'inspiration constatée à la sortie.

P. 136 · R.? T. 38°,8.

1er décembre. L'éruption s'est généralisée au visage, et elle est encore très-discrète au tronc et nulle aux membres. La toux a été fréquente. Aucune modification dans l'aspect de la plaie. Le bourrelet qui la circonscrit ne s'est pas ulcéré. Quelques râles humides très-rares.

P. 144. R.? T. 39°,6.
Soir. P. 156. — T. 40°,2.
Le 2. P. 144. — T. 39°,6.
Soir. P. 150. — T. 40°,4.

Le 3. L'éruption, qui hier s'était généralisée au tronc, pâlit à la face. A peine un peu de rhonchus.

P. 104. R.? T. 38°,4.
Soir. P. 148. — T. 40°,4.

Le 4. Toux moins quinteuse depuis ce matin. Langue bonne. L'appétit se maintient.

P. 108. R.? T. 38°,2.
Soir. P. 136. — T. 39°,4.
Le 5. P. 150. — T. 37°,8.
Soir. P. 148. — T. 40°,2.

Le 6. On perçoit ce matin des râles de bronchite assez gros au sommet.

Soir, changement de son.

P. 124.

Julep, alcool.

Soir. P. 160. T. 40°.

Le 7. La face s'amaigrit un peu. La résonnance reste bonne et les râles bronchiques sont moins abondants qu'hier. On retrouve au sommet droit cette rudesse d'inspiration qui a déjà été constatée d'un côté ou de l'autre; sans bruit d'expiration. Par la canule, il ne sort qu'un peu de mucus. A droite, sous la clavicule, il y a moins d'élasticité qu'à gauche, et à l'auscultation différence plus sensible en ce sens que l'expansion vésiculaire d'une ampleur puérile à gauche, est au contraire moins complète à droite, sans bruit anormal.

P. 116.

Le 8. Il est resté absorbé toute la journée. Pas d'appétit. Tousse beaucoup. Une petite teinte lilas des joues et du nez.

A l'auscultation, on ne trouve que quelques râles un peu

plus abondants qu'hier à la base droite. — Digitale, 0 gr. 10; supprimer le rhum.

P. 133. R. 70. T.?

Le 9. Hier, l'enfant a été un peu moins abattu, il a pris quelques aliments. Rien à la percussion. Râles muqueux encore un peu plus nombreux à la base gauche. La canule jette encore du pus.

P. 128.

Soir. P. 152.

Le 10. Affaissement complet. Visage couvert de sueur. Peu de sommeil la nuit, toux assez fréquente, oppression. Au sommet droit, à la partie extérieure de la fosse sus-épineuse, sans modification dans le son, les râles ont un éclat qu'on ne retrouve pas à gauche. — Julep digitale, 0 gr. 15.

P. 140. R. 64.

Soir. P. 152. R. 60.

Le 11. Après être resté cinq heures sans canule, et avoir passé une journée passable, il a été pris le soir de dyspnée, qui a forcé de remettre la canule. Râles abondants dans toute la poitrine. — Suppression de la digitale. Ipéca, 0 gr. 50; rhum, 30.

P. 120. R. 96.

Soir. P. 186. R. 96.

Le 12. Hier, le vomitif a produit beaucoup d'effet. Néanmoins, vers le soir, la teinte asphyxique et l'oppression extrême sont revenues et n'ont fait que croître toute la nuit. Ce matin il est complétement affaissé.

P. 164. R. 92.

Soir. P. 140. R. 95.

Le 13. L'enfant a semblé se relever hier vers trois heures. Il a bien pris son rhum et son lait. Pas de diarrhée. La plaie s'est ulcérée, l'enfant est sans canule depuis un quart d'heure. Râles pas plus confluents qu'hier, mais moins sûrs. Inspirations courtes. — Sinapismes.

P. 132. R. 96.

Soir. P. 136. R. 72.

Le 14. Pouls misérable. Teint violacé de la face. Râles fins à la base droite, avec diminution du son au sommet et à la base droits. — Noix vomique en poudre, 0 gr. 02 en deux fois, matin et soir.

P. 148. R. 100.

Le 15. Mort hier à midi.

Le 16. *Autopsie*. — Rien au larynx, pour expliquer l'impossibilité de laisser l'enfant sans canule. Hyperémie des bronches. Splénisation du sommet gauche et du bord postérieur du lobe inférieur du même côté. Un peu de pus par places. Rétrécissement de la branche principale du lobe supérieur droit.

Muco-pus très-abondant dans toutes les petites bronches.

OBSERVATION XXIX.

Croup, trachéotomie. — Ablation tardive de la canule par spasme de la glotte.

Claire A..., âgée de 5 ans, entre à l'hôpital Sainte-Eugénie, service de M. Barthez, le 26 mai 1868, à six heures du soir.

Elle est en pleine troisième période du croup, dans un état d'asphyxie avancé; la trachéotomie est pratiquée immédiatement. Les parents, en amenant l'enfant, on dit qu'elle toussait depuis un mois, que la toux avait augmenté depuis huit jours et que, depuis deux jours, de violents accès de suffocation avaient paru; entre les derniers, l'oppression persistait.

Tels sont les seuls renseignements qui nous soient transmis.

L'opération s'est faite rapidement et sans accidents.

27 mai. L'enfant s'est un peu relevée après l'opération, mais la nuit a été très-agitée, l'oppression est revenue; la canule est restée bruyante, un peu sèche, peu d'expectoration.

Le matin, la malade est oppressée, la canule fait entendre un gargouillement assez intense quoique l'expectoration soit presque nulle. L'air pénètre facilement dans la poitrine, respiration pure. L'eau est chaude et moite; pouls fréquent. L'enfant a pris le matin un peu de potage.

A une heure et demie de l'après-midi, l'oppression augmente, la canule s'embarrasse davantage et donne lieu fréquemment à un bruit tantôt sifflant, tantôt claquant qui indique la présence d'une fausse membrane à l'extrémité postérieure de la canule; celle-ci est retirée immédiatement.

La plaie est en bon état, sauf un peu d'induration des bords; le dilatateur est introduit et provoque la toux, mais rien n'est rejeté par la plaie. La canule est alors remise en place; à ce moment, arrive un violent accès de toux pendant lequel l'enfant expulse une large fausse membrane, épaisse, carrée, ayant environ 2 centimètres de côté.

Le 28. La fin de la journée d'hier et la nuit se sont mieux passées; moins d'agitation, moins d'oppression; de nouvelles fausses membranes ne se sont pas présentées. La fièvre est toujours intense, la peau est moite. La canule est toujours bruyante, mais elle n'est plus sèche et sifflante, elle est pleine, donne lieu au bruit de gargouillement et laisse passer une expectoration muqueuse, épaisse et opaque.

L'enfant est toujours abattue, pâle, avec une légère teinte plombée.

Elle a mangé deux potages; pas de diarrhée.

Les bords de la plaie sont légèrement indurés; tuméfaction molle des téguments du cou dans un rayon assez étendu.

Le 29. L'appétit revient, l'enfant a pu manger un peu de poulet. Le masque est meilleur, moins de fièvre. La canule est moins bruyaute, l'expectoration continue à être de bonne nature.

La plaie offre le même aspect; la canule est fortement noircie.

La gorge qui, vu l'état alarmant de la malade et la prédominance des accidents laryngés, n'avait pas été examinée encore, ne présente qu'un peu de rougeur.

La muqueuse des joues est plus malade; on rencontre en effet, de chaque côté, une plaque pseudo-membraneuse. Ces fausses membranes existent à la partie inférieure des joues, là où se rencontre d'ordinaire, la stomatite ulcéro-membraneuse. Celle de la joue gauche est large comme une pièce de deux francs; elle est peu saillante, un peu irrégulière sur ses bords; le tissu voisin est parfaitement sain; il n'y a pas apparence d'ulcération. A gauche, l'exsudat est saillant, jaune, régulier sur ses bords; il a la largeur d'une pièce de cinquante centimes.

Toucher avec l'eau de chaux.

Le 30. L'état général est plus satisfaisant, l'appétit se maintient; pas de diarrhée. La nuit s'est bien passée; pas d'oppression; expectoration de bonne nature, respiration pure. Peu de fièvre; les bords de la plaie sont un peu indurés; un peu de rougeur et d'induration du pourtour. La canule est toujours noircie; les plaques de la bouche s'amincissent. — Extrait de quinquina, 2 grammes.

Le 31. Les bords de la plaie sont toujours indurés; quelques petites eschares se montrent sur les parois; l'odeur qui s'en exhale est bien celle de la gangrène. La canule est encore noircie ; le larynx est à peine perméable à l'air. D'ailleurs l'état général est bon, l'enfant mange avec assez d'appétit ; elle n'a pas de diarrhée. Les poumons sont parfaitement sains ; les aliments et surtout les boissons provoquent la toux et sortent par la plaie.

Toucher la plaie avec l'acide phénique.

1er juin. La journée et la nuit se sont très-bien passées. L'enfant n'expulse plus de fausses membranes ; son expectoration est toujours de bonne nature. La teinte noire de la canule a disparu en grande partie ; l'odeur de la plaie est redevenue naturelle ; les parois sont roses, les eschares s'éliminent.

L'air passe assez facilement par le larynx, mais l'enfant ne peut rester sans canule, elle s'agite aussitôt, l'oppression arrive et il faut remettre la canule. La paralysie du pharynx persiste.

Sirop de sulf. de strychnine, une cuillerée à café.

Le 2. La plaie a très-bon aspect, elle bourgeonne activement et montre de la tendance à se rétrécir par sa partie cutanée ; la malade n'a pu rester sans canule que quelques instants. Cet état persiste longtemps, l'état général de l'enfant est excellent, elle est très-gaie, se lève et joue toute la journée ; mais la plaie se rétrécit de plus en plus, il faut la cautériser énergiquement chaque jour, pour qu'elle ne s'oblitère pas complétement. Quand on ôte la canule et que l'on ferme la plaie, la respiration se fait librement d'abord, puis elle devient gênée. Au bout de quelques minutes, le tirage se produit, l'inspiration devient sifflante, il faut remettre la canule immédiatement, et souvent avec difficulté ; la voix est d'ailleurs parfaitement claire, dès que la plaie est fermée.

L'enfant est très-nerveuse, elle redoute beaucoup de rester sans canule, et donne, dès qu'on la lui ôte, les marques de l'agitation et de la crainte la plus vive. La paralysie du pharynx a presque disparu.

Devant cet état stationnaire, et pour éviter que quelque complication due au séjour à l'hôpital ne vienne atteindre l'enfant, on conseille aux parents de la reprendre, à condition de la ramener chaque jour pour le changement de canule et le pansement de la plaie. Elle sort donc le 24 juin.

Le 26 au soir. Accès de fièvre intense qui persiste encore le matin. L'enfant reste quelques jours sans reparaître; on la ramène le 1ᵉʳ juillet. Pendant son absence et le fort de la fièvre, la cicatrisation s'était arrêtée et la canule n'éprouvait plus le moindre obstacle à l'introduction; mais dès que la fièvre a cessé, la plaie a repris sa tendance à la rétraction.

L'état de la malade n'a pas changé; elle ne peut rester sans canule que pendant quelques minutes, la suffocation arrivant aussitôt, malgré les efforts violents d'inspiration.

En examinant la plaie, on aperçoit, dans sa profondeur, une végétation volumineuse qui pend de l'angle supérieur. Libre par son bord inférieur, ce gros bourgeon a la forme, la mobilité et la moitié du volume de la luette.

Pendant l'inspiration, il est entraîné dans la trachée dont il ferme l'ouverture; il ne s'oppose pas, d'ailleurs, à l'introduction de la canule. La voix est distincte et claire.

14 juillet. L'examen du larynx, avec le laryngoscope, montre que cet organe est parfaitement sain; les cordes vocales sont à l'état normal; aucun corps étranger n'apparaît. L'impressionnabilité de l'enfant rend l'exploration assez difficile et ne permet pas de s'assurer si les muscles du larynx fonctionnent régulièrement. Les parties situées au-dessous du larynx ne peuvent être éclairées.

Le 15. La végétation est saisie avec une pince à mors en forme de cuiller, et complétement arrachée; un très-léger écoulement sanguin en est la conséquence. A la suite de cette opération, l'enfant peut rester sans canule pendant une demi-heure; au bout de ce temps, la plaie se rétracte énergiquement; on a beaucoup de peine à remettre la canule. Il est à remarquer que, chez cette malade, l'obstacle réside surtout au niveau de la peau qui se fronce et forme un anneau difficile à franchir; mais une fois qu'il est traversé, la canule entre avec facilité.

Le 21. L'enfant reste sans canule pendant trois quarts d'heure; mais, au bout de ce temps, la plaie s'est rétrécie au point de ne plus admettre la canule nº 2, qui était employée jusque-là; il faut prendre un nº 1.

Le 22. Pareil accident se reproduit; on ne peut replacer la canule nº 2 qu'avec l'aide de la canule à valves de M. Bourdillat. L'état général de l'enfant continue à être excellent.

Cependant la persistance de l'oblitération du larynx commençait à devenir inquiétante; il fallait songer à prendre un parti énergique. L'état nerveux bien connu de l'enfant, l'absence de toute lésion du larynx pouvaient faire supposer que l'impressionnabilité et la pusillanimité étaient peut-être les seules causes qui empêchassent le libre passage de l'air par le larynx. Tant que la malade restait chez ses parents, en dehors de toute surveillance éclairée et au milieu de personnes incapables de remettre elles-mêmes la canule, rien ne pouvait être tenté.

Il fut donc résolu que l'enfant reviendrait à l'hôpital, et que l'on tenterait, coûte que coûte, de la laisser sans canule aussi longtemps que possible.

Elle rentre, en effet, le 3 septembre, et tout étant bien préparé pour lui porter secours en cas de besoin, on retire la canule. L'enfant se livre d'abord à la même agitation, aux mêmes contorsions que d'habitude; elle pleure, demande sa canule. La respiration est assez calme, mais bruyante; l'enfant fait de violents efforts d'inspiration; c'est absolument l'image du tirage qui dénote un obstacle laryngé, moins l'asphyxie.

Chaque inspiration s'accompagne d'un bruit analogue à un violent sanglot; les traits de la face se contractent énergiquement et se portent à droite. Ces phénomènes ont d'ailleurs un caractère intermittent; ils se suspendent pendant un temps qui varie de quelques minutes à une heure, pour reparaître ensuite.

La journée se passe ainsi; vers sept heures et demie du soir, l'enfant paraît épuisée, elle pâlit, l'oppression augmente; le succès avait dépassé toute attente; la canule pouvait être replacée sans scrupule. La difficulté de l'introduction fut extrême; il fallut dilater la plaie tant bien que mal avec l'extrémité de la canule de M. Bourdillat; enfin, on put faire entrer une canule n° 0.

Le 24. La nuit s'est bien passée, l'enfant est reposée : la fatigue d'hier n'a pas laissé de traces. La tentative d'ablation de la canule est renouvelée avec le même succès; la canule est encore remise en place le soir. Les mouvements spasmodiques diminuent d'intensité; la canule n° 0 est introduite sans difficulté.

Le 25. La canule est ôtée définitivement; la nuit se passe assez bien, quoique l'enfant dorme peu. Pendant le sommeil, les efforts d'inspiration ont continué, quoique moins intenses.

Le 26. L'enfant reste sans canule pendant le jour; mais on remet le soir une canule n° 0, afin d'empêcher la plaie de se fermer complétement.

Le 27. Les efforts nécessités par l'inspiration sont moins prononcés et deviennent intermittents.

Le mouvement spasmodique de la face et des muscles inspirateurs paraît seulement entre des séries de 4 ou 5 inspirations calmes, et il est plus faible.

Le 28. La journée se passe bien; la canule est remise le soir; les mouvements diminuent beaucoup.

Le 29. L'enfant reste sans canule toute la journée.

Le 30 La canule a été supprimée définitivement; la plaie est presque entièrement fermée. La respiration a été gênée un peu pendant le sommeil: les mouvements spasmodiques apparaissent encore.

Le 1er octobre. La plaie est complétement fermée; l'enfant s'habitue à rester sans canule; la respiration est très-calme pendant le jour, mais la nuit et surtout dans les premiers moments de sommeil quelques mouvements de la face apparaissent encore.

L'enfant sort de l'hôpital; la plaie est cicatrisée, la respiration est normale, la nuit s'est très-bien passée, quelques légers mouvements se sont montrés au moment ou l'enfant s'est endormie.

Au bout de quinze jours, nous revoyons notre malade complétement guérie.

Observation XXX.

Croup, trachéotomie à la troisième période. —Ablation définitive de la canule le cinquième jour.—Toux spasmodique après chaque changement de canule. —Cicatrisation complète le vingtième jour.—Pleurésie.—Guérison.

Euphrasie N......, âgée de 6 ans et demi, entre le 17 avril 1865, salle Sainte-Mathilde, n° 23. Enfant bient portante habituellement. Hier soir, en revenant de jouer, les parents ont trouvé qu'elle avait de la difficulté à respirer, la voix était éteinte. On lui a donné un vomitif pendant la nuit; ce vomitif n'a rien fait. Hier toute la journée, la respiration a été de plus en plus embarrassée, mais sans accès de suffocation. On a continué le vomitif par cuillerée toutes les heures; la nuit s'est passé dans le même état. Ce matin elle a eu un accès de suffocation. Maintenant, le teint est asphyxié, la respiration embarrassée. Au moment de l'entrée, on trouve une fausse membrane blanche assez épaisse sur l'amygdale droite ; pas de gonflement des ganglions sous-maxillaires. Teinte violacée des lèvres et des ongles ; pâleur du masque ; tirage très-considérable ; creux épigastrique fortement déprimé ; dans la poitrine, on n'entend pas le bruit respiratoire. A la partie supérieure on entend seulement le sifflement laryngo-trachéal qui est très-marqué. La voix et la toux sont tout à fait éteintes. L'opération est pratiquée, elle est un peu laborieuse à cause d'une hémorrhagie assez forte. Après l'ouverture de la trachée, l'enfant expectore deux ou troix fausses membranes assez longues ; après l'opération, l'enfant est très-soulagé. Dans la journée, elle rend deux ou trois fausses membranes rubanées. La fièvre reste modérée et la respiration assez calme.

Le 12. Respiration encore un peu fréquente, fièvre modérée. Ce matin, rejet d'une fausse membrane ; on change la canule ; elle n'est pas noircie ; la plaie est en bon état. Pendant le changement de canule, l'enfant rejette encore quelques fausses membranes ; quelques râles muqueux et sibilants très-peu abondants dans les deux poumons.

Le 19. L'enfant se nourrit un peu. Autour de la plaie il y a un peu d'érythème de la peau que l'on panse avec de la glycérine ; la partie inférieure de l'incision s'est recouverte d'une pellicule très-mince pseudo-membraneuse. L'enfant rejette quelques fausses membranes.

Le 20. La fièvre est toujours vive. La plaie est en bon état ; la canule ne noircit pas. L'enfant rejette des crachats épais et de temps en temps des fausses membranes. L'état de la poitrine est le même.

Le 21. L'enfant a rendu hier plusieurs petites fausses membranes ; respiration toujours calme ; fièvre modérée ; peau habituellement moite ; la plaie est en bon état. La fausse membrane a disparu. Rien du côté des poumons.

Ce matin, on a constaté pour la première fois que l'œil droit était rouge, injecté. La conjonctive est recouverte d'une légère sécrétion catarrhale, mais on ne voit pas de fausse membrane. A chaque changement de canule, l'enfant est prise d'une toux convulsive qui se prolonge pendant plusieurs minutes, et qui jusqu'à présent a empêché d'éloigner la canule.

Le 22. L'enfant est restée hier pendant trois heures sans canule. Elle va bien; la journée s'est bien passée; la fièvre est modérée; elle ne mange presque rien. — Ipéca.

Le 23. Pas de rejet de fausses membranes; l'enfant est bien; la fièvre a beacoup diminué. Aujourd'hui, chaleur de la peau bonne, encore un peu de fréquence du pouls. Le vomitif d'hier a provoqué d'abondants vomissements de matières muqueuses. La langue cependant est encore couverte d'un épais enduit jaunâtre; la plaie est satisfaisante.

Le 25. L'enfant va bien; elle mange. La plaie est en bon état.

Le 26. La plaie se ferme.

7 mai. L'enfant est guérie; la cicatrisation est presque complète.

Rentrée le 14 mai, la cicatrice est parfaite.

La mère raconte que, le 12 au soir, elle a été prise de fièvre sans frisson ni douleur. Cette fièvre a persisté avec une grande vivacité le lendemain 13. Dans la soirée, la mère a donné de son chef, un vomitif. Le 14, pas d'amélioration. L'enfant est conduite vers deux heures à l'hôpital. Au moment de l'entrée, fièvre très-vive, peau chaude, pouls à 140; respiration haute et fréquente, anxieuse. L'enfant se plaignait d'une douleur à la région mammaire droite. Facies anxieux, très-légèrement coloré.

L'auscultation et la percussion, pratiquées avec le plus grand soin, n'ont rien révélé d'anormal. Pas d'autres troubles fonctionnels.

Le 15. Même état général que la veille, même anxiété respiratoire. Respiration saccadée, incomplète. Agitation. Dans la fosse sus-épineuse droite, respiration obscure; quand l'enfant fait une forte inspiration, l'expiration est un peu bronchique. L'enfant vient d'avoir des vomissements bilieux sous l'influence de la toux. — On prescrit un vomitif.

Le 16. Le vomitif a produit quelques vomissements sans diarrhée. Dans la journée d'hier, même oppression, même agitation. Ce matin, moins de chaleur de la peau. Pouls toujours fréquent. Respiration un peu moins anxieuse qu'hier. Toujours inquiétude et angoisse assez prononcées. Dans la fosse sus-épineuse, souffle bronchique assez prononcé.

Le 17. Hier, même agitation, même fièvre.

Ce matin l'enfant est plus calme. La respiration est moins

anxieuse. L'enfant est aussi un peu plus gaie. Toujours grande chaleur de la peau et fréquence du pouls. Même souffle sans râles.

Le 18. La plaie de la trachée s'est largement rouverte. La cicatrice s'est rompue sous les efforts de la toux. Fièvre modérée.

Le 19. Assez calme. Pommettes toujours violacées; la peau est encore chaude, un peu sèche; pouls assez fréquent. Respiration calme. L'anxiété a cessé complétement depuis hier. La langue a une petite tendance à la sécheresse. Soif vive. Même souffle bronchique sans râles. Pas de diarrhée. Elle boit un peu de bouillon et de lait.

Le 2. Pommettes moins colorées. Un peu moins de fièvre. Respiration assez calme, bien que haute et assez fréquente. Quelques craquements sont mêlés au souffle. Dans l'aisselle, le souffle est large, mêlé de quelques craquements.

Le 22. Bon état général, fièvre insignifiante, gaieté, souffle bronchique ne se percevant que dans les fortes inspirations. Dans la fosse sus-épineuse, il a disparu dans l'aisselle. Pendant la respiration ordinaire, on entend au sommet du poumon de gros craquements humiques.

Le 23. L'enfant conserve encore un peu de fièvre.

Le 24. Pas de fièvre. Respiration très-calme. Le souffle a disparu. On entend seulement quelques râles.

Le 25. L'enfant va de mieux en mieux. La plaie bourgeonne.

Le 27. Elle va très-bien. Pas de fièvre. Pas de râles. La plaie se cicatrise chaque jour. — Exeat.

OBSERVATION XXXI.

Angine diphtérique. — Croup. — Trachéotomie à la troisième période. — Accès de suffocation et convulsion au neuvième jour, causé par une ablation hâtive de la canule. — Paralysie diphthérique généralisée. — Rougeole. — Mort le dix-huitième jour.

Anna T..., âgée de 2 ans, entre, le 1er juin 1866, salle Sainte-Mathilde, n° 19.

Cette enfant a mal à la gorge depuis trois jours; ganglions engorgés, cou gonflé, fausses membranes très-épaisses sur les amygdales et sur le voile du palais. Mauvaise odeur du nez et de la bouche. Elle n'a pas la voix rauque. — Mettre toutes les cinq minutes un morceau de glace dans la gorge.

Pas trop de fièvre. Les fausses membranes ont l'aspect gangréneux.

Le 3. Elle a à peine de fièvre, elle s'amuse, mais ne mange pas ; elle a l'haleine fétide. Elle n'a pris de la glace que pendant la nuit, mais elle la prend difficilement. L'amygdale gauche est un peu plus libre de fausses membranes.

Le 4. Elle n'avale pas une grande quantité de glace, parce qu'il est difficile de la lui faire prendre. Hier elle a un peu mangé. Fausses membranes dans le même état qu'hier.

Le 5. Les fausses membranes, moins considérables, ressemblent aujourd'hui à un détritus noirâtre ; elle n'a pas pris de glace hier, on la supprime.

Le 6. On trouve une nouvelle fausse membrane blanche sur l'amygdale gauche ; les ganglions sont moins gros. On lui fait reprendre de la glace.

Le 6. Elle a des fausses membranes sur les deux amygdales, mais pas d'accroissement. — Glace.

Le 9. Elle tousse un peu. Dyspnée, mais pas encore d'accès de suffocation. (Vomitif.) Pas de ganglions ; le nez n'est pas pris ; les deux amygdales sont recouvertes de fausses membranes, mais il n'y en a pas dans le fond de la gorge.

Le 10. On l'a opérée à une heure du matin ; elle était froide, mais la chaleur est revenue avec la respiration.

Le 11. En lui changeant sa canule, elle rejette une fausse membrane épaisse ; elle mange un peu.

Le 12. Fausse membrane épaisse à la lèvre supérieure, près de la commissure droite ; elle est très-adhérente, et on a peine à l'enlever. Pas trop de fièvre ; crachats épais sur le bord de sa canule. La plaie est tapissée à l'intérieur de fausses membranes : elle en a aussi sur la langue, à la pointe. Diarrhée.

Le 13. On lui a ôté sa canule ce matin. Le pourtour de la plaie est moins rouge ; sécrétion abondante ; le pouls n'est pas trop fréquent. Elle a moins de diarrhée ; elle mange très-peu.

Le 14. La plaie s'agrandit ; la canule est noire quand on la sort, comme si elle était attaquée par un acide. — Quinquina, café.

Le 16. Elle est restée sans canule hier toute la journée ; meilleur aspect de la plaie.

Le 17. Elle tousse assez souvent ; rien dans la poitrine.

Le 18. Elle a eu un accès de suffocation, pour être restée longtemps sans canule; elle a eu ensuite une convulsion; elle a un peu de paralysie du pharynx. La plaie est très-grande. Elle ne tousse pas quand elle n'a pas sa canule; elle n'a pas de fièvre. — Teinture de noix vomique, 14 gouttes.

Le 20. Les aliments reviennent par sa canule et par le nez un peu aussi. Pas de diarrhée, pas de râles, pas de matité; mais le respiration est retentissante, presque comme la respiration bronchique.

Le 21. Une partie de ses aliments sort par la canule. On a été obligé de lui remettre encore la canule hier.

Le 22. Moins de fièvre; la plaie va bien. — Teinture de noix vomique, 15 gouttes.

Le 24. Elle ne se tient pas très-bien sur son séant, comme si elle avait un peu de paralysie générale; elle marche difficilement. Elle tousse tellement après avoir mangé qu'elle vomit souvent ses aliments; elle crache beaucoup. Elle est restée une demi-heure sans canule. — Teinture de noix vomique, 15 gouttes.

Le 26. Fièvre; elle avale toujours de travers; crachats épais et verdâtres. On lui voit sur la figure et dans le dos de petites taches d'apparence rubéolique.

Le 27. La paralysie a fait de grands progrès. Elle ne peut plus soutenir sa tête. Teint gris pâle, marbré. Sur tout le corps, elle a une éruption rouge pointillée; elle vomit tout ce qu'elle prend. La rougeole n'a pas le temps de se développer beaucoup : elle meurt dans la soirée.

TABLE DES MATIÈRES

APPENDICE.

TROISIÈME PARTIE

Paris. A. Parent, imprimeur de la Faculté de Médecine, rue Mr-le-Prince, 31.